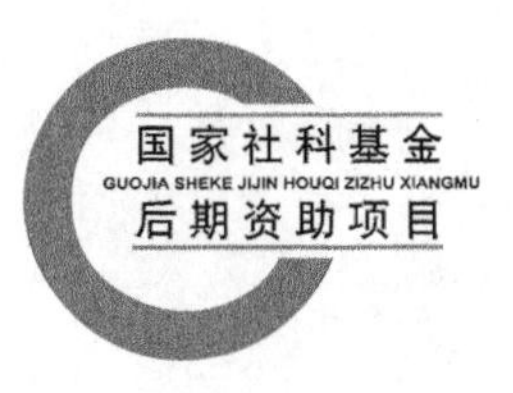

运动养生术“健心”理论研究

Preserving One’s Well-being Through Physical Activity: Theoretical Foundations

高 亮 著

科 学 出 版 社
北 京

内 容 简 介

本书在已有研究的基础上，以老年人为例，从理论研究、调查研究及试验研究三个方面对运动养生术（健身气功）所蕴含的健心理论及其实际健心效益进行系统梳理和研究。全书分别对中国传统养生“健心”思想和现代心理学“健心”思想进行了归纳总结，对健身气功的发展和“健心”机制及其老年人心理健康特征进行了表述，对于老年人体育锻炼“健心”效应和老年人健身气功锻炼“健心”效应研究成果进行了述评；对长期有规律参与健身气功锻炼老年人的智力、人格、心境状态、身体自尊水平、应对方式、状态焦虑与特质焦虑等心理健康状况进行了调查分析；在理论研究和调查研究基础上，进一步采用试验方法，探讨老年人参与健身气功锻炼 6 个月前后心理健康状况的变化。本书旨在全社会倡导科学的健身养生理念，弘扬积极向上的民族传统健身文化，引导读者开展健康文明的养生活动等，具有一定的参考价值。

本书可供普通大众阅读，尤适用于老年体育锻炼爱好者。

图书在版编目（CIP）数据

运动养生术“健心”理论研究 / 高亮著. —北京：科学出版社，2017. 2

ISBN 978-7-03-051883-5

Ⅰ. ①运… Ⅱ. ①高… Ⅲ. ①健身运动–养生（中医）–研究 Ⅳ. ①R161. 1

中国版本图书馆CIP数据核字（2017）第035565号

责任编辑：郭海燕 / 责任校对：李 影
责任印制：张 伟 / 封面设计：陈 敬

科学出版社出版
北京东黄城根北街 16 号
邮政编码：100717
http://www.sciencep.com

北京教图印刷有限公司 印刷
科学出版社发行 各地新华书店经销
*
2017 年 6 月第 一 版 开本：720 × 1000 B5
2018 年 4 月第二次印刷 印张：18
字数：293 000

定价：98.00 元

（如有印装质量问题，我社负责调换）

国家社科基金后期资助项目

出版说明

后期资助项目是国家社科基金项目主要类别之一，旨在鼓励广大人文社会科学工作者潜心治学，扎实研究，多出优秀成果，进一步发挥国家社科基金在繁荣发展哲学社会科学中的示范引导作用。后期资助项目主要资助已基本完成且尚未出版的人文社会科学基础研究的优秀学术成果，以资助学术专著为主，也资助少量学术价值较高的资料汇编和学术含量较高的工具书。为扩大后期资助项目的学术影响，促进成果转化，全国哲学社会科学规划办公室按照“统一设计、统一标识、统一版式、形成系列”的总体要求，组织出版国家社科基金后期资助项目成果。

全国哲学社会科学规划办公室

2014 年 7 月

前　言

（一）

习近平总书记指出，实现中华民族的伟大复兴，实现中国梦，均需要以中华文化发展繁荣为条件，因此，必须大力弘扬中华优秀传统文化。“气功”作为先民诞生以来的生命观，是沿着生命的发展轨迹，达到以保养生命、健康精神、增进智慧、延长寿命为目的的中国传统文化理论。几千年来，其为中华民族的繁荣昌盛做出了积极的贡献。各种“气功”功法也是中华传统优秀文化理论在养生领域中的具体实践。在新形势下，弘扬中华传统优秀养生文化，必须从“易筋经、五禽戏、八段锦、六字诀”等传统功法中吸取精神营养。现代运动养生术“健身气功”就是在“气功”概念的基础上提出的现代运动养生新概念。它是顺应时代发展潮流，在继承优秀传统养生功法的基础上，融入现代养生、健身理念编创而成的自我身心锻炼的现代运动养生新方法。现代运动养生术“健身气功”更关注传统“气功”功法的可操作性和广泛性，契合了现代大众健身的需求和国家全民健身计划纲要的宗旨。它既吸收了中国传统哲学思想和文化理念，又涵盖涉及现代医学、美学和体育学等传统学科的内核，具有深厚的文化价值和健身价值。实践证明，长期坚持参与现代运动养生术“健身气功”锻炼可有效地增进身心健康，达到防病强身的作用。

人口老龄化是我国的基本国情，如何积极应对人口老龄化，是一项关乎国家长治久安的重要战略任务。运动锻炼作为一种增进身心健康的干预方式，是一种最积极、最有效、最快乐，也是最经济、最普遍、最容易实施并最为人们喜爱的获取身心健康的方法。现代运动养生术“健身气功”因其动作形式上的“古朴典雅、柔和、自然”，动作技术上的“衔接流畅、简单易学”，运动强度上的“有氧、适度”，而深受广大老年健身人群的青睐。目前，“健身气功”在老年健身中已发挥了不可替代的作用。

（二）

时光荏苒，自 2001 年国家体育总局健身气功管理中心成立以来，其采用了全国招标的形式，组织医学、养生学、运动学等相关领域的权威专家整理编创了“健身气功·易筋经”、“健身气功·五禽戏”、“健身气功·六字诀”、“健身气功·八段锦”（简称一五六八工程）4套现代运动养生新功法，并向海内外推广、普及。这4套新功法历史悠久、功理深厚、功法明确、形态优美，在民间流传甚广。新功法吸收传统功法的精髓，融合时代的特色，在充分考证研讨的基础上，进行严肃的科学试验，表明它们有较为明显的健身、养生效果。自推广到现在的10余年间，4套现代运动养生功法已受到广泛的关注和好评，已发展成为全民健身事业中一道亮丽的风景线。

总结4套功法的发展不难发现，自它们诞生以来，由于儒家、道家、佛家、医家和武术家等认真探索和积极实践，使之逐渐成为理论丰富、方法独特、内容庞大的健身体系。但是，由于其年代久远、体系庞杂，不免会出现鱼目混珠、良莠不齐的现象；这就需要体育科研工作者努力工作，认真研究，“去其糟粕，取其精华”，使其更加科学合理，从而更好地服务于大众。就目前有关新功法的研究而言，已初步证实了4套功法的实用性和科学性，但大多研究集中在健身方面，如健身原理，锻炼对生理、生化和免疫指标的影响等，缺乏更深入、系统的健心方面的研究。

世界卫生组织发表的《2001年世界卫生报告》认为，目前全世界约有4.5亿各类精神和脑部疾病患者，每4个人中就有1个人在其一生中的某个时段产生某种精神障碍，由此可见，精神卫生已经成为时下一个突出的社会问题。国际上也将每年的10月10日定为世界精神卫生日（World Mental Health Day），以此来宣传精神卫生普及心理健康知识。2006年提出“健身健心，你我同行”，2012年又提出“精神健康伴老龄，安乐幸福享晚年”的活动主题，可见“运动健心”、“老年人心理健康”逐一被提上了世界精神卫生日的议题，体育锻炼与老年人心理健康的关系已得到了世界各国越来越多人士的关注。我国《瞭望》新闻周刊最新调查也发现，因为孤独、疾病、不被认同和社会关注少等因素，引发的老年人心理和精神问题近年来呈高发趋势，呼吁应及时、尽早采取措施，对老人的心理和精神健康进行干预。

现代运动养生术“健身气功”的养生理论与功法，既来源于我国传统养生文化，又吸收了现代科学研究成果，符合人体健康的规律，其养生理论与方法包含着丰富的传统和现代心理学思想，这些“健心”思想或观念对保持人的心理健康，尤其是对保持老年人的心理健康具有重要的现实意义。因此，借用广大老年健身人群对现代运动养生术“健身气功”的青睐，深入挖掘我国传统养生心理学思想和现代心理学“健心”思想，汲取其合理内容，既能保持现代运动养生术“健身气功”的民族性，又能体现其时代性，使之与当代社会发展相适应，与现代健康文明相协调，对于其服务于当代我国老龄化社会具有十分重要的意义。

为此，本书以运动养生术“健心”理论研究为题，力图对现代运动养生术“健身气功”所蕴含的“健心”理论及其对老年人实际“健心”效益进行系统的研究。本书共由 3 个部分组成，第一部分是理论研究，包括第一章至第六章，分别对中国传统养生“健心”思想和现代心理学“健心”思想进行了归纳总结，对现代运动养生术健身气功的发展和“健心”机制及老年人心理健康特征进行了表述，对老年人体育运动“健心”效应研究和老年人习练健身气功“健心”效应研究成果进行了梳理；第二部分是调查研究，即第七章，为对老年人现代运动养生术锻炼“健心”效应的横断研究；第三部分是试验研究，即第八章，为对老年人现代运动养生术锻炼“健心”效应的试验研究。

尽管编者力求在全书中全面阐述现代运动养生术“健身气功”的“健心”思想及其对老年人的“健心”效果，但因作者能力有限，书中难免有疏漏之处，敬请广大读者批评指正，以便今后进一步修订完善，更好地为健康老龄化服务。

编者

2016 年 10 月

目　　录

第一章　中国传统养生的“健心”思想

养生，又称摄生（《老子·五十》曰：“摄，养也”），《黄帝内经》在《灵枢·本神》篇中记载“故智者之养生也，必顺四时而适寒暑，和喜怒而安居处，节阴阳而调刚柔。如是，则僻邪不至，长生久视”，意思是说，明智的人养生，必须顺应四时季节寒暖变化，在情志上喜怒平和，在生活上起居都有规律，调节身体的阴阳刚柔，避免偏盛或偏衰，这样，病邪不能够侵袭机体，人就延年益寿了。可见，养生的提出是古人在认识了人与自然的有机联系，以及掌握了人体身心活动和疾病发生的变化规律之后，作为进一步增进身心健康、预防疾病发生的积极手段而不断发展、完善起来的。我国传统养生理论中除了强调“不治已病治未病”防重于治的思想外，还特别强调“知生也者，不以害生，养生之谓也”养护思想，同时，古人也重视“哀莫大于心死，而身死次之”、“昏疲之身心，即疾病之媒介，是以善医者先医其心，而后医其身”等调摄精神对于增强人的身体健康和生命发展的重要作用，提倡“养神为主，调形先调神，养生先养心”的养生思想。魏晋时期嵇康更是指出“养生有五难：名利不灭，此一难也；喜怒不除，此二难也；声色不去，此三难也；滋味不绝，此四难也；神虑转发，此五难也”（《答难养生论》），这里提到的养生五难中有四难是属于心理方面的。由此可见，古代养生学家谈保健养生就是以心理养生保健为主。几千年来，儒家、道家、佛教、医家和武家对此都有各自的实践和周详的理论，蕴藏着大量论述心理与健康、长寿关系的养生心理思想。健身气功与养生同源，已经有了 5000 余年的发展历史，古人最初以气功萌芽的形式习练，用以养生强身及治病。先秦时期，儒家开始以“修身养性”，用以养生；道家以“清静无为”，治以养气，从而形成了儒道两家气功流派。东汉初年，印度佛教传入中国，佛教中的“戒、定、慧”禅修方法，形成了佛家气功特色。隋唐时期，以孙思邈、巢元方为代表的医家，收集了古代气功及儒、道、佛三家气功的功法，并配以症候，用以辨证施功，从而形成了医学气功流派，后又有武术气功流派。我们对中国古代五大养生流派中与现代人健康生活息息相关的心理养生思想进行了必要的提炼，其不仅具有弘扬祖国优秀传统文化的意义，而且对健身气功的创编与习练都将具有重要意义。

第一节　儒家养生的“健心”观

中国拥有着5000年辉煌文明的历史，在这条历史长河中，相继涌现出众多著名学派，尤其在春秋战国时期出现了“百家争鸣”的社会文化现象。儒家因其思想迎合历朝统治者的统治需要而在我国长期占据了主导地位，对中国传统文化的各个方面都产生了极其深远的影响。儒家养生心理学思想是儒家学派基本学说的折射，并对中国古代养生心理理论和方法都产生了不可忽视的影响，儒家学派形成了其自身一套完整的养生心理思想及具体的养生方法，它区别于道家、佛家等其他流派的养生心理思想，有其自身的基本特征。了解儒家养生智慧，对养生增寿、促进健康、积极老龄化具有重要的指导意义。

一、儒家养生思想概述

儒家学派起源于东周春秋百家争鸣时期，其创始人为孔子，所以又称为孔子学说，在孔子之后，又由孟子、荀子等继承并发展，是中国古代最有影响力的学派，后来逐步发展成为以“仁”为核心的思想体系，它讲求“天人合一”，重视人道，关注人的发展，这是中国及远东文明发生过重大影响并持续至今的意识形态。儒家学派崇尚“礼乐”和“仁义”，提倡“中庸”之道，重视伦理关系，这些思想都体现在《大学》、《论语》、《中庸》、《孟子》和《诗经》、《尚书》、《礼记》、《周易》、《春秋》的“四书”、“五经”儒学经典中[1]。

可见，儒家养生非常重视社会因素对人健康长寿的重要性，非常强调“礼”、“道德修养”和“中庸之道”在养生中的作用，其思想体现在身心共养观、动静结合观和重视养心、标举“中庸”、修德养生及慎独、兴趣养生法等方面来达到养生的“圣境”。

二、儒家养生“健心”思想

1. 以“仁”和“德”来“正心”、“收心”和“养心”

孔子提出“已欲立而立人，已欲达而达人”，即施“仁”于人；儒家提倡的“仁”包含了“忠恕、孝悌、宽、信、敏、惠、俭、恭、谦、温、刚、毅、勇”等，“仁”的修养也就是思想道德的修养；孟子提出“爱人者人恒爱之，敬人者人恒敬之”，“老吾老以及人之老，幼吾幼以及人之幼”，即尊老爱幼。儒家认为人的生命是精神与肉体的统一，它在提倡“仁爱”修身的同时，还以“正心”、“收心”、“养心”来追求自我完善，其中养心与养身是养生的重要内容，且精神在两者之间起统率支配作用，因此儒家提出了“仁者寿，智者乐”的学说，即施“仁”于人、勤奋学习、修养品德、乐观大度、没有忧愁的“仁者”和“智者”才可以达到长寿的养生目的。

2. “中庸之道”处世

儒家养生思想提倡“中庸之道”，待人接物处世均以“中庸”处之，不偏不倚，灵活变通，不要太过也不能不及，要做到允执其中；凡事以“和”为贵，“和”的思想，是人类文明的重要组成部分，是养生、健身之道。“中庸”是儒家的思想和行为法则的准绳。所谓“中庸”，就是要求人的行为，待人处事，做到不偏不倚，允执其中，审时度势，灵活变通，既不能太过，也不能不及，并用“礼”作为太过与不及的标准，用“礼”来约束自己，以行“中庸之道”[2]。孔子在《论语》中的“礼之用，和为贵”，孟子提出的“天时不如地利，地利不如人和”等都强调与人为善，处世以和为贵的人生态度，“和”是强调“天人调谐”，蕴涵着和衷共济、共生共荣、政通人和、内和外顺等深刻的处世哲学和人生理念。儒家认为处世保持一种“中庸之道”，遇事以和为贵，处处与人为善是心理养生的有效路径。《论语》中记载的“非礼勿视，非礼勿听，非礼勿言，非礼勿动”等养生处世之道，强调生活无处不养生，重精神而轻形式，重理论而轻方法的心理养生思想。

3. 减少不健康的欲望

孔子曰：“欲而不贪，泰而不骄。”常以“修己”、“克己”来约束自己，不放纵自己的欲望，只有这样才能知足常乐，处处与人为善，遇事采取平和心态，淡然处之；《孟子·尽心》中也说：“养心莫善于寡欲”，提倡“清心寡欲”，与孔子的“欲而不贪”思想并不冲突，都是强调要合理控制欲望，孟子“清心寡欲”指出养生中养心的有效途径就是与世无争，清心寡欲，欲望越少，越容易知足，从养生的角度来看也就越有利于养生目的的实现。“清心寡欲”就是通过减少不健康的欲望达到涵养心灵的作用。这是一种处世态度，是一种精神状态，其根本还是要从心理上去实现这个良好的境界。

4. 培养广泛的兴趣爱好

儒家经典中有“六艺”，即“礼、乐、射、御、书、数”，儒家养生思想认为广泛的兴趣爱好可以陶冶性情，培养积极向上的人生态度，以“养心”来促进“养身”，并最终达到养生的目的。在中国古代当时社会经济条件及“人生七十古来稀”的社会状况下，儒家代表人物孔子和孟子分别享有73岁和83岁的高龄，这证明了广泛的兴趣爱好能够促进他们身心健康，有利于养生。培养广泛的兴趣爱好从心理学角度来看，就是通过参加“六艺”来陶冶性情，修身养性，然后形成一种积极、健康的人生态度。《吕氏春秋·尽数》谓“流水不腐，户枢不蠹”，说明“六艺”中“射御”的健身和“健心”功能，从养生学的角度看，儒家的“六艺”都是锻炼身体、强壮筋骨、陶情养性、怡神养心的有效方法。因此儒家养生思想强调广泛的兴趣爱好，其能够在很大程度上促进身心共养良好局面的出现。

5. *动静结合，身心并养*

我国古代儒家养生思想既重视养身，又重视养心，它把心理保养放在首位，在心理保养方法上，强调心理修炼、心理调摄、心理治疗[3]。古代养生中气功也是一种心理修炼、调摄和治疗的方法，儒家的养气提倡以存心养气，反对单纯地以练气养生，儒家认为单纯的养气功用非常有限，只可健体，却不能长生，只有神气结合，性命双修，才能达到更大的成就。《论语·雍也》篇记载“知者乐水，仁者乐山，知者动，仁者静，知者乐，仁者寿”，体现了儒家动静结合的养生观，强调“仁者静”的同时，重视“动”的重要作用，孔子以“射”、“御”等锻炼身体的内容教授弟子就是明证。孔子一方面提出了“食不厌精，脍不厌细。食饐而餲，鱼馁而肉败，不食。色恶，不食。臭恶，不食。失饪，不食。不时，不食。割不正，不食。不得其酱，不食。肉虽多，不使胜食气。唯酒无量，不及乱。沽酒市脯，不食。不撤姜食，不多食。祭于公，不宿肉。祭肉不出三日。出三日，不食之矣。食不语，寝不言”等保证身体健康的饮食养生法，另一方面又提出了“仁者寿”和“故大德——必得其寿”等心理养生的命题。可见，先秦时期儒家主张形神结合的并养，即身体、精神和心理的并养，同时主张以静养神、以动养形、动静结合的养神观[4]。

由此可见，儒家主张以养心来养神和调神以养身，非常重视养生中的养心，认为养神比养身有更重要的意义，主张从身心两者的关系角度出发去探讨养生长寿的有效途径，身心并养，同时重视心理因素在养生过程中所起的重要作用；儒家养心思想提倡通过培养广泛的兴趣爱好陶冶情性，从促进心理健康的角度来促进养生，儒家主张养生者在心理上要保持恬淡、平和状态，提倡“清心寡欲”，除此之外，儒家养生思想和方法还体现在儒家十六字心传中，即“人心唯危，道心唯微；唯精唯一，允执厥中”（《古文尚书·大禹谟》）。

第二节　佛家养生的“健心”观

健康、长寿，始终是人类努力追求的一种理想。为此，千百年来人类探索出了许多的养生之道。佛教自从传入中国以后，已经成为了中国传统文化的重要构成部分，其中佛教和佛教徒也积累了丰富的养生理念和方法。佛家虽不执著于身，但视身为道本。佛家养生，偏重身、口、意三业转化，注重以修行来达到灵肉的升华解脱，完成人格的清静圆满，促成生活的和谐自在，成就心灵的安详明慧，拥有人生的福乐公德，达到心灵的自由。从出世法而言是“修道”，从入世法而言即“养生”[5]。现代人的许多身心疾病多半源于精神压力和心理原因，而佛家养生强调养生先养性、调身先调心。因为心与身、肢体与精神是一个整体，互为因果，互相影响。只有“放舍诸缘休息万念”的“空境”，才能做到身心平和，益寿延年。

一、佛家养生思想概述

在对人的本质的认识上，佛教主张人是一种身与心的统一体；在人生价值观上，佛教强调人生万般皆苦，唯有学佛修道，明心见性，方能摆脱世间的痛苦；在修行观上，佛教认为人皆有佛性，通过八正道和戒定慧的修持，就可以明心见，成就佛业[6]。

佛教认为生命无常，必然有生老病死等痛苦，任何人都不可能长生不老。因此，一方面，佛教反对教徒对身体的贪恋和执著，认为“贪、嗔、痴”等烦恼是造成人生痛苦的根本原因，解决人生苦难的办法是，以自利利他，广度众生，要求弟子们应将更多的时间和精力用于学佛修道；另一方面，佛教又认为“人身难得”，应备加珍惜，应具有健康的体魄和尽可能长的寿命；提倡学佛人为“借假修真”[7]。佛教虽然不追求长生不老，但认为长寿是有限生命的延长，是可争取的，甚至凭着愿力和禅定力可“住寿一劫”。佛家养生思想非常丰富，其养生之道可概括成“五福”，即“长寿、富贵、康宁、好德和善终”，其具体思想和方法主要有以下几个方面[8]：①具“持戒清净、衣食具足、闲居静处、息诸缘务、近善知识"五缘；②诃蛊惑人心的"财、色、名、食、睡"五欲；③能盖覆我人自性清净心的"贪欲、嗔恚、睡眠、掉悔、疑法"五盖；④调"食令不饥不饱、睡眠令不节不恣、身令不缓不急、息令不涩不滑、心令不沉不浮"五事；⑤行"欲、精进、念、巧慧、一心"五法。可见，佛教以慈悲普度众生，重精神的超脱，淡化形体的存亡，倡导众生在"生活饮食中不可纵欲，起居宜有规律，不可强求，心静身常动，不可破戒，食素斋禁荤腥"。

二、佛家养生"健心"思想

1. 少私寡欲

《甄正论》云："保精养气，韬光藏晖，全生远害，无为寂泊，恬惔清虚，少私寡欲"，提到要注意身心的修养，这包括保养精神，避免劳累过度，远离祸患，自然平和地生活，保持一种淡泊名利、清心寡欲的心境。《大乘理趣六波罗蜜多经》说："心火灭已，身得清凉"。《金刚顶瑜伽理趣般若经》中记载："能自调伏忿怒等过，亦能调伏一切有情，常生善趣受诸妙乐"。《佛所行赞》说："其小心清凉，气宣食饮通"，就是说心平气和，清静淡泊，会使周身气脉通畅，饮食正常。《法句经·泥洹品》说："无病最利，知足最富，有信最友"，即身心两健是人生最大的益事，知足者最为富有，宽厚的人朋友最多；还说："莫贪莫好诤，亦莫嗜欲乐，思心不放逸，可以获大安"，意即不要贪恋，不要好斗，也不要嗜欲情乐，内心常思量，定欲望莫放纵，勤修诸善，则可以使身心获大安。《摩诃止观》说："弃绝五盖，如治内疾。"

《瑜伽师地论·声闻地》也说："修习禅定，至身心轻安"，禅定，俗称"打坐"，通过静坐，制心一处，于静中思考宗教问题，从而开发"智慧"，进入"忘我"的境界，解脱人生的苦恼。戒、定、慧被佛家定为"三学"，是每个僧侣都必修的基本课程，经常练习禅定，有强身健体、祛病延年的功效。可见，佛家极为重视超脱现实的生死观，只求清心静养，修禅练性，超脱凡尘，去追寻人们心中的佛性境界，进行修炼。

2. 修行品德

《佛说孛经抄》说："修诸德本，虑而后行，唯济人命，终身安乐"，意即修行诸品德，思虑而后行，唯有济人命，终身获安乐；《佛说无量清净平等觉经》说："独作诸善，不为众恶。身独度脱，得其福德。可得长寿，泥洹之道"；《大智度论》说："大慈与一切众生乐，大悲拔一切众生苦；大慈以喜乐因缘与众生，大悲以离苦因缘与众生。”佛教提倡“直指人心，明心见性”、“身是菩提树，心如明镜台。时时勤拂拭，莫使惹尘埃”。

在佛家看来，人生的苦乐并非造物者的安排，也不是偶然的巧合，而是由人们自己过去的行为所决定的。善行得善果，恶行得苦果，善恶相应，如影随形。佛家因果报应说，对我们有益的启示就是慎重自己的一念一行。要驱除烦恼，得到安宁，必须摆脱苦因，去除自己的贪心、嗔心、痴心，防止“三毒”制造恶业[9]。佛家提倡“慈悲为怀”，一方面是慈心，善养慈心的人，给人乐、除人苦。在现实生活中，人际关系好，人缘好，不与人结怨，心中没有烦恼，无忧无虑，生活安宁，容易感受快乐。表现在心理生理健康上，其内心安详，其容颜清新，能安然入睡。相反，那些作恶多端的人，一天到晚内心不能安宁，白天提心吊胆，夜晚不能入眠，这样的人谈不上生理心理健康，更没有养生之说。另一方面是宽容，宽容也称为宽恕，是心理养生的调节阀，使心态不致反应过度而失控；宽容也是一个人思想成熟的一种表现，显示出气度和胸怀。宽容有利于心理养生，达到“减少被伤害的感觉”（遇到对自己、对事物有伤害的事，本能有和中反应。如果宽容对待，会减少伤害的感觉）和“减少愤怒与压力”（遇到伤害的事，马上会有一种愤怒，此时安静一会儿再反应，就可避免不理智的行动，说“过头话”、做“过激事”，事后又后悔。如果宽容一下，就不会发怒，也减轻了事后的心理压力）；同时“增强了信心”（能够宽容待人，表现了自己的信心和力量，显示了自己的高尚）和“增加快乐”（做了一件宽容人的事，感到自己的修养在成熟，得到一种自我安慰，乐在其中）。可见，佛家养生同样强调道德修养，认为“自渡渡人”乃至“普度众生”，乐行善施，众善奉行，并且行善不求回报，不贪名利。做到真诚行善，由此便能得到精神和心理上的慰藉和满足。

3. 禅修养性

《顿悟入道要门论》记载：“问‘夫修根本，以何法修？’，答：‘唯坐禅，禅定即得’”。《禅门经云》记载：“求佛圣智，要即禅定。若无禅定，念想喧动，坏其善根。问：‘云何为禅，云何为定？’，答：‘妄念不生为禅，坐见本性为定’，本性者，是汝无生心。定者对境无心，八风不能动。八风者：‘利、衰、毁、誉、称、讥、苦、乐’是名八风。若得如是定者，虽是凡夫，即入佛位”。又唐圭峰大师说：“真性则不垢不净，凡圣无差，禅则有深有浅，阶级殊等，谓带异计，欣上厌下而修者，是外道禅；正信因果，亦以欣厌而修者，是凡夫禅；悟我空偏真之理而修者，是小乘禅；

悟我法二空所显真理而修者，是大乘禅；若顿悟自心，本来清净，元无烦恼，无漏智性，本自具足，此心即佛，毕竟无异，依次而修者，是最上乘禅"。《法句经》说："无禅非智"；《大智度论》说："实智慧从一心禅定生"，指出定心生出智慧，经过禅定锻炼，排除内外干扰，精神高度集中，为生出智慧提供了基础。《瑜伽师地论·声闻地》说："修习禅定，至身心轻安。"

在佛家看来，人心本是清净的，只是人们受到外面物质世界的影响，各种物欲和幻想使得人心受到了诱惑，才导致心念的妄动和迷乱，从而产生了无尽的烦恼，致使疾病丛生。因而，佛家养生强调通过修行定性，参禅打坐，在超脱的心理状态下驱除种种烦恼，不为物欲所困[10]。所谓"禅定"是"禅"与"定"的合称。"禅"，意为"思维修"或"静虑"。思维修是指详密思维的状态，以一心思维能生定心，故名；静虑，指心体寂静、系念专注一境，不生杂念他想，正审思虑的状态。"定"，指心专注一境或一对象，不会散乱而保持安静的状态，而这种状态能够引生智慧。在禅修方法上，佛家有南、北派之分，其内部又有许多的分宗，都有所不同，但是他们的秘诀都是"静"，要"制心一处"[11]。禅定是佛家保持心理健康的一种主要修行方法。可见，佛家养生由"人性本清净"的心性入手，主要通过禅定静坐和注重养德两种途径来达到心理养生的效果。

第三节　道家养生的"健心"观

从古至今，健康长寿一直是人们竭尽全力想要追求和达到的境界，我们的祖先非常重视养生保健，并在实践中积累了极为丰富的经验，他们在养生领域也创立了拥有系统理论、多种流派、风格独特的中国传统养生文化，其中对后世影响较大的有儒家养生文化、佛家养生思想和道家养生文化，三者有机统一、融合，共同缔造了我国传统养生文化体系，对后世中国甚至全世界的养生文化都产生了积极的影响。道家养生文化在历史上具有更大的影响力，尤其是道家的导引养生术、五禽戏等养生手段在今天的养生领域中都占据了重要地位。道家学说是春秋战国时期以老子为代表所提出的哲学思想，后来由庄子继承并发扬，他们的学术思想在中医养生学的形成过程中产生过一定的影响，道家之学，从古至今，源远流长，作为中国传统文化中最高的一个哲学流派，道家思想作为中华民族优秀的文化基因，渗透到生存方式、认知方式和社会生活的方方面面，影响着中国人的人生观、价值观、审美观、生死观[12]。道家养生思想是道家学派基本学说的折射，并对中国古代养生理论和方法都产生了不可忽视的影响，道家学派拥有其自身一套完整的养生思想及具体的养生方法，它区别于儒家的重视“心性修养”、佛家的“明心见性、定慧双修”等其他流派的养生思想，有着其自身的“重人贵生（我命在我不在天）”、“形神统一”、“逆修返源”的特征，在当今这个竞争激烈的现代社会中，人们的压力随着文明的上升也不断增加，因此了解道家的养生智慧，对现代人养生增寿、缓解压力有积极的作用。

一、道家养生思想概述

道家认为人是形、气、神的统一体，强调人终有一死，唯有学道修仙，才能不死成仙，同时强调人皆有道性，如果以外丹、内丹等养生修仙的方法进行修炼，就可以长生不老，成就神仙。

道家作为我国“土生土长”的百家学派之一，在传统养生方面一直走在前沿领域。“养生”一词，最早见于《庄子·内篇》，文中叙述梁惠王听了庖丁讲解杀牛的技术后说：“善哉！吾闻庖丁之言，得养生焉。”所谓“养”就是保养、调养、培养、补养、养护之意；所谓“生”就是生存、生长、生命之意。养生之道就是根据人的生命的发展规律，采取能够减少疾病，达到保养生命、增进健康、延长寿命的手段，所进行的保养身体的科学方法和理论经验[13]。道家在养生领域拥有自己一套完整的理论和手段，老子作为道家学派的创始人，是养生的身体力行者，传说他享年 160 多岁，其重要的养生观点有：①“道法自然”是道家养生的核心。根据道家“人法地、地法天、天法道、道法自然”的天道人道合二而为一的观点[14]，老子认为天、地、人、道是一个自然而然的统一整体，在这个统一整体内部，每个要素都是效法自然的。②“无为而无不为”的“无为”观。道家学派在政治、为人处世上一直主张“无为”的思想，意思是在没有人为目的的情况下却把该做的都做了，一切都是自然而然形成的[15]。在养生方面要做的事就是使其顺乎自然，反对过度追求物欲，重视修身养性，使之顺其自然、尽其天年。③注重身体锻炼及内丹修炼。道家养生思想中也有形体锻炼的主张，诸如导引术、气功和吐纳引导方法等都是养生中形体锻炼的精粹，道家中的气功在今天得到了极大的推广和普及，其中内丹炼养是道教养生术中最富有特色的一类养生术，是指养生家把人体某些穴位当“炉鼎”，以体内精、气为“药物”，运用“神”去烧炼，使精、气、神凝结成具有延年益寿功效的“内丹”。修炼内丹的功夫，称为内丹术，一直受到道家的重视[16]。④“以静养生、以神养形”的动静、神形观，道家提倡“静”的养生方法，主张以静养生、动静结合，以神养形、神形并养的观点。道家“以静养生”的手段是后天返还先天，老子将婴儿般的柔弱之至视为清静无为，也是最为自然的状态。可见，老庄提倡自然的天道观，主张清静无为，顺应自然，超脱生死，进入“无我”的“玄境”，与天合为一体；主张“去物欲以养形，致虚境以养神，形神不亏，便可长生”。其修行的基本方法是“吐纳”、“守神”、“致虚极，守静笃”、“无视无听，抱神以静”。

二、道家养生“健心”思想

道家养生思想虽然强调神形并养，并注重通过身体外在锻炼来达到修身养性的养生目的，但是在道家养生理论中更提倡从精神层面去养生，提倡以静坐、排除杂念的方式来静心，运用气功、导引术等手段锻炼外在形体，最后将养心与养身相结合，动静并俱，以达到健康长寿的美好愿望。总体来说，道家养生思想多从心理角度出发，认为心理因素在整个养生活动中占据着重要地位，强调凡事顺其自然，顺应天命，不过分追求物欲，提倡清心寡欲、清静无为、以柔为贵、弱者变强。

1. 神形并养，注重养神

道家强调神形并炼，认为欲强身须安神固形，性命双修，例如，《荀子·天论》中记载“天职既立，天功既成，形具而神生”，但道家同时更注重精神修养，强调神是生命的主宰，一切意识活动和情绪皆由神来控制，认为神养重于形养，以神养为根本，以形养为基础才能最终达到养生的目的，在这里注重精神修养主要是指人的情志、性格和意识等方面的调养和护理，也可理解为精神、心理卫生的修养和锻炼。老子认为，万物的根源是“虚”、“静”状态。面对世事的纷争，能够致虚守静，就可把握根本，庄子继承并发展了老子的“虚静”观，他主张养形和养神并重，倡导去物欲以养形，致虚静以养神，通过静坐来摒除情欲，保持虚静的精神状态，达到意念等一、静寂空荡、没有游思浮想的境界，静坐养神，从精神上做到摒除杂念，超凡脱俗，并最终达到神形并养。

2. 动静结合，静心养心

动静结合养生观始见于《吕氏春秋》，该书记载了“流水不腐，户枢不蠹，动也”、“精神安乎形，而年寿得长焉”、“宜动者静，宜静者动”等动与静的观点及其辩证关系。道家养生注重从“心”出发，通过静坐等手段来达到排除杂念、清静心灵的养生目的。道家多主张“静”，从而达至“虚静”的状态，即使有些养生方法如五禽戏、导引术等是从“形”上来改善身体条件的，但是从根本上来看养“形”仍然是为促进心理健康服务的。以外在的养生锻炼方法，即“动”来促进“形”的健康发展，同时辅以“静坐”来达到“虚静”排除杂念的效果，最终做到动与静的结合，从精神上来达到“养心”的目的。

3. 无为处世，少私寡欲

老子养生强调减少并尽量控制住自己的欲望，主张“少私寡欲”和“无为处世”来养生[17]，其中“少私寡欲”是养生的内涵，“无为处世”是养生的方法。《老子·四十四章》记载：“名与身孰亲？身与货孰多？得与亡孰病？甚爱必大费，多藏必厚亡”。《道德经》又说：“为道日损，损之又损，以至于无为，无为而无不为”、“反者道之动，弱者道之用，天下万物生于有，有生于无”，老子极力倡导“无欲”、“无求”、“无知”、“无为”的思想，其意是指要淡泊无为，无忧无虑，返璞归真，处于自然状态，保其精神，全其性命，即生命和名利对于人来说，生命更为重要，为了名利而舍弃生命，那就是舍本逐末了。“在无为中生存，在有为中发展”，即按客观规律办事，顺应自然，不勉强作为，在心理上要无私，要求摒除贪私之心，自可清心寡欲，才能有健康的身体和稳定繁荣的生活。

综上所述，道家养生强调精神和形体相互依存，要求做到人的精神、意识、心理和生命、形体、精气的双修。通过练静功以养神和练动功以养形来达到“养心”和“养形”的有机结合，同时道家养生观又突出了无为处世、少私寡欲等心理因素和社会因素对个体身心健康的影响，通过生理-心理-自然-社会的整体养生模式的作用以达到养生的目的。

第四节　医家养生的“健心”观

我国古代医家的心理养生之道立足于整体的人，但同时又重视个体身心的差异，故治疗心神疾病便成为了医家之所长。医家养生从“天人相应”和“七情六欲”等观点出发，从人与自然、人与社会的关系中去理解和认识人体的健康和疾病，十分重视自然环境和心理因素的作用，并贯穿在病因考查、诊断治疗及保健预防的各个环节中[18]。医家对于心理卫生思想有其独到的见解，其中最具代表性的著作为《黄帝内经》，其中基本形成了阴阳、五行、心神、藏象、五志学说等基本理论，而且对认知、意志、情感、人格等心理学的基本问题也有不同角度、不同程度、相同或不同的认识[19]。这些理论世代相传，一直延续至今。

一、医家养生思想概述

医家养生学是在传统医学理论的指导下，探索和研究中国传统的颐养身心、增强体质、预防疾病、延年益寿的理论和方法，并用这种理论和方法指导人们保健活动的实用科学。医家养生学把人与自然、人与社会及人的本身视为一个整体。人们想要长寿，必须顺应自然、改造自然，认识社会、适应社会及改造社会，同时要重视人本身的完整统一。医家养生学将养生运用于实践，主张因人、因地、因时制宜的养生原则。医家养生文化的发展大致经历了萌芽期、先秦时期、汉唐时期、宋元时期和明清时期[20]。其养生理论与方法主要体现在[21]：①遵天应人，中医养生学无论在理论上还是在方法上都非常强调和谐、适度、不偏不倚。人与人之间的和谐、人与社会之间的和谐及人与自然之间的和谐是实践养生之道必须遵循的原则。②养性调神，其理论和方法概括起来就是要注意避免来自内外环境的不良刺激及提高人体自身心理的调摄能力。③通气活血，疏通经络，调和气血。经络是人体运行全身气血、联络脏腑形体官窍、沟通上下内外的通道。经络不通则气血不和，气血不和则能产生多种病证，所以疏通经络、和调气血就成为养生保健的重要法则。④护肾保精，精是构成人体和维持人体生命活动的基本物质，精对于生命活动至关重要。

二、医家养生“健心”思想

1. 形神一体

《灵枢·天年》中说：“五脏已成，神气舍心，魂魄毕具，乃成为人”；《素问·上古天真论》篇说：“百岁，五脏皆虚，神气皆去，形骸独居而终矣”，表明形与神相互结合，不可分离，若人没有了精神，躯体也将死掉；《医钞类编》中所说的“养心则神凝，神凝则气聚，气聚则形全”；《景岳全书》中记载“形者神之体，神者形之用”，卷二又说：“老子曰：‘吾所以有大患者，为吾有身；及吾无身，吾有何患？’余则曰：‘吾所以有大乐者，为吾有形；使吾无形，吾有何乐……无形则无吾矣，是非人之首务哉……奈人昧养形之道，不以情志伤其府舍之形，则以劳役伤其筋骨之形，内形伤则神气为之消靡，外形伤则肢体为之偏废，甚则肌肉尽削，其形可知。其形既败，其命可知。然则善养生者，可不先养此形以为神明之宅？

善治病者，可不先治此形以为兴复之基乎？”，强调“无神则形不可活，无形则神无以生”；晋代嵇康在《养生论》中说：“形恃神以立，神须形以存”，应当“修性以养神，安心以全身，使形神相亲，表里俱济”，意即人的身体要靠精神力量来支撑，而精神意识又必须依附于形体才能存在，只有神形兼养，身心俱健，人体才算拥有完整的健康；《黄帝内经》中记载“内外之养周备，则不求生而久生，无期寿而寿长也”，表明人的精神、经脉、脏腑、血气等“内”和形体与运动能力的“外”保养得好，就能长生。可见，精神与形体的统一是生命存在的主要保障，形体与精神相互依赖，缺一不可。医家养生继承了传统文化中“元气一元论”的宇宙分化观，强调“形与神俱，不可分离”，并由此构建了颇具特色的“形神一体”观，认为精神情志因素对人体的生理功能、病理变化有直接影响。

2. 动静结合

《黄帝内经》主张清静养神，“情境则生化治，动则苛病起”，“静则神藏，躁则消亡”，这里的“静”主要指的是心静，“躁”指躁动。《素问·上古天真论》中提出“恬淡虚无，真气从之，精神内守，病安从来”，内心清静则精神内守，内心躁动则精神易散失而导致疾病的产生，所以养生要做到静养，同时在《素问玄机原病式·六气为病·火类》中提到“出入废，则神机化灭；升降息，则气立孤危。故非出入则无以生、长、壮、老、已；非升降则无以生、长、化、收、藏。是以升降出入，无器不有。人之眼、耳、鼻、舌、身、意、神识，能为用者，皆由升降出入之通利也，有所闭塞者，不能为用也。若目无所见，耳无所闻，鼻不闻臭，舌不知味，筋痿骨痹，齿腐，毛发堕落，皮肤不仁，肠不能渗泄者，悉由热气怫郁，玄府闭密而致，气液、血脉、荣卫、精神、不能升降出入故也”，意即通过适度运动来养形以怡神，促进身心健康。孙思邈《千金翼方·卷第十二·养性》记载“是以和之于始，治之于终，精神灭想，此养生之道备也”，其意为通过静神灭想的途径来达到清静养神的目的，同时也主张以适度运动来怡神。他在《备急千金要方·卷二十七·养性》中提到“真人曰：虽常服饵而不知养性之术，亦难以长生也。养性之道，常欲小劳，但莫大疲及强所不能堪耳。且流水不腐，户枢不蠹，以其运动故也”。可见，静则养神，动则用神，静以养神可使精神饱满，生生不息，生机勃勃，其目的是为了更好地用神。如果光养而不用，精神得不到锻炼，日久也会神思呆钝，散而不收。静与动、养与用，两者相辅相成。静而不散，动而中节，动静结合。

3. 修德养性

《素问·上古天真论》篇中说："上古圣人，所以能年皆百岁，而动作不衰者，以其德全不危也。"其意为上古圣人之所以能活到百岁仍然身体健康，是由于他们的高尚品德。《备急千金要方·卷二十七·养性》中说："夫养性者，欲所习以成性，性自为善，不习无不利也……此养性之大经也。善养性者，则治未病之病，是其义也……德行不克，纵服玉液金丹，未能延寿"；明代王文禄在《医先》中提出"存仁完心也，志定而气从；集义顺心也，气生而志固；致中和也，勿忘助也，疾安由作，故曰养德、养生无二术"；高濂在《遵生八笺》中再申"君子心悟躬行，则养德，养生兼得之矣"；《华佗别传》谓"吴普从佗学，微得其方。魏明帝呼之使为禽戏，普以年老手足不能相及，粗以其法语诸医。普今年将九十，耳不聋、目不瞑、牙齿完整、饮食无损"。这些名著和名人行为都强调养德的重要性，只有注重养德，才能"跻仁寿之域"。《寿世保元·延年良箴》亦强调积善行德，谓之"积善有功，常存阴德，可以延年"；《遵生八笺》中记载的"知足不辱，知止不殆"，说明了知足才能常乐的养生思想。《寿世保元·延年良箴》又说："谦和辞让，敬人持己，可以延年"，说明忍让，敬人持己，可以延年益寿[22]。提高品德修养主要是节制情欲，《三因极一病证方论》指出"七情，人之常性，动之则先自脏腑郁发，外形于肢体，为内所因"；《素问·举痛论》中指出"怒则气上，喜则气缓，悲则气消，恐则气下，惊则气乱，思则气结"；《素问·阴阳应象大论》中提出"怒伤肝、喜伤心、忧伤肺、思伤脾、恐伤肾"。可见，养生主要就是修德养性，提高品德修养是养生的重要方法之一，而且认为思想情操和道德品质的修养比玉液金丹更为重要，纵情恣欲不能养性，是百病之源。

综上所述，中国传统医家养生理论积累了丰富的医学心理学思想，尤其是心理卫生保健的思想。医家将人的精神和形体视为一个不可分割的整体，认为人们的生命活动是形与神统一的过程，倡导"形神共养"的养生原则，以养神为养生之本。从精神情志入手，主要通过动静结合和修德养性两种途径来达到"健心"的效果。

第五节　武家养生的"健心"观

中华武术向以拳术为基本内容，而拳术的产生与演变，实又与养生气功息息相关。最初的拳术套路即是在直接继承导引派气功的某些术式的基础上发展而来的。尽管拳术作为一种独立的武术形式发展起来，而导引行气等气功内容却依然作为其基础功夫，始终寓于具体锻炼之中。武术发展到现在，它在养生方面的意义要远远高于其在技击方面的意义。由于时代的发展，人们都意识到健康的重要性，这是社会前进的一个主题思想，也是推动社会不断向前发展的原始动力。而武术在这个方面具有独特的作用，能充分满足社会的健康需要。所以，武术受到了现代人的高度重视。中国传统的精气神论、经络原理融摄于武术之中，就构成了武术理论的内涵，并发展成为“内外兼修”、“形神合一”、“内炼精气神，外练筋骨皮”的武术养生理论。武术养生重视内练精气，导引形体，讲究动静结合、内外结合、炼养结合、形神结合，使武术由技击之术的单一功能向养生之术、修身之术、健身之术方向演化，形成具有健身功能涵义的融技击与养生为一体的“中国传统的身心观”的一种“身体实践行为”[23]。太极拳名篇《十三势歌》则直云：“详推用意终何在？益寿延年不老春”；形意拳大师白西园先生也说过“练形意拳之道，实是祛病延年、修道之学也”[24]。

一、武家养生思想概述

武术养生是武术的分化，以武术为基础，通过对身心进行阴阳禀性修炼，来调节人体身心健康，是以养生为根本建立的集饮食、起居、运动、防病为一体的系统工程[25]。武术养生起于中国东方哲学，沿承着中国传统文化的发展方向，提出了重人贵生、气、阴阳等理论基础，强调从整体上认识人在社会乃至宇宙中的作用和地位，至大无外，至小无内，天人合一，道法自然[26]。

武术养生融合了道家养生、中医养生等中华传统养生文化，所以武术养生被称为养生术。传统武术不仅锻炼外在的形态姿势，更讲究内功修炼。“内炼精气神，外练筋骨皮”是各家流派都遵守的练功准则，其功法和技法皆由意带动，形随心动，以形达意，形意合一，注重通过练功达到疏通经络、防止疾病、保健强身的目的[27]。另外通过练习传统武术可以达到精神、形体的双重治化，全面改善生理、心理的功能。这也是武术养生有别于一般体力锻炼的重点所在。

武术养生，以练桩功、动功为主，强调丹田吐纳，意守运气，配合动作导引，强调意气相随，意到、气到、力到，以气促力的养生思想。现如今，广为流传的武术养生，主要是太极拳、少林拳、易筋经等。在临床治疗医学方面，尤其是在康复医学和预防医学中所起到的作用，更加突显出了武术健身养生、延年益寿的主要功能。因此，武术养生是人们在探讨强身健体、延年益寿问题的实践中，形成的一套完整的养生理论和方法，是中国传统养生文化中宝贵的养生文化。

二、武家养生“健心”思想

1. 动静结合，静以养神

老子在《道德经》中说：“致虚极、守静笃……夫物芸芸，各复归其根。归根曰静，静曰复命，复命曰常，知常曰明。”提出了“尚静贵柔”、“返璞归真”的“致虚”、“守静”养生原则，《庄子·外篇·刻意》中记载“形劳而不休则弊，精用而不已则劳，劳则竭”，《庄子·外篇·在宥》又记载“无视无听，抱神以静，形将自正。必静必清，无劳汝形，无摇汝精，乃可以长生”，要求养生要做到“恬淡寂寞虚无无为”。宋代朱子曰：“夫人心活物，当动而动、当静而静、不失其时，则其道光明”，都强调养生之道贵在一个“静”字[28]，主张养生要清静无为，要以静制躁来养神调心，同时，《成疏》又云：“若熊攀树而自径，鸟类飞空而伸脚，其皆导引伸气，以养形魄”；《吕氏春秋·尽数》篇又记载：“流水不腐，户枢不蠹”；《庄子》又说：“导引神气，以养形魄，延年之道，驻形之术，吹呼吸，吐故纳新，熊径鸟申，为寿而已矣，此道（导）引之士，养形之人，彭祖寿考者之所好也”；荀子则说：“养备而动时，则天不能病。养略而动罕，则天不能使之全”，主张通过适度运动来养形、怡神[29]。

中国武术既受老庄学派“静以养神”思想的影响，又受“动以养形”学说的影响，主张动静结合，或外动内静，或内动外静，以动为用，以静为养，动静适宜的武术养生风格。要求“动如江河，静如山岳”、“动中求静，静中寓动”的养生观，做到“调身、调息和调心”的有机结合，“调息”表现在呼吸方面，它要求“深、长、细、匀”等；“调身”主要表现在肢体方面，它要求动作缓慢、柔和、匀速，要显示出一种安逸的“静”的自然状态；“调心”的主要目的是让人体达到“虚静”状态[30]。

2. 神形兼养，重神养形

《庄子》说“养形必先之以物，物有余而形不养者有之矣；有生必先无离形，形不离而生亡者有之矣……世之人以为养形足以存生；而养形果不足以存生，则世奚足为哉”，意即保养身体必先用物资，保有生命必先不脱离形体，但只保养身体是不足以保养生命的，因为“抱神以静，形将自正”，即养神也能促进养形，所以养生也要养神。《刘子新论·卷一》中说：“形者，生之器也；心者，形之主也；神者，心之宝也。故神静而心和，心和而形全；神躁则心荡，心荡则形伤。将全其形，先在理神。”《玉清金笥青华秘文金宝内炼丹诀·卷上·神为主论》中说：“夫神者，有元神焉，有欲神焉。元神者，乃先天以来一点灵光也；欲神者，气禀之性也。元神乃先天之性也，形而后，有气质之性，善反之，则天地之性存焉。”《玉清金笥青华秘文金宝内炼丹诀·卷上·气为用说》中说：“吁！元神见则元气生。盖自太极既分，禀得这一点灵光，乃元性也。元性是何物为之？亦气灵凝而性灵耳。故元性复而元气生，想感之理也”，而“元神者，乃先天以来一点灵光也……元神乃先天之性也”。

中国传统文化，追求“身心合一”、“天人合一”[31]。受中国哲学“形神观”的影响，中华武术各流派都注重“内外兼修”、“神形兼养”，注重通过养“心”和练“气”，保全自己的形（身体），使心灵体悟到“天地与我并生，而万物与我为一”的自由境界，确立调形与调神相结合的养生原则，“形与神俱”是生命最佳状态。练形时要正，坚强其表；练神时宜养，凝神聚气。做到“内练一口气，外练筋骨皮”，强调外练身、法、步，以求达到外壮；内练精神气力功，以求达到内壮。如外家拳强调“外练手、眼、身、法、步，内练精、神、气、力、功”，《少林拳术秘诀》中记载“龙拳练精、蛇拳练气、虎拳练力、豹拳练骨、鹤拳练神”；《拳意内练·神运经》强调“练形而能坚，练精而能实，练气而能壮，练神而能飞”。内家太极拳强调“调心练意”，意念引导动作，要求外修手眼身法步，内修心神意气力，讲究用意不用力，意到气到，气到力达等；《十三势行功心解》倡导练拳时“以心行气，务令沉着，乃能收敛入骨；以气运身，务令顺遂，乃能便利从心”。可见，武术既注重手眼身法步的习练，更注重心理心态的涵养[32]，不管内家外家都注重“意”、“神”内在的练习与外形的统一的重要性。

3. 德艺并重，以德为先

《论语·学而》中说“志于道，据于德，依于仁，游于艺”；汉代董仲舒说：“仁人之所以多寿者，外无贪而内清静，心平和而不失中正，取天地之美以养其身”，意思是说有德行的人之所以能够长寿，是因为没有贪欲而且身心清静，心态平和，能效法天地包容万物的美德而修养其身心。《大学或问》说：“人之一心，湛然虚明，如鉴之空，如衡之平，以为一身之主者，固其真体之本然，而喜怒忧惧，随感而应，妍媸俯仰，因物赋形者，亦其用之所不能无者也。故其未感之时，至虚至静，所谓鉴空衡平之体，虽鬼神有不得窥其际者，固无得失之可议；及其感物之际，而所应者，又皆中节，则其鉴空衡平之用，流行不滞，正大光明，是乃所以为天下之达道，亦何不得其正之有哉”，鉴，镜子；衡，秤杆。此语以镜之空、秤之平比喻心体的清明中正，不仅表示个体修养所欲达到的境界，而且认为人生在世应该长期不断地修养善德[33]。

在中国绵延几千年的历史传承中也形成了一套与武术密切相关的道德体系。武术历来有“养心养德”、“养身崇德”的优良传统，表现出“德”与“养”相辅相成，“未曾习武先学礼，未习武先习德”、“尚武崇德”是中华武术的精神，“尚武”能培育“自强不息”的精神，“崇德”能培养“厚德载物”的气度。少林秘典《罗汉行功短打》介绍，创造点穴是“圣人不得已而用之”，是为了使人“心神昏迷，手脚不能动，一救而苏，不致伤人”；武当拳有“十传十不传”；“短德者不可与之学”；太极拳也讲“学拳不可不敬”，等等。这些都和儒家的养生思想“大德必得其寿”是一致的。武术养生中对“不明德不可习武”的“武德”的倡导，使练武人“不傲于世、不卑于势”，保持平和心境，即可积精健体，顾养身心。练武可以提高人们的心肺功能，增强耐力体能和心率变化量，调整气血，从而调整脏腑功能，达到无病强身的目的；修德可以使人变得心胸开阔，豁达平和，宽以待人，有利于促进人的身心健康，提高自身的生活质量，完善自己的生活品质，提高人的精神境界。因此，武术养生重视德艺并重，以德为先。

武术不仅具有系统完整的技击理论和锻炼体系，还具有修身养性等一系列功效，它吸收了儒家文化、道家文化、佛家文化，以及中医养生文化等中华传统养生文化，形成的最终目的是超越招式的束缚，达到精神和形体的双重治化，倡导“内外兼修”，从精、气、神入手，通过动静结合和德艺并重等途径来达到“健心”的养生效果。

第六节　传统养生“健心”特点

在传统养生上，道家强调“动静结合，返观内视”；佛家强调“坐禅入定，渐入空虚”；儒家强调“静思自省，心外无我”；医家立足于整体的人，又重视个体身心的差异；武家则强调“内外兼修”、“形神合一”、“内炼精气神，外练筋骨皮”等，尽管各家的养生理论各有特色，但概括起来它们又有许多共同之处。其具体表现在以下几方面。

1. 德全葆神

孔子提出了“仁者寿”、“大德必得其寿”，强调道德修养在养生祛病中的重要作用。孟子不仅提出“收心”、“寡欲”，而且提出“富贵不能淫，贫贱不能移，威武不能屈”；老子强调“恬淡虚无”、“少私寡欲”；庄子强调“夫恬淡寂寞，虚无无为，此天地之午，而道德之质也”；《黄帝内经》也很强调养神必重德，才能健康长寿。《素问·上古天真论》中说：“嗜欲不能劳其目，淫邪不能惑其心，愚知贤不肖，不惧于物，故合于道，所以能皆度百岁，而动作不衰者，以其德全不危也”；唐代著名医学家孙思邈在《备急千金要方》中指出“夫着性者，所以习以成性，性自为善”、“性既自善，内外百病皆不悉生，祸乱灾害亦无自作，此养生之大经也”、“何为性”、“于名于利，若存若亡，于非名非利，亦若存若亡”；《修习止观坐禅法要》提出“诸恶莫作，众善奉行”的坐禅修炼思想；葛洪在《抱朴子》中说：“若德行不修，但务方术，皆不得长生也”，不注重修养德行，只求助于营养补药，是不可能延年益寿的。纵观儒家、道家、佛家抑或医家、武术家等传统养生文化，都十分强调道德情操的修炼在养心中的作用[34]。

2. 形神共养，养神为先

“形”是指外在的运动形式和身体姿势；“养形”就是锻炼和营养自己的机体，包括躯干、四肢、肌肉、关节、筋腱、皮毛等人的有形成分；“神”是指内在的心理、精神、意志和思维活动，“养神”是调节与保护自己的精神、意识、情绪等心理方面的修养与锻炼。“形神统一”观强调精神情绪与健康状况是一个整体。荀子说：“形具而神生”，即有身体才有精神，形神不可分离；汉代桓谭在《新论·形神》中说：“精神居形体，犹火之燃烛矣……烛无，火亦不能独行于虚空”；南北朝范缜在《神灭论》中说：“行者，神之质；神者，形之用。是则形称其质，神言其用。形之与神，不得相异也”；《黄帝内经》指出“养神者，必知形之肥、瘦、营、卫、气、血之盛衰……心为君主之官，主神明……呼吸精气、独立守神、肌肉若一”，可见，中国古代养生家主张养生，既要养形，又要养神，只有“形与神俱”，才能“尽终其天年”。

3. 精、气、神相互滋生，相互助长

精是构成人体的基本物质，它在人体生命中非常重要。气也是构成人体的基本物质。神则是指人的心理活动。中国古代气功非常重视精、气、神，有“天有三宝日、月、星，人有三宝精、气、神”之说。中国东汉后期的《周易参同契》记载“有道之士，有内三宝，有外三宝。元精、元气、元神，内三宝也；耳、旨目、口，外三宝也”。唐代医家孙思邈曾指出“精、气、神不可损也，损之则伤生”。我国现存较早的一部老年医学专著《寿亲养老新书》中谓：“人由气生，气由神往，养气全神可得其道。”《黄帝内经》中记载“精中有气，气中生神”。明代朱权在《神隐肘后》中说：“凡人修养摄生之道，各有其法……大概勿要损精、耗气、伤神。此三者，道家谓之全精、全气、全神是也。三者既失，真气耗散，体不坚矣。”可见，精、气、神在传统养生理论中是人体生命活动的 3 个基本要素，其中精、气是生命活动的物质基础，而神则被视为生命活动的外在表现，三者之间具有互相资生的内在联系：气能生津，气能行津，气能摄津（肾气固摄精液），精充气足则神全，神躁不安则伤精耗气；精气不足，神也易浮躁不宁；只有精、气、神充盈，机体的生命活动才可能在健康状态中运行。传统的养生方法，如五禽戏、八段锦等，其主要机制就是“练精化气，练气化神，练神还虚”，促进精气流通，协调阴阳气血，使机体各种功能处在最佳状态，从而有益于养生长寿。

4. 以养神为主，神为生命的主宰

古代的养生学说很多，总体上可归纳为“以养神为主、养形为主或养精为主”，老子提出“见李抱朴”、“致虚极，守静笃”、“少思寡欲”等养生观点；庄子指出“平易恬淡则忧患不能入，邪气不能袭，故其德全而神不亏”，在继承先秦诸子养生思想的基础上，《黄帝内经》提出“心者，君主之官，神明出焉……故主明则下安，以此养生则寿”，以及“得神者昌，失神者亡”，强调了心神在人体生命活动中的重要性，较为系统地确立了精神调养的理论和方法，体现了“调形先调神，养身先养心”的养神在养生中的重要作用。宋人沈作喆撰写的《寓简》中说：“夫人只知养形，不知养神；只知爱身，不知爱神。殊不知形者载神之车也，神去人即死，车败马只奔也。”唐代的《艺文类聚》中说：“太上养神，其次养形。”可见，先哲们已经认识到精神调摄在养生中的重要作用，强调“养生莫若养性”。这里的“性”是指人的心理，如情操、理想、情绪安宁等。神志安宁，性情舒畅，则健康长寿，并提出了许多具体的摄养方法。《灵枢 · 天年》篇中说：“失神者死，得神者生也。”《养生论》中说：“精神之形骸，犹君昏于上，国乱于下也。”《灵枢 · 天年》篇中还说：“随神往来谓之魂，并精而出入者谓之魄，所以任物者谓之心，心有所化谓之意，意之所存谓之志，因志而存变谓之思，因思而远慕谓之虑，因虑而处物谓之智。”可见，神为生命的主宰，各种形式的神都支配人的行为。

5. 清静，是养生的根本

《黄帝内经》中指出“静则神藏，躁则消亡”；《淮南子》亦云：“夫精神气志者，静而日充者以壮，躁而日耗者以老”，这都说明了以静养神的道理和必要性。老子在《道德经》中指出“静为躁君”，主张“清静无为”，达到“致虚极、守静笃”的境地；庄子在《道德经·洪德四十五》中云：“清静为天下正”，强调“抱神以静、必静必清、水静犹明，而况精神”。儒家认为“静能生慧”；《昭德新编》中说：“水静极则形象明，心静极则智慧生”；《淮南子·精神训》中记载“天静以清，地定以宁。万物失之者死，法之则生。夫静漠者，神明之宅也”。《延乎答问录》中记载“盖心下热闹，如何看得道路出？须是静，方看得出。所谓静坐，只是打叠得心下无事，则道理始出。道理既出，心下愈明静矣”；《素问·上古天真论》中指出“恬淡虚无，真气从之，精神内守，病安从来”；陶弘景说：“静者寿，躁者夭，静而不能养，减寿；躁而能养，延年”。玄学家的代表人物嵇康的《养生论》也认为“清虚静泰，无忧愁，无思虑”是养生之道；明代医学家龚居中在《红炉点雪》中谈静坐功时说：“遇闲暇则入室盘膝静坐，心无杂想，一念视中……久久行之，百病不生”；清代养生家曹庭栋说：“平居无事时，入室默坐，常以目视鼻，以鼻对脐，调匀呼吸，毋间断，毋矜持，降心火入于气海，自觉遍体和畅”。佛家关于“静”的禅机有语：“灵台清静，静能生慧，慧能生智”，“心清静故，世界清静，心染污故，世界染污”。可见，各家都认为清静是养生的根本，精神情志保持淡泊宁静的状态，学会清静，是人们健康长寿的一大秘诀。

6. 情志内伤，由心所发

情志即七情五志。七情指喜、怒、忧、思、悲、恐、惊，五志是指喜、怒、忧、思、恐 5 种情感，与五脏相对应。《素问·阴阳应象大论》中指出“人有五脏化五气，以生喜怒忧（悲）思恐（惊）”，并指出“喜伤心、怒伤肝、忧伤肺、思伤脾、恐伤肾”。《黄帝内经》中提到“肝在志为怒，心在志为喜，脾在志为思，肺在志为忧，肾在志为恐”。《素问·举痛论》中也说：“怒则气上、喜则气缓、悲则气消、恐则气下……惊则气乱……思则气结”、“喜则气和志达，营卫通利，故气缓矣”、“怒则气逆，甚则呕血及飧泄”，说明每个脏腑都有其情志活动，这种情志活动是人体对外界刺激产生的情感反应，是身体健康的表现。七情中任何情志失调都可伤心，而心伤也能导致其他脏腑功能的失调。如《灵枢 · 口问》中篇说：“悲哀忧愁则心动，心动则五脏六腑皆摇”；《黄帝内经》中又指出“心者，五脏六腑之大主也，精神之所舍也，其脏坚固，邪弗能容也，容之则心伤，心伤则神去，神去则死矣”；明代著名医家张景岳的《类经》又说：“情志之伤，虽五脏各有所属，然求其所由，则无不从心而发。”

可见，无论儒道佛养生、还是武医养生，也无论采取什么样的养生形式，都是将“德”放在修行的第一位，所以无论成“圣”之人，得“道”之人，还是成“佛”之人，都是德行深厚之人。而在养心上，都采取了共同的静坐、禅定和坐忘等方法，其养生心理思想具有较多的一致性，都比较注重清心寡欲、致虚守静、摒除杂念等一系列要求。

参考文献

[1] 吴新颖. 儒学与中国传统文化[M]. 北京：中央民族大学出版社, 2012: 13-14.

[2] 黄渭铭. 论道教、儒家、释家的养生思想[J]. 体育科学研究, 1998（1）: 4-11.

[3] 吴志超. 中国古代养生心理学思想试探[J]. 北京体育大学学报, 1995（1）: 14-21.

[4] 汪凤炎. 试论先秦儒道养生心理学思想的异同[J]. 赣南师范学院学报, 1997（1）: 76-80.

[5] 释法宏. 佛家养生法要[J]. 中国气功科学, 1997（10）: 16.

[6] 杨玉辉. 佛教与道教人学观之比较[J]. 宗教学研究, 2007（1）: 22-26.

[7] 陈星桥. 佛教的健康观[J]. 中国宗教, 2001（6）: 25.

[8] 吴丽鑫. 佛医学与中医学养生观的比较研究[D]. 济南：山东中医药大学, 2011: 21-23.

[9] 王涛. 中国养生文化：佛教养生十日谈[M]. 南昌：百花洲文艺出版社, 2006: 3.

[10] 严冬. 佛家的禅定于心理健康[J]. 民族大家庭, 1997（1）: 7-11.

[11] 齐静劳. 长寿精要[M]. 天津：天津科学技术出版社, 1995: 13-14.

[12] 杨树英. 道家的心身观及其与现代心理治疗学的比较[D]. 广州：广州中医药大学, 2005: 3.

[13] 姜文鹏. 中医养生文化概论[M]. 北京：中国中医药出版社, 2011: 1.

[14] 汪凤炎. 试论先秦儒道养生心理学思想的异同[J]. 赣南师范学院学报, 1997（1）: 76-79.

[15] 李金龙. 道家以静养生与儒家以静养生辩[J]. 山西师大体育学院学报, 1999（3）: 23-25.

[16] 黄渭铭. 道教养生思想的特点与方法[J]. 厦门大学学报（哲学与社会科学版）, 1997（1）: 12-16.

[17] 夏学伟. 老子养生思想与健身气功关系研究[D]. 呼和浩特：内蒙古师范大学, 2012: 10-11.

[18] 舒大丰. 中国养生文化[M]. 南昌：百花洲文艺出版社, 2006: 3-4.

[19] 王米渠. 中医心理学纲要[M]. 成都：四川科学技术出版社, 1988: 8-12.

[20] 郭海英. 中医养生学[M]. 北京：中国中医药出版社, 2009: 15.

[21] 吴丽鑫. 佛医学与中医学养生观的比较研究[D]. 济南：山东中医药大学, 2011: 24-26.

[22] 林文雄. 明代中医养生思想与方法研究[D]. 南京：南京中医药大学, 2010: 61.

[23] 周彬, 李艳翎. 传统武术的哲学审思[J]. 体育学刊, 2007（2）: 66-68.

[24] 白照波. 由传统“和合观”看海峡两岸国术养生资源共享的契合点[J]. 武汉体育学院学报, 2012（3）: 70-74.

[25] 武林. 武术养生的动静分析[J]. 搏击・武术科学, 2007（7）: 27.
[26] 徐伯然, 沈贤. 武术养生与东方哲学[J]. 山东体育科技, 1999（3）: 99-101.
[27] 孙晓玲. 传统武术与养生[J]. 学术探讨, 2011: 311.
[28] 徐明奎, 李瑜. 论庄子的体育思想[J]. 体育学刊, 2004（6）: 62-66.
[29] 肖嵘, 刘美霞, 温星. 武当道教武术养生观[J]. 首都体育学院学报, 2005（6）: 124-127.
[30] 徐伯然. 武术养生与东方文化的关系[J]. 中国成人教育, 2004（5）: 61-62.
[31] 徐行言. 中西文化比较[M]. 北京: 北京大学出版社, 2004: 110.
[32] 陈晓莺. 武术运动中的传统养生思想[J]. 南京体育学院学报（社会科学版）, 2002（4）: 9-11.
[33] 郑进科. 太极拳养生思想研究[D]. 郑州: 河南大学, 2012: 19.
[34] 王极盛. 中国气功心理学[M]. 北京: 中国社会科学出版社, 1989: 21-25.

第二章 现代心理学的“健心”思想

现代心理学是一个有着一定规模、对人类生活的各个领域都产生深远影响的学科，其中现代健康心理学、现代卫生心理学、锻炼心理学及心理保健学等学科与人们的心理健康密切相关。

第一节 健康心理学的“健心”观

健康是现代人日益关心的问题，而且现代人已经不再将健康仅局限于身体，现代人生活的幸福感、心理健康越来越成为健康的核心。对于健康，世界卫生组织有专门的描述，认为健康涉及生理、心理和社会等方面。除了健康的范围，健康的水平是另一个要思考的重要问题，以前人们仅仅将健康局限于非病理状态，认为没有疾病就是健康，但是现代人们对健康的理解不仅如此，健康有不同的层次，追求高层次的健康是现代人的奋斗目标。为了使人们更好地提高自己的健康水平，有实际的健康思想与行为，本节主要介绍在现代健康心理学中体现的“健心”理论与思想。

一、健康心理学发展概述

健康心理学是一门新兴的学科，是心理学中的一个分支。它是人们对疾病和健康的认识不断发展和深化的产物，代表着健康领域的新视角。至今有 30 多年的历史，它试图打破生物医学和心理学之间的壁垒，将人视为一个整体的人。将人的健康视为身体、心理、社会三位一体，相互作用的过程和结果，它强调预防、强调生命的质量、强调生活方式对健康的重要影响、强调人们对自身健康所肩负的责任，这也正是现代人在促进社会发展、追求文明进步的同时却付出了健康的代价之后越来越深的领悟。健康心理学正切合了时代的需求，代表着一个方向。不过，现代健康心理学的发展并不良好，在医学领域中，由于生物医学取向一如既往的强势，心理学的影响仍旧是不瘟不火。在心理学领域中，人们似乎更加关注心理问题和精神疾病，对身心问题虽有探讨但涉猎不深，实际上，生理和心理仍然处于分权割据的状态。也许，未来健康心理学的发展更需要学科之间的联手合作[1]。

二、健康心理学中的“健心”思想

1. 依德“健心”

现代健康心理学中重要的“健心”理论为依德“健心”。现实中人们常常把心理健康与品德联系起来。道德品质与个体心理健康是密不可分的，在社会生活中，道德作为调整人与人及人与社会关系的行为规范的总和，个体道德品质直接决定其对各种社会关系的认识和调整能力，因而也决定其心理健康状况和水平[2]。在中国古代，老子提倡以德养心，十分尊崇水利万物而不争的高尚品格。孔子提出“大德必得其寿、仁者寿”等道德养生理论，为我们现代人增进身心健康，预防和克服心理障碍疾病，乃至于为解决人生出现的各种重大问题提供了一个独特的途径和方法，是现代健康心理学理论与实践一笔宝贵的精神财富。从古到今，很多专家学者的研究观点都验证了“依德养心”这一理论思想，如苏格拉底提出“智慧即德行”的观点，表明其非常重视道德在心理健康中的作用，他希望在人的理性精神深处寻求普遍的德性本质；柏拉图认为：人的心理健康离不开德性的引导，提出了“德性是心灵的秩序”的观点；亚里士多德认为：当个体与集体的利益发生冲突时，个人利益应当服从整体利益，把善和幸福等同于对事物合理的实践活动。张忠、陈家麟提出：道德健康是心理健康的内在前提，个体道德品质有利于增进个体幸福感与完善感。

另外良好的品德修养能最大限度地减少心理冲突，而心理冲突是导致心理异常的主要原因。人是社会性的动物，受到社会道德价值观念的影响。每一个社会都崇尚利他、公正的人，这些道德品质作为社会的楷模，为人们所敬仰。社会化的人以道德为核心心理内容，这些心理内容作为基本的心理内容支配人的判断和行为，一旦自己的行为与其道德性心理内容不一致，就会引起心理冲突，引起身心功能系统的紊乱，导致身心疾病，所谓“君子坦荡荡，小人常戚戚”。所以，良好的道德可以使人避免心理冲突，有利于某些方面的心理健康。

2. 良好人际交往“健心”

人际交往是指人们在社会活动过程中人与人之间信息传递、情感沟通、思想交流与相互施加影响等心理联系的过程，是人类社会特有的现象，是人与人之间合作与竞争的基本形式，或者说，是个体与周围人之间的一种心理与行为的沟通过程[3]。一个人的情感体验必然受到其人际关系好坏的影响，大量的生活事件和心理学研究成果都表明[4, 5]，对于任何一个人来说，"人与人之间的正常交往和良好的人际关系是发展心理、保持健康个性和生活幸福的必要前提"。对大学生的调查表明，如果一个人长期缺乏与同学的积极交往，没有与别人形成稳定、良好的人际关系，此人往往会有明显的心理危机，在学校里，同学之间、室友之间的心理交往密切程度决定了一个学生是否对生活感到满意，在没有形成友好心理交往氛围的宿舍里，学生往往表现出敏感、压抑等心理特点，对学校生活的满意程度也较低。相反，人际关系融洽的宿舍，学生则常常表现出轻松、愉快和健康向上的心态。心理健康水平高的大学生，都有着良好的人际关系，都具有建立良好人际关系和积极交往的个性特点。良好的人际关系不是指一个人人缘好、朋友多，而是指能从社会、集体和家庭的各方面的人际关系中获得友情、温暖和爱的体验，使其心情愉快，从而充满爱心地对待他人和生活。心理学家罗杰斯又认为，人与人之间的相互积极关注是决定人际关系是否良好的重要因素。相互积极关注的人际关系，可以消除心理的孤独感，缓解彼此之间的矛盾和冲突，使其感受到安全的需要、归属感和爱的需要。

心理学家曾经从各个不同的角度做过大量的研究，结果都证明健康的个性总是与健康的心理交往相伴随的，心理健康的水平越高，与别人的交往越积极，越符合社会的期望，与别人的关系也越深刻。高尔顿和奥尔波特发现，个性成熟的人，都同别人有良好的交往和融洽的关系。他们可以很好地了解别人的不足与缺陷，能够对别人表示同情，具有给别人以温暖、关怀、亲密和爱的能力。人际交往，实际上是一种人类的基本功能，是人的一种本质性的存在形式，是一种内在需要。社会心理学家认为，人是社会的动物，每个人总是通过与他人的交往来增加对自己或自我的认识，不断完成人的社会化过程。这种自我认识不但是一种外在的要求，而且是一种内在的需要，有助于我们的个人发展和自我完善，以更好地调节心理问题。可见，一个正常人的性格、心态等心理健康状况，直接受其人际交往情况的影响。

3. 运动"健心"

当今社会竞争越来越激烈，人们的学习、工作及生活压力变得越来越大，由此也就引发了许多心理上的问题，例如，焦虑、抑郁、社交恐惧等一系列的心理问题，严重影响了人们的正常学习及生活。运动有助于健康这早已是一个不争的事实。随着社会的进步与发展，对健康的理解不再局限于"无身体疾病即健康"的生物学健康观念。1989 年，世界卫生组织（WHO）提出，健康应包括躯体健康、心理健康、社会适应良好和道德健康，表明只讲生理或躯体的健康是不够的，必须既注重生理健康，又注重心理健康，才能增强人的身心适应能力。人们对健康的认识使得人们对运动的功能有了进一步的认识，即运动不只能健身，而且还能“健心”。

很多科学研究也证实运动对心理健康有巨大作用，如刘永峰、章要在发现打太极拳有利于大学生的心理健康；Wyshak G.研究发现体育运动有利于女大学生长期的心理健康；Bass 研究认为，低强度的训练如举重可以在短期内减轻大学生心理的压力；West 研究发现，瑜伽和舞蹈能减少大学生的知觉压力和负性情感。运动的作用涉及许多方面，运动对健心作用主要表现在[6]：①心理“愉快”效益，许多研究表明，运动会减轻对心理应激源的反应，也可阻止或减轻沮丧、消沉的感觉，达到“高峰体验”。②短时舒心效益，体育运动后会直接感受到一种舒适的心情。几乎所有的有关研究都报道了这种运动后的即刻改善，这种效益的出现是很迅速的，可以直接在一次或多次身体负荷后感受到，并且这种效益是不以生理方面的参数改变而变的（如心血管系统的参数），参加无氧运动的体育锻炼同样也能出现这种效益。③精神健康效益，已有的一些研究表明，体育锻炼能改善精神健康方面的一些指标问题，如对抑郁的缓解作用、降低焦虑与应激反应、对自尊心与自我形象的维护作用，以及增加积极情绪与自我良好感等。④运动可以增加社会交往，随着社会经济的发展及生活节奏的加快，许多生活在大城市的人越来越缺乏适当的社会联系，人与人之间的关系趋向冷漠，因此体育运动就成为一个增进人与人接触的最好形式。

4. 健全自我意识“健心”

弗洛伊德在其潜意识观念的基础上，将人的内在自我结构分为“本我”、“自我”和“超我”3 个部分。在这 3 个部分中，“本我”是人格构造中最基础的一个层面，是以生物本能的合流为驱动力，是最原始的成分，包括了我们人类本性中原始的冲动和被压抑的习惯倾向，如我们有性欲的冲动、有贪图享受的冲动等；这些本能冲动，我们也可以在动物的身上看到。“本我”的活动只受“快乐原则”的支配，一味地追求是无条件的。如一个人在商场，看见琳琅满目的商品，会有一种本能的冲动，不顾一切地想占有它，把自己需要的商品放进自己的腰包，这种念头就是“本我”。“自我”则是从“本我”中发展出来的，其目的是为了适应或协调“本我”的需要和现实环境之间的关系。它使人能在现实生活中理性地、正常地生活。它遵循“现实原则”，力求避免痛苦、追求满足。如在商场，“本我”产生一种强烈的占有商品的欲望，但“自我”告诉主体，现实社会是商品社会，你想占有此商品就要付款，这就避免了“本我”那种不顾一切占有商品的欲望带来的麻烦，即被别人当作抢劫分子抓起来。“自我”精神活动的一部分在潜意识中进行，大部分在意识领域中进行。“自我”除了在技能上包括知觉、记忆、情绪、动作、思维等精神活动外，最重要的是可以区别出自己与他人、主观与客观、现实与理想的差别，能与现实世界相适应，并进行交流和沟通。因而，在弗洛伊德的理论中，“自我”所代表的理性，与“本我”的情欲形成鲜明的对照。“超我”在人格结构中处在最上层，奉行的是“道德原则”，主要关注行为的好坏与是非。“超我”的功能是对“本我”与“自我”进行约束，压制“本我”的冲动，怂恿“自我”以道德目标来替代现实目标，力求达到完美的境界。“本我”、“自我”、“超我”必须和谐发展。“本我”的主要功能是力求保护自己；“超我”的作用是在社会规范的原则下，控制与监督自己的行为；“自我”一方面要正确处理“本我”的欲望，另一方面又要符合“超我”的标准，充当“本我”与“超我”两者的协调者。当“本我”或“超我”任何一方占优势，而对另一方进行统治时，人很可能就会出现异常行为或心身疾病，一旦对“本我”失去控制，就会导致精神疾病。所以“自我”是“健心”的决定力量，必须塑造健全的自我意识才能使人们心理健康[7]。塑造健全自我意识的途径：一要正确地认识“自我”；二要积极地悦纳“自我”、展示“自我”；三要积极地改造“自我”。

5. 积极情感“健心”

世界卫生联合会指出，心理健康是人身、心、情绪相协调；身体、心理适应环境，形成良好的社会关系；具有幸福感，以及实现自身价值。马斯洛认为“自我实现者”是真正心理健康的人，如果只研究人的焦虑、抑郁、强迫与不安等负面心理，会让人看到自身、社会的阴暗面，使其对生活的期望值大大地降低。心理健康的人一般具备较为稳定的心理素质和比较完善的人格，在工作、学习和生活中能以阳光、积极的心态应对所生存的社会环境，拥有幸福的内心满足感。因此，积极的心理情感能调动快乐、健康等积极心理因素，让人们生活得更幸福、更充实[8]。

积极心理学认为，人本身具有抵抗和战胜不健康因素的潜力，在面对障碍和挫折时，具有自我恢复和康复的功能。倡导要以激活个人外显和潜在的积极力量来培育自豪、兴趣、满足和爱等积极的情绪和体验，塑造积极的人格特征，建立良好积极的社会环境适应性，目的是造就与培养具有积极品质、美德及幸福能力的完善的人。研究发现，积极情感对人的行为具有扩展和增强的效能。乐观与习得性无助一样，可以通过学习获得。学会乐观的态度，有助于避免抑郁和焦虑，提高健康水平[9]。

综上所述，健康心理学是维护人的身体健康与防治疾病的心理机制和规律的学科，其理论为人们提供了大量保持或提高心理健康的思想与方法，这些积极的心理学思想与方法能很好地激发人们优秀的心理品质，最大程度地提高人们的心理健康水平。

第二节　心理卫生学的“健心”观

心理卫生就是心理活动或心理状态的“卫生”，即保持心理健康，预防精神疾病、心身疾病或行为缺陷的发生。现代心理卫生就是运用心理学的理论和方法来达到预防为主的目的。心理卫生学是心理学、卫生学和其他有关学科的多学科交叉科学，它是一门旨在探讨如何运用行为科学的理论和方法来维护和提高人们心理健康水平的科学，即维护和增进心理健康、减少心理和行为问题与疾病的科学[10]。心理卫生学研究不同年龄阶段的心理卫生，从生命萌芽之始培育健康的身心和完整的人格，关注个体不同年龄阶段的心身发展特点并据此采取心理保健措施，还研究不同社会群体的心理卫生对处在不同社会群体下的特定人群存在的心理问题给出相应的心理保健措施的实施，最终通过各种有益的教育和训练，以及家庭、社会的良好影响来增进广大人民群众的心理健康水平。本节主要分析提炼心理卫生学中的“健心”思想，为人类心理健康、社会和谐提供帮助。

一、心理卫生学发展概述

在 2000 多年前，我国就已经注意到心理因素对于养身的重要性，有代表性影响的有《黄帝内经》中的心理健康的思想及儒、释、道的“健心”思想。西方最早关于心理卫生的论述可追溯至古希腊希波克拉底和柏拉图。现代心理卫生运动起源于改善精神病患者的待遇。先驱者是法国著名精神病学家比内尔。对现代心理卫生运动的兴起直接做出贡献的是美国保险业职员比尔斯，他于 1908 年 3 月，发表了名著《自觉之心》，导致了美国的心理卫生运动的兴起[11]，并于 1908 年 5 月在家乡成立世界上第一个心理卫生组织“康涅狄格州心理卫生协会”。其后心理卫生运动从北美发展到欧洲，又从欧洲发展到世界各地。从 20 世纪 70 年代起，随着人本主义心理学的兴盛，西方不少心理卫生工作者开始尝试用人本主义观点重新审视心理健康问题。我国系统的、科学的心理卫生运动发起于 20 世纪 30 年代。吴南轩先生最早向国人介绍“心理卫生学”和“心理卫生运动”，于 1930 年前后，率先在中央大学心理系开设了心理卫生选修课，之后又在中央大学《旁观》杂志上发刊“心理卫生”专号。

现代心理卫生运动的发展，大致经历了 3 个阶段[12]：第一个阶段是从改善精神病患者的待遇到注意精神疾病的预防；第二个阶段从关心身心因素对精神健康的制约逐步向关注社会因素对精神健康的影响方面发展；第三个阶段是从努力提高个人的适应能力转变为力图全面提高人的心理素质。心理卫生运动在不同的阶段出现了不同的理论，其中“精神分析理论”又称为“深层心理学”，影响较大，是现代心理卫生学的主要理论之一。该理论是在治疗精神障碍的实践中产生的，后来成为一种强调无意识过程的心理学理论，创立者是奥地利心理学家弗洛伊德，该理论是其在对大量患者进行观察的基础上建立起来的。精神分析理论对心理健康的界定更多强调的是人们的变态和不适应的方面，也就是哪些是不适应的，哪些是不正常的。弗洛伊德是从反面来界定心理健康的，即没有这样特点的人就是心理健康的人，也就是说心理健康的人是没有严重异常的人[13]。之后行为主义心理学理论诞生，成为美国心理学的主流，它与精神分析不同，从一开始就植根于实验的发现之中。行为主义理论强调对人的可观察行为的研究，既不重视意识，也不重视无意识。行为治疗的基本假设是：如同适应性行为一样，非适应性行为也是习得的，即个体是通过学习获得了不适应的行为。但要注意并非所有行为变化都是学习引起的。个体可以通过学习消除那些习得的不良或不适应性行为，也可通过学习获得所缺少的适应性行为[14]。人本主义于 20 世纪 50 年代在美国兴起，70 年代迅速发展，它既反对行为主义把人等同于动物，只研究人的行为，不理解人的内在本性，又批评弗洛伊德只研究神经症和精神病患者，不考察正常人的心理，因而被称为心理学的第三种运动，它的形成受当时人道主义和存在主义哲学的影响，在批判和继承行为主义心理学、精神分析心理学等学派的基础上形成了自身的理论体系。人本主义心理学强调人的尊严、价值、创造力和自我实现，把人的本性的自我实现归结为潜能的发挥，而潜能是一种类似本能的性质。人本主义最大的贡献是看到了人的心理与人的本质的一致性，主张心理学必须从人的本性出发研究人的心理。

二、心理卫生学中的“健心”思想

1. 适应环境

人是自然和环境的共同产物，人对生存环境适应良好是心理健康的重要标志。不同的环境给人不同的心理感受，也影响人们采用不同的行为适应环境，影响个体心理与行为发展和身体健康的环境因素主要有自然环境、社会环境和学校环境[15]。对人影响比较大的主要是社会环境，政治、经济及科学的进步都会对人们的心理造成影响。因此需要增强环境适应能力，方法之一是，改变观念，积极主动地适应社会环境的变化，充分发挥人的主观能动性，化消极因素为积极因素。坚信人能够转变思维、调节心理状态、主动适应社会环境的变化。主动适应是个体面对现实环境积极地寻求适应，是充分调动主观能动性、努力克服困难、改变现状、寻求成功的过程。主动适应有利于人的才能和潜能的充分发展，有利于社会的稳定与进步，同时，也是心理健康的重要标志。方法之二是，适当回避难以适应的环境。对有些难以适应并有可能回避的环境，可采取回避的方法，来减少或消除环境对个体的不良刺激。心理承受能力脆弱者不宜参与过分惊险与紧张的活动。回避法虽然不如主动适应具有积极意义，但在一定情况下运用得当也可起到解除或避免心理困扰的作用。

2. 积极的自我概念

自我概念是个人现象场中与个人自身有关的内容，是个人自我知觉的组织系统和看待自身的方式，即是个人心目中对自己的印象，包括对自己身体能力、态度、性格和思想等方面的认识，它贯穿于经验和行为的一切方面[16]。罗杰斯认为，自我概念对于一个人的个性与行为具有重要意义。自我概念控制着对环境的知觉，而且高度决定着个人对于环境的反应，使个体保持内在的一致性，决定个体对经验的解释，同时还与个体的“期望”相联系。自我概念积极的人，具有自尊、乐观、健康、成功的特质，而自我概念消极的人则导致自卑、无望、沮丧、孤独、抑郁、失败等。近年来的研究表明[17]，个体自我概念对心理卫生状况有较强的预测性，自我概念的发展状况与其心理健康、学业成就之间存在着因果决定关系。如一项关于有边缘型人格障碍的女性调查显示，与社交焦虑和正常女性相比，边缘型人格障碍的女性有更高的害羞自我概念，提示边缘型人格障碍患者的自尊和生活质量受害羞的自我概念影响；有一项关于脑外伤患者的以改变自我概念为目的的团体心理治疗效果实验研究也显示，团体心理治疗后这些脑外伤患者的自我概念有明显的提高。可见，心理健康的人具有正确的自我观念，即对自己有正确的认识和评价。如果一个人的自我评价与社会评价严重不符，或者理想自我与现实自我严重脱节，他必然会生活在情绪压抑和苦闷之中。如果一个人狂妄自大，傲视一切，或者对自我采取自暴自弃的态度，这也是心理不健康的表现。

3. 调节情绪

人是有感情的动物，喜怒哀乐人皆有之，多数心理问题者都在情绪上有困扰，因此，情绪的调适与心理卫生关系最为密切。在正常的情绪下，情绪反应符合下列几个条件：第一，它是由适当的原因引起的，该原因并为当事者本人所觉知；第二，情绪反应的强度，应和引起它的情境相称；第三，当引起情绪的因素消失之后，反应会视情况而逐渐平复。此类是正常的情绪反应，不论是积极的还是消极的，都有助于个体的行为适应。强烈的情绪反应和持久性的消极情绪属于不良情绪，这类情绪对于人的健康和社会适应都是有害的。适当控制情绪，对正常情绪应当宣泄，对不良情绪则要控制。要控制情绪，首先必须承认某种情绪的存在；其次，要弄清产生该项情绪的原因；最后，对于使人不愉快的挫折情境要寻求适当的途径去克服它或是躲开它。

4. 健全人格

人格也称为个性，是指一个人在社会化过程中形成和发展的思想、情感及行为的特有统合模式，这个模式包括了个体独具的、有别于他人的、稳定而统一的各种特质或特点的总体。在心理学中，还经常运用“个性”一词表达人格的概念。我国的《中国大百科全书 · 心理学卷》中就有人格即个性的提法。人格作为一个人的生理、心理和社会行为等诸方面的综合体现，一个人整体的精神面貌，是个体内在的、行为上的倾向性，是在适应或改变客观世界的过程中常会表现出来的心理特征，它既具有稳定性的一面，又有会随着现实的多样性和多变性而发生变化的特点，其发展与其身心发展密切相关，对身心健康产生重要影响。有研究得出[18]，心理健康水平与人格的情绪稳定性维度显著相关，性格的稳定性对人的心理健康起着关键性作用；人格在老年期疾病的产生与发展中也起着关键的作用，人格与高血压、糖尿病、冠心病、脑血管病和肿瘤等的疾病关系密切。除此之外，也有研究证实，人格特质和主观幸福感之间存在较稳定的关系，神经质和内外向是影响老年人主观幸福感的重要人格类型，精神质和掩饰性对主观幸福感也有一定影响等。因此，从心理层面考察，人格不是指个别心理特征，而是包括能力、气质、性格等全面心理特征的总和；从社会行为层面看，人格具有时间延续性和情境一致性的行为倾向。因此，人格作为一种广泛而稳定的个体内部因素，与心理卫生有着密切的关系[19]。西方心理学家还提出了“立足现实者模式”、“成熟者模式”、“机能健全者模式”和“创发者模式”等，虽然这些模式在现实生活中很难达到，但是这些模式可以给我们一些启示，为我们在健全人格、保持心理卫生的过程中提供参考。

5. 改善应对压力方式

“人生不如意十之八九”，生活在竞争激烈的现代社会，每个人都要面对来自工作、生活、学习和情感等多方面的压力。压力是压力源和压力反应共同构成的一种认知和行为体验，当人们觉得在努力实现目标的过程中遇到障碍时就会产生压力。从心理学角度看，压力是外部事件引发的一种内心体验。现代生活中每个人都对压力有所体验，心理压力总的来说有社会、生活和竞争 3 个压力源。适当的压力可以给人以动力，使人充实，但压力过大、过多会对个体身心健康产生很大伤害。因此，我们要学会怎样应对心理压力，应对就是创造条件使个人对目标的追求得以进行和继续，或认识到目标不可能实现时而加以放弃[20]。一般来说，有 3 种应对模式：激怒型应对模式；转换和退行型应对模式；主动认知、主动行为和回避型应对模式。激怒型应对模式即“愤怒外向”，将愤怒发泄出来会极大地缓解压力；转换和退行型应对模式是一个从自我防御机制的应用来区分人们的应对模式，转换型是指转换成受到认可、有益于成长的形式，而退行型指逃离回避压力；主动认知指回忆和吸收过去经验考虑多种变通方法，主动行为指积极行动，咨询专家以获得更多信息，回避型应对是做最坏打算，封闭自己，通过吸烟喝酒缓解压力[21]。

6. 参与运动休闲

“休闲才是一切事物环绕的中心”（亚里士多德），“休闲是休息和娱乐余暇时间”，休闲会使人自由自在、无拘无束、轻松愉悦，使人类体内的生命系统趋于平衡与和谐，有利于生命的健康[22]。心理卫生学提倡人们在工作、学习之余积极培养与发展自己的业余爱好。随着城市化的加快，人们余暇时间增加，从事体力活动的机会减少，这种生活方式的改变，导致“运动休闲缺乏、营养过剩”，对人们的身心健康带来不利的影响。只有积极参加娱乐、运动休闲活动，学会运动休闲，做到积极的自我放松，才能使自己身心得到保健，维护良好的心理状态。

综上所述，健康的心理状态和完整的社会适应能力与生理卫生是分不开的。由于心理和生理是互相影响的，心理不健康会给生理状态造成伤害。因此，讲求心理卫生在某种意义上说比生理卫生更为重要。现代心理卫生学理论中的“健心”思想有很强的实验基础，理论和方法都非常丰富，能很好地引导人们心理健康，帮助人们克服心理疾病，实现自我。

第三节　锻炼心理学的“健心”观

锻炼心理学是一门运用体育科学与心理学原理来促进、解释、保持和提高非竞技运动人群的锻炼心理效应的交叉学科。关注的是肌肉力量和耐力、运动范围、心肺耐力及身体结构的客观变化与主观感觉相连的认知、情绪和行为[23]。“锻炼时的心理体验、锻炼的心理前因，以及锻炼的心理效应”[24]等是当代锻炼心理学的主要内容，其研究如何通过各种体育锻炼来保持与改善身心健康及形成良好身心状态，并对预防人们生病及非良性身心状态、锻炼的心理效应、产生心理效益的可能机制进行了论述[25]。相关研究已表明，体育锻炼能改善人的情绪状态、提高智力、确立良好的自我概念、培养坚强的意志品质、消除疲劳和治疗心理疾病等。但体育锻炼为什么会带来心理健康，怎样科学地锻炼才能获得最大的心理效应等问题一直备受体育运动心理学的关注。

一、体育锻炼促进心理健康的相关理论

传统的观念强调通过身体锻炼增强体质，促进身体健康，而忽略了体育锻炼对人的心理健康的影响。随着人们对“健康”概念的认识，从“无身体疾病即为健康”的纯生物学健康观到以“生物-心理-社会”医学模式的全面健康观的转变，促使人们对体育锻炼功能有了新的认识，体育锻炼不仅能促进人的身体健康，而且还可以达到理想的“健心”效果。体育锻炼为什么能促进人的心理健康，学者们研究得出其既有生理学机制，也有心理学理论依据。综合国内外研究成果，目前主要存在以下几个学说。

1. 心血管健康学说

这一学说的基本前提是：人的心境改善与心血管健康状况有关，改善心血管功能能影响其心境状态。因体育锻炼能加快血液循环，提高心血管

系统的功能，增加心脏、血管的渗透性和收缩性。体内血液循环功能的增强，有利于正常体温的维持，有助于保持神经纤维的正常传导功能，从而促进心理健康。有研究也证实，心血管疾病患者的心理健康状况低于正常人，存在心理障碍，心血管疾病患者各种症状评分与 SCL-90 多数因子呈显著负相关[26]。

2. 单胺学说

该学说认为，脑单胺的分泌量大小与积极愉快的心境状态相联系。体育活动能使体温升高，可以提高脑单胺、去甲肾上腺素、肾上腺素、5-羟色胺、多巴胺等神经递质的分泌量，即运动时机体内单胺类物质的变化可能是运动改善心理健康的生理机制。研究表明[27]，机体抑郁时可能由于产生、传递、重吸收或代谢缺陷而损害了胺类突触的传递。抑郁的人经常出现胺分泌量减少的情况，而进行身体练习则出现去甲肾上腺素水平升高的现象。研究者指出[28]，单胺学说尽管在解释运动抗抑郁效应中过分单纯化，但它仍是可靠的。分析认为，身体锻炼刺激了神经递质的分泌，进而对心理健康起到促进作用。可见，单胺学说的基本前提是，神经递质类化学物质分泌量的增加同心理健康状况的改善有关。神经递质在神经之间及神经与肌肉之间起着传递信号的作用。

3. 内啡肽学说

内啡肽（安多芬或脑内啡），是一种由脑下垂体分泌的内源性的具有类似吗啡作用的肽类物质，产生跟吗啡、鸦片剂一样的止痛作用和欣快感，使人心情振奋、精神愉悦，降低焦虑、抑郁等消极情绪，除此之外，还调节体温及心血管、呼吸等生理功能。身体锻炼能促进大脑分泌脑啡呔，促使人体内的脑啡呔含量增加。Farrell 等研究指出，体育活动能使脑下垂体内啡呔的分泌量增加，大量的内啡呔释放到血液中，振奋人的情绪。长时间的体育运动，可促进脑内“内啡肽”有益化学物质的分泌，使其含量保持较高水平。有研究指出，有氧运动可促进大脑分泌脑啡呔，能缓解精神疾患的某些症状，可以作为提高心理健康的方法之一[29]，认为许多坚持锻炼者能经常保持饱满的精神状态和生活信心，都与内啡肽效应有关。这种效应还能影响到性格，能使人们对精神紧张和来自各方面有害刺激的忍受力加强。

4. 分散注意力学说

体育活动是一种能使锻炼者从日常琐事或问题中分心出来的途径，提供了一个心理宣泄、转移不良情绪的机会。这有助于锻炼者分散注意力，分散其对引起不良情绪事件的注意力，如健身气功、武术等身体活动能使参与者练习时进入运动的情景，注意运动节奏和自身身心放松，可以达到调节不良情绪的目的，提高或促进体育锻炼者的心理健康水平。目前国内外学者在研究身体锻炼的心理效益时，都指出锻炼者在锻炼过程中可体验到“最佳表现”、“流畅体验”、“高峰体验”和“跑步者高潮”等良好的情绪，这种良好的情绪可增强人的健康幸福感。可见，这一学说的基本前提是，身体活动和（或）身体锻炼给锻炼参与者提供了一个转移忧虑和挫折的机会，使他们的焦虑、抑郁等消极情绪出现短时间的下降，达到调节不良情绪的目的，从而改善或促进锻炼参与者的心理健康水平。

5. 社会交往学说

体育活动不同于人们社会中、生活中的一般活动，是一种特殊活动，在体育活动过程中，锻炼者之间用面部的表情、身体的动作或眼神等非语言的交往方式较多，如相互之间的一个拥抱、击掌、握手、拍拍肩膀等，在活动中真正用语言和文字进行的交往少。这种人与人之间的交往关系会随着运动时间、次数的增加而不断得到强化，被强化了的这种默契人际关系在以后的生活中可以成为心理障碍的调节剂。有研究表明，体育活动可改变心理障碍患者对人、对事的态度和想法，能起到治疗心理障碍的作用[30]。所以，这一学说是基于“人们在身体活动和（或）身体锻炼情景中，朋友、同事等锻炼者之间的社会交往活动是令人愉快和高兴的，它具有促进心理健康的作用。经验和证据已表明，活动或锻炼不论是集体进行还是单独进行，都具有健心作用。一项元分析发现：单独进行身体锻炼或在家进行身体锻炼比同其他人一起锻炼具有更大的降低抑郁的作用”[31]，但我们不能因此就忽视集体活动或锻炼的作用，尤其是对老年人而言。

6. 认知行为学说

认知行为学说的基本前提是，“身体锻炼和（或）身体活动可诱发积极的思维和情感，这些积极的思维和情感对抑郁、焦虑和困惑等消极心境具有抵抗作用”。当机体成功地完成某项任务后，就会产生“我能行”的自信心、积极的情感和再次尝试的欲望，可见，适度的体育活动对人的认知活动与行为有一种激活作用，它可使运动者保持心理平衡，加强安全感，强化自我意识和积极情绪。有研究表明[32]，对自己身体失去控制感的人会产生焦虑、抑郁等不良情绪，而体育锻炼或身体活动可以提高锻炼者的身体自尊，改善其机体功能，提高锻炼者的成功感和独立感。这种在运动过程中获得的有效控制身体运动技能的成功的感觉，也会被带入日常生活，影响其生活状态，从而改善他们的心理健康。亚伯罗姆森等依据“习得性无助”理论，认为抑郁是由于“多次感受到对自己生活所发生的事情无法控制，将失败归于内部，并认为是稳定的”而形成的。纵观这一理论的阐释，学者们将其解释为锻炼者的自我效能感增强。班图拉认为[33]自我效能是指一个人对自己是否有能力去完成某种任务并达到预期效果所持有的信念，当人们完成了一项自己认为较为困难的任务后，会体验到自我效能的提高。一项关于体育活动对儿童自我效能影响的元分析研究结果表明，从事体育活动的实验组自我效能感测量得分高于不从事体育活动的控制组 1.5 个标准差[34]。体育活动给个体提供了体验到控制感的情境，也可以使个体在体育活动中更多地获得成功感和竞争感，从而使自我概念得到提高。可见，经常参与体育锻炼者比非体育锻炼者在完成同样任务时具有更大的自信心，有助于缓解或打破与焦虑、抑郁等消极情绪相关联的恶性循环。

综上所述，前 3 种学说主要是从生物化学角度，后 3 种学说主要是从心理角度来说明身体活动和（或）身体锻炼与心理健康之间的关系的。生物学途径大多以体育活动或身体锻炼引起锻炼者的生理变化，进而导致心理健康状态上的变化作为理论主线，其主要目的及功能是解释体育活动或身体锻炼对参与者短期心理效益。与生物学途径相比，心理学途径强调的是体育活动或身体锻炼直接引起参与者认知行为的变化，而引起心理健康状态的变化，关注的是体育锻炼对运动参与者长期心理健康效益而不是即时作用。目前，无论是从生物学视角，还是从心理学视角来解释“体育锻炼与心理健康”之间的关系，都带有一定的片面性，还没有一种解释能令人信服[35]。

二、获得较大心理健康效益的锻炼方式

有研究表明[36]，身体活动或身体锻炼可能给人心理健康带来“锻炼迷瘾”和“心理耗竭”的消极效应，只有科学合理的身体锻炼和（或）身体活动才与一定的心理效益相联系，促进锻炼者的身心健康。对于不同健康状况的个体，或者对于心理疾病患者，怎样为其制订适当的锻炼计划或运动治疗处方，以使其获得最大的心理健康效应，这是体育锻炼参与者必须解决的重要问题。综合国内外学者研究观点，获得较大心理健康效益的

锻炼方式包括 3 个维度[37]，即活动的愉快感、活动类型或方式特征、锻炼要求等，具体可归纳如下。

1. 令人愉快和有趣的体育活动

参与者从体育活动项目中获得乐趣并感到愉快，是取得最大程度的情绪效益的前提。产生最佳情绪效益的身体活动首先必须是令参与者愉快和感兴趣的活动。有研究表明[36]，乐趣很可能与锻炼的坚持性相联系，它影响着长期用身体锻炼提高自我良好感的成败，是获得长期健康幸福感的前提。如果一项体育活动不是令人愉快的，那么很难想象该项活动在锻炼后会让人感觉良好。然而，对愉快和乐趣的追求存在巨大的个体差异。同是一种活动与锻炼方法，对有些人的情绪可能起积极作用，对另一些人可能不起作用，还可能对一些人起消极作用[39]。例如，有人在恶劣气候条件下锻炼时体验到了巨大的乐趣，而另一些人则可能因为不良气候而抵消了锻炼的乐趣。因此，为保证身体活动和（或）身体锻炼的参加者获得乐趣并感到愉快，在选择运动种类和锻炼环境时应做到因人制宜。

2. 有氧练习或者有节奏的腹式呼吸的体育活动

关于慢跑、健身气功、游泳等有氧练习的情绪效益研究表明[40，41]，有氧练习与降低焦虑、抑郁、减少应激和（或）改善心境有关。诸如慢跑、健身气功、瑜伽、登楼梯、健身跑、自行车运动和游泳等，这些传统性体育项目和重复性的体育运动项目与锻炼者自我良好的心理效益相联系：降低焦虑、抑郁，自我观念的增强、对精神压力的耐受力增高和跑步者的高潮增强等[42]。也有研究表明[43]，重复性和有节奏的运动不需要太多的注意力，运动参加者通常将注意力集中在孤芳自赏和脑力的恢复上，而这种注意力的集中对于心境的调节具有积极的意义，有利于促进锻炼者情绪健康。有研究者根据对散步、慢跑、瑜伽、健身气功、太极拳、低负荷功率自行车等改善情绪效果的研究结果，认为这些运动能引起情绪的改善，也许不是因为这些运动项目是有氧锻炼，而是因为与这些锻炼项目紧密联系的呼吸方式[44]。可见，虽然许多研究指出有氧练习的重要性，各种类型的有氧锻炼与心理自我良好感相关，但是目前还没有一项单独以“有氧”作为独立因素进行的情绪效益研究。因此，我们还无法判断到底是“有氧”还是“腹式呼吸”或是“低强度锻炼”对情绪产生积极影响。除有氧练习因素之外，对身体活动和（或）身体锻炼有益情绪原因的另一种可能解释是“腹式呼吸”。总之，“有氧”运动或有节奏的腹式呼吸与情绪的积极作用是有关的。

3. 回避竞争的体育活动

回避跟他人或自己竞争的活动可获得令人满意的心境效益、降低应激水平、增加成就感和强健体魄[45]。一项研究关于参加持续高强度、长耐力训练的高校代表队的女游泳运动员与静止控制组、康复性游泳锻炼者的心理特征比较发现[46]，女游泳运动员的积极心境剖面少于静止控制组和康复性游泳锻炼者。其中，前者的紧张感比后两者偏高，疲劳感也显著高于康复性游泳锻炼者。康复性游泳锻炼者的焦虑、抑郁、困惑感和愤怒等方面得分显著低于女游泳运动员和静止控制组。研究认为“回避自己竞争或跟他人的活动”之所以能获得较好的心理效益：①回避竞争的活动可以避免失败，失败可以破坏参与者的积极心境状态、自我效能、成就感、能力感、自豪感和控制感，并且与应激和消极的心境状态相联系。当一个人与别人直接比赛的时候，失败的概率大约为50%。对于许多个体来说，失败减损了许多有益的积极情绪。②有竞争的活动会导致过度训练。过度训练和随后的耗竭与健康幸福感的下降相关，过度训练导致心理疲劳，严重时出现心理耗竭。③竞技运动可能会增加运动员的应激。这些研究提示我们，为更有利于积极健康的情绪，应选择回避人际竞争的锻炼方式。

4. 自定步调的体育活动

像慢跑和游泳等体育活动均符合自定步调的体育活动，这类活动泛指那些闭锁性技能的、结果可预测的、时间和空间上可确定的及动作具有节奏和重复性的身体活动。封闭式、可预测的、时间和空间上可以确定的活动封闭式的活动会使锻炼者进入自由联想状态，并为其独处、沉思、反思和退缩提供了机会，在锻炼过程中体验到平静感，使参与者从他周围的世界返回到他自己的内心世界。在“封闭性”运动的前提下，重复性的和有节奏的运动活动不需要太多的注意力，这种注意力的集中或转移对于心境状态的调节具有积极的意义。在实际生活中，许多锻炼者喜欢开放性运动的不可预测性，对封闭性的运动活动十分厌烦，尤其是年轻人。但目前还极少见到或根本没有关于开放性活动利于心理健康的报道。这可能是由于开放性身体活动通常涉及至少与一个对手的比赛，运动的结果有胜负两种情况，这无疑增加了研究过程的复杂性[47]。

5. 负荷强度中等的体育活动

关于有助于锻炼者改善情绪状态的锻炼强度，目前是有争议的。对于大强度锻炼的心理效益而言，有研究认为[48]，当锻炼强度超过一定水平时，就会达不到预期的效果。高强度锻炼可以增强心肺功能，提高代谢水平，但它改善心境状态的效果是不理想的。多数研究的结果表明[49]，高强度的体育锻炼可能降低锻炼参与者的应激水平，中等强度体育锻炼比高强度体育锻炼对改善锻炼参与者的心境更有效。如年长的男女锻炼者，心率在 100 次/分下步行 15 分钟能显著降低肌肉的电活动，肌肉的电活动频率与应激状态有关[50]。建议体育锻炼的强度应维持在中低强度，即安静心率至最大心率值的 30%～60%。也有研究报道，低强度身体活动会使人感受到精力和活力方面的积极变化，如一项研究认为[51]，100W 功率自行车，8 分钟高强度锻炼后，心境状态量表测量发现紧张感和疲劳感短时间增加；低强度的锻炼（25W）导致了精力感和朝气蓬勃感方面的积极的心境变化，似乎表明低强度的锻炼比高强度的锻炼对心境更具有积极的作用。在有进一步的证据证明低强度锻炼对大众心理健康有促进作用之前，我们只能说最佳锻炼强度或许应是“中等强度”。

6. 每次锻炼持续 20～30 分钟体育活动

有研究报道[52]，步行 5～10 分钟就能改善心境状态。也有研究报道[53]，踏车 10 分钟、15 分钟、20 分钟都会使良好感增加而心理焦虑下降。大多数研究认为[54, 55]，心理效益的产生需要 20～30 分钟，但也有人认为[56]，持续 60 分钟的体育锻炼产生的心理效益可能会更好。可见，如果每次参与体育锻炼时间少于 20 分钟，锻炼带来的心理效益较少或不会产生，分析认为可能是因为相应的心理效益还未来得及出现，身体活动就已经结束了。也有人认为[57]，身体锻炼持续时间在 40～50 分钟，可以使参与者进入积极陶醉状态，并使其大脑得以自由运转。但如果在某一强度下活动时间过长，就有可能造成疲劳、厌倦，不仅不利于增加情绪效益，而且可能对情绪造成损害。目前还不清楚是否存在一个最佳持续时间范围，超出这个时间范围就不会出现心理效应。要想获得心理效益，有一点几乎是可以肯定的，那就是身体锻炼持续时间至少为 20～30 分钟。

7. 长期有规律坚持体育活动

有研究认为[58]，锻炼者每月锻炼 1 次就可以产生一定的心理效应，但也有人要求被试者每周锻炼 3～5 次。然而大多数研究认为，每周锻炼 2～4 次可以降低抑郁、焦虑水平。有元分析研究的结果显示，心理健康的效益随着锻炼课程时间的增加而增加，一项使用脚踏车对被试者进行的研究表明，在被试者单独进行高强度的身体锻炼后，心理、生理测试结果发现：曾在过去的两年之内，每周习惯性地跑 30 英里（1 英里=1609m）以上的受试者的焦虑状态短时下降，并且脑电图能量上升；没有长期锻炼习惯的人在高强度锻炼后，未见其焦虑有任何程度的下降[59]。研究者分析认为，可能是长期参与体育锻炼的人已经学会了解释不同的身体感受，并用这种感受为自己设定了调节锻炼的步调，从而在锻炼中能使自己有效地放松。因此，要维持身体锻炼的心理学效益并使之长期发挥，就必须使锻炼融合到日常的生活方式中去，长期坚持，养成终生锻炼的习惯。

综上所述，长期的身体锻炼可以有效地促进心理健康，但这种促进和治疗作用不是自动产生的，与身体锻炼的类型、锻炼负荷的大小等方面有着密切的关系。只有科学的身体锻炼才能起到发挥身体锻炼的心理效益。为此，应选择令人愉快和有趣的活动，如有氧运动或者有节奏的腹式呼吸的活动，回避人际竞争的身体活动、自控性的身体活动，并且注意负荷强度中等，每次锻炼至少持续 20～30 分钟，并且做到长期坚持，养成习惯。

第四节　心理健康及其维护

1946 年世界卫生组织在其宪章中把健康定义为“健康不仅仅指没有疾病或不虚弱，而是身体、精神、社会生活的完好状态”，也就是说，健康不仅指生理功能正常，还包括正常的心理过程和健康的个性。心理健康标准是心理健康概念的具体化，是心理健康教育领域中一个十分重要的基本理论问题，第三届国际心理卫生大会提出心理健康的 4 条标准[60]：即身体、智力、情绪十分协调；适应环境，人际关系中彼此能谦让；有幸福感；在职业工作中，能充分发挥自己的能力，过着有效率的生活。

一、心理健康

在日常生活中，人们对健康的理解和以往对健康的传统定义，都认为身体没有病就是健康。什么是心理健康，1946 年，在第三届国际心理卫生大会上，心理健康被定义为“所谓心理健康是指在身体、智能及情感上，在与他人的心理健康不相矛盾的范围内，将个人心境发展成为最佳的状态”；1949 年，世界卫生组织指出“健康不只是没有身体上的疾病和虚弱状态，而是躯体、心理和社会适应都处于完满状态”；在 1984 年世界卫生组织的阿拉木图的成立大会上“健康”被重新定义，人们把这个定义称为健康新概念。这个健康定义是“健康不仅仅是没有疾病和残缺，而且应该在生理上、心理上和社会适应能力都处于完好状态”；1989 年，世界卫生组织又进一步深化了健康概念，提出健康应包括躯体健康、心理健康、社会适应良好和道德健康 4 个方面。

《简明不列颠百科全书》对心理健康的界定是“心理健康是指个体心理在本身及环境条件许可的范围内，所能达到的最佳功能状态，不是指绝对的十全十美的状态”。我国学者林崇德教授认为“心理健康主要是一种个人的主观体验，既包括积极的情绪情感和消极的情绪情感，也包括个人生活的方方面面，其核心是自尊”；黄希庭教授认为“心理健康是一个连续体，它的一端是心理疾病或障碍，另一端则是人格健全，中间还有心理机能正常或其他中等程度的心理健康状态”；张春兴教授将其界定为“一种生活适应良好状态”；毛志雄教授认为心理健康至少包含 4 个维度“认知维度、情绪维度、人格维度和社会适应维度”。严海辉将心理健康至今尚无统一定义归为临床的模式、功能的模式、统计学模式、社会适应模式、成长模式[61]。人们把健康概念推延到心理健康方面，这是人类对健康的认识和理解进一步深化的表现，从而对人的健康问题的认识变得更全面、更科学。显然，心理健康并不仅仅指人没有心理疾病，更重要的是指人的一种积极、适应性良好、能充分发挥发展自身身心潜能的丰富状态。

二、心理健康标准

正如人们对身体健康的标准众说纷纭一样，人的心理怎样才算是健康的，以什么作为健康的标志，这是一个非常复杂的问题，因为心理健康和不健康之间并没有一个绝对的界限，没有一个公认的、一致的标准。对于心理健康标准，学者们仁者见仁，智者见智，在不同的社会历史时期，心理健康的标准有所不同；同时，由于社会、文化、风俗等方面的差异，在不同的国家和地区，心理健康的标准也存在着差异。

1. 西方的心理健康标准

美国人本主义心理学家马斯洛和密特曼提出衡量人的心理是否健康的 10 条标准：①是否有充分的安全感；②是否对自己有较充分的了解，并能恰当地评价自己的能力；③自己的生活理想和目标能否切合实际；④能否与周围的环境保持良好的接触；⑤能否保持自身人格的完整与和谐；⑥是否具备从经验中学习的能力；⑦能否保持适当和良好的人际关系；⑧能否适度地表达和控制自己的情绪；⑨能否在集体允许的前提下，有限度地发挥自己的个性；⑩能否在社会规范的范围内，适度地满足个人的基本需要。1968年斯柯特提出了关于心理健康的评价标准：①从一般的适应能力而言，应从把握环境的能力、适应和对付变化多端的世界的能力、树立人生目标并有完成目标的能力等方面来进行衡量；②从自我满足方面而言，能获得性高潮的能力，适度满足个人需要，对日常生活感到有乐趣和幸福感，行为自然、协调，懂得适时放松自己；③从扮演社会角色的角度而言，有适应各种社会关系的能力，行为与所扮演的角色一致，并受到社会的赞同，有与他人和谐相处的能力，有社会责任感和爱的能力；④从智慧能力而言，有准确的感知能力，对事物有恰当、机智、合理的认知，能够面对和接受现实，并有能力解决各种问题；⑤从对他人的态度而言，应有利他主义精神，关心并信任他人，待人热情，有与他人亲密接触的能力；⑥从创造能力而言，有主动献身的精神，有开拓创新的能力，能对社会做出一定的贡献；⑦从自主能力而言，在情感方面具有独立性、同一性和自主性，能把握好自己的情感、情绪的宣泄；⑧从个人成熟度而言，具备把握冲动、能量和冲突的综合能力，能够实现自我价值；⑨从对自己的态度而言，能够自我认可、自我接受，完成任务后有一种满足感，当遇到困难时对解决问题充满信心，具有积极、乐观、向上的态度；⑩从情绪与动机的控制能力而言，有承受挫折的勇气，有把握焦虑的能力，能够自我控制，按道德规范行事，诚实、正直，能够消除紧张、心绪不安等表现，及时调节自己的情绪。美国学者坎布斯的观点认为一个心理健康、人格健全的人应有4种特质：①积极的自我观；②恰当地认同他人；③面对和接受现实；④主观经验丰富，可供取用。美国人格心理学家奥尔波特认为人心理健康的7种标志是：①自我意识广延；②良好的人际关系；③情绪上的安全感；④知觉客观；⑤具有各种技能，并专注于工作；⑥现实的自我形象；⑦内在统一的人生观。

2. 我国的心理健康标准

我国学者在借鉴国外学者研究的基础上，结合我国的国情和民情，提出适合我国人民特点的一些心理健康标准。中国心理卫生协会发布符合中国国情和社会文化的心理健康标准，认为具体可从自我认识、独立性、情绪、人际交往和环境适应5个方面来衡量。中国台湾心理学家张春兴指出，大体而言，一个心理健康的人，大多能符合下列若干条件：情绪较稳定，无长期焦虑，少心理冲突；乐于工作，能在工作中表现出自己的能力；能与他人建立和谐的关系，而且乐于和他人交往；对于自己有适当的认识，并且有自我悦纳的态度；对于生活环境有确切适当的认识，能切实有效地面对问题、解决问题而不是逃避。学者刘协和指出心理健康的 5 条标准：没有心理异常；正常发育的智力；健全的人格；充沛的精力；丰富的情感生活等。郑日昌教授从人的心理现象的整体性来界定心理健康的标准：认知活动正常；情绪生活健康；意志品质健全；自我意识正确；个性结构完整；人际关系协调；社会适应良好。季浏教授认为心理健康的标准是：智力正常；适当的情绪控制能力；对自己能做出恰当的评价；能保持良好的人际关系。沙莲香等综合各家论点和所长，提出了有关心理健康的标志：了解自我，悦纳自我；接受他人、善与人处；正视现实，接受现实；热爱生活、乐于工作；能适当地表现情绪；人格完整和谐；心理行为符合年龄与性别特征；智力发展正常。

尽管中西方学者在制订心理健康标准时，都很重视人际关系的和谐、重视对自我和现实的认识及重视对人生意义的探索，但由于研究思路、自我观念和人格观念等的差异，学者们所认为的心理健康标准还是存在较大差异。对于此，学者石国兴分析认为[62]：单纯的适应标准失之于消极，单纯的发展标准又失之于不切实际。将两者结合起来的兼容标准虽然目前占据主导地位，比较合理，但这些标准很难较全面、多方位地反映人的心理健康状况，而且多学科、多角度的心理健康标准，又增加了操作的难度。心理健康标准应该从“知、情、意、人格及人际关系和行为协调”等横维度和“心理发展层次和水平”的纵维度两个方面来考察心理健康。

三、心理健康的维护措施

影响心理健康的因素十分复杂，既有生物、心理因素，又有社会文化的因素。如何维护心理健康和提高心理健康水平，我们必须从影响心理健康的因素入手，采取相应的方法和措施，才能达到预期的目的。

1. 保持健康的生活方式

世界卫生组织对影响健康的因素进行过如下总结：健康=60%生活方式+15%遗传因素+10%社会因素+8%医疗因素+7%气候因素，可见，生活方式在维护健康中的地位，对心理健康也不例外。何为生活方式？它是指人们在日常生活的活动中所遵循的行为规范，即习惯化了的生活活动形式。人们在日常生活中总是按一定的方式去生活，这种方式是每个人在自己的生活过程中，为适应社会生活环境的要求，自然而然形成起来的。

不健康的生活方式和不良的卫生习惯会对人体健康带来严重的危害，

一般来说，起居无常、饮食无序、运动过少、吸烟、嗜酒、吸毒和不良性行为等都属于不健康的生活方式和不良卫生习惯，相反，健康的生活方式应包括：首先，起居有常，早睡早起，保持充足的睡眠；其次，一日三餐，平衡膳食，每天坚持吃早餐；再次，控制体重，保持在正常水平；最后，适量运动，每周至少有 2～3 次体育锻炼；不吸烟、少饮酒。坚持健康的生活方式能使人身体健康，为心理健康提供良好的基础，“健康的精神寓于健康的身体”。

2. 完善和健全人格

人格是做人的资格，是“人”之所以称之为人的品格，以及做人起码应具有的权利和义务，人格的形成和培养十分关键。爱因斯坦曾经说过，“一个人智力上的成就很大程度上取决于人格的伟大”。研究表明，懂得尊重、高度的责任感和对他人的爱是保障和发展人的个性品格、社会品格动力的源泉。人格的健全是心理健康的重要标志，重视人格的培养既是健康的需要，也是发展的需要，但要评价一个人的人格好坏是一件非常困难的事。马斯洛、奥尔波特均提出健全、成熟的人格应具备 4 个主要特征：一是能较好地适应不断变化的社会生活环境；二是能广泛地与人交往，并及时调整和处理好错综复杂的人际关系；三是能保持身心的健康发展，保持心理平衡；四是能在学业和事业上不断取得进步，有所成就。人总是按照自己既有的人格来观察外界事物，思考问题，产生相应的态度和情绪体验；同时对外界环境刺激采取一定的对付策略，并做出一定的行为反应。具备了健全的人格，就能有助于人们正确地评价客观事物，采取恰当的态度，体验正常的情感情绪，做出正确合理的行为反应，因而有助于人们顺利地进行社会交往和人际关系的正确处理，更能有助于人们有效地去适应变化着的社会生活环境，从而不断提高心理健康水平。

3. 提高自我控制情绪能力

人的情绪活动可分为两大类：一是积极的良性情绪，如高兴、愉快、喜悦等；二是消极的负性情绪，如愤怒、焦虑、恐惧、抑郁等。良性情绪能为人的中枢神经系统增添新的活力，发挥机体的潜能，改善人的生理、心理功能，促进人的心理健康。负性情绪的作用有两面性，一方面可有利于个体为适应恶劣的环境刺激而斗争；另一方面，负性情绪往往以强烈的激情状态或持久的心境形式而出现，使人的头脑失去冷静，可能导致意识模糊，或精神颓废、意志低沉，从而影响人的整体心理功能的正常发挥，并使心态健康遭受严重损害。例如，愤怒情绪，它能降低人的理智水平和正常的判断及自控能力，一旦丧失理智就会做出许多过激的行为，以致带来诸多难以弥补的不良后果。显然，这对心理健康是非常有害的，所以，要维护心理健康就要学会情绪活动的自我调控，及时排除各种消极的负性情绪。生活中遇事要合乎常理、符合常情，做到“喜怒有常、有度”。

4. 注意心理卫生

心理卫生指的是人们应如何维护和保持心理健康，提高心理健康水平，避免和减少发生心理失调和精神疾患的原则、方法和措施。讲究心理卫生，首先，用脑要卫生。因为大脑是心理的器官。平时要注意在使用大脑时，讲究科学用脑，就是要劳逸结合、有张有弛，避免大脑的过度疲劳以致功能衰弱，特别是应有充足的睡眠。其次，讲究心理卫生要避免和减少心理失调的发生。注意学会对情绪的自我调控，注意自身人格的健全发展，注意社会生活环境的安定和平衡。再次，端正对心理失调的认识，及时寻求有效的指导和治疗。人的心理活动与生理活动一样都会有失常或患病的可能性。一旦发生心理问题，就应当及时寻求心理咨询和疏导。

5. 参与各种社会活动

人际关系是人们在活动过程中直接的心理关系，它是人们社会交往的基础，也是人们日常生活、社会活动所不可缺少的。人际关系是我们生活中的一个重要组成部分。人类是一种群体动物，过的是群体生活，每一个人作为社会的一员都必须生活在一定的社会群体之中。心理学研究表明，人际吸引的重要因素是人与人之间的空间距离，空间距离越接近，人际之间的交往频率就越高，越有助于彼此相互了解和情感的沟通，使得彼此的关系越密切。即使彼此间原有的关系比较紧张，通过近距离的交往，猜疑、误会等隔阂也有可能逐步消除。反之，如果彼此间长期不交往，即使两人关系很好，因彼此了解减少，其和谐的关系也可能逐渐淡薄。因此，通过积极参加各种社会生活和交往活动，人际交往的范围不断得以扩大，不仅可以使人增加交流经验、增进理解、开朗心胸、开阔视野，而且还可以获得更多的来自朋友的社会支持，更重要的是使人感受到与他人、社会融为一体、不可分离的体验。这些体验和支持能大大增强个人对生活、学习和工作的力量和信心，减少个体的心理应激和心理危机感，有利于维护或改善个体的心理健康。

从积极、预防的角度提出维护心理健康的 5 点措施，是发展积极的心理状态，目的是要保持和促进心理健康，消除一切不健康的心理倾向，使心理处于最佳的发展状态。

参考文献

[1] 李凌，蒋柯. 健康心理学——人类健康与疾病的心理解读[M]. 上海：华东师范大学出版社, 2008: 1.

[2] 朱万晶. 道德品质对个体心理健康的影响研究——以儒家心理健康思想为视角[J]. 南昌：江西财经大学, 2011（6）: 3.

[3] 张静. 健康心理学[M]. 郑州：河南人民出版社, 2004: 173-175.

[4] 郝玉芳中医药大学生社交焦虑、应付方式及个人评价相关性的研究[D]. 北京：北京中医药大学, 2012: 1.

[5] 王春娟，冯海英. 从罗杰斯的自我和谐理论看大学生心理健康的自我维护[J]. 教育探索, 2009（5）: 123-124.

[6] 郑希付. 健康心理学[M]. 上海：华东师范大学出版社, 2003: 300-303.

[7] 张静. 健康心理学[M]. 郑州：河南人民出版社, 2004: 53-56.

[8] 周毅敏. 积极心理学对大学生心理健康教育的影响[J]. 教育与职业, 2015（15）: 48-51.

[9] 白玉萍. 积极心理学对人本主义心理学的继承与发展[J]. 中小学心理健康教育, 2010（1）: 4-5.

[10] 王敬群，邵秀巧. 心理卫生学[M]. 天津：南开大学出版社, 2005: 1-3.

[11] 许又新. 世界心理卫生鸟瞰[J]. 中国心理卫生杂志, 1987（2）: 87-90.

[12] 刘以榕. 科学稳妥地开展学校心理健康教育[D]. 福州：福建师范大学, 2001: 12-15.

[13] 杨清. 现代西方心理学主要派别[M]. 沈阳：辽宁人民出版社, 1980: 33.

[14] 许建阳，袁红，吴剑浩. 行为治疗与行为心理学[J]. 医学与哲学（人文社会医学版）, 2008（4）: 45-48.

[15] 王敬群，邵秀巧. 心理卫生学[M]. 天津：南开大学出版社, 2005: 77-78.

[16] 于露，宋微涛，潘芳. 儿童自我概念的发展及影响因素研究进展[J]. 中国行为医学科学, 2005（3）: 278-281.

[17] 王维，张伟，丘昌建，等. 自我概念研究进展概述[J]. 精神医学杂志, 2008（1）: 68-71.

[18] 张红静. 影响老年人主观幸福感的相关因素分析[J]. 中国老年学杂志, 2002（22）: 428-430.

[19] 周敏娟. 高考生焦虑水平的多因素偏相关分析[J]. 中国心理卫生杂志, 2000（3）: 200.

[20] 黄希庭. 压力、应对与幸福进取者[J]. 西南大学学报（人文社会科学版）, 2006（3）: 1-39.

[21] 王敬群，邵秀巧. 心理卫生学[M]. 天津：南开大学出版社, 2005:330-331.

[22] 赵鹏，刘捷. 休闲与人类健康发展的关系[J]. 旅游学刊, 2006（11）: 4-6.

[23] Rejeski, Thompson.Historical and conceptual roots of exercisepsychology.*In*: Peter Seraganian. Exercise psychology: the influence of physical exercise on psychological processes[M].John Wiley &Sons, 1993:3.

[24] 陈福亮，杨剑，季浏. 锻炼心理效应研究的内容、进展、机制及走向[J]. 武汉体育学院学报, 2015（6）: 94-101.

[25] 姒刚彦. 当代锻炼心理学研究[J]. 体育科学, 2000（1）: 62-67.

[26] 孙箫音，陈芳，裴大军，等. 心血管疾病患者生活质量与心理健康状况的相关性研究 [J]. 护理学

杂志, 2012（11）: 75-78.

[27] Nicoloff G, Schwenk TS. Using exercise to ward off depression [J]. Physician Sports Med, 1995(9):44-581.

[28] Dunn AL, Dishman RK. Exercise and the neurobiology of depression [J]. Exerc Sport Sci Rev, 1991(19): 41-81.

[29] 邓荣华, 颜军, 金其贯. 运动增进心理健康的机制及运动处方[J]. 西安体育学院学报, 2003（3）: 107-111.

[30] 周庆功. 改善心理障碍的几种运动处方[J]. 体育与科学, 1999（5）: 61-64.

[31] North TC, McCullagh P, Tran ZV. Effect of exercise on depression[J]. Exerc Sports Sci Rev,1998(18):379-415.

[32] 颜军, 翟一飞, 蔡先锋, 等. 身体锻炼与心理健康[J]. 中国临床心理学杂志, 2003（3）: 237-241.

[33] Bandura A. Toward a unifying theory of behavioral change[J]. Psychol Rev, 1977(48): 191-215.

[34] Marcus BH. Exercise behavior and strategies for intervention [J]. Res Q Exerc Sport, 1995(4):319-323.

[35] 张力为, 毛志雄. 运动心理学[M]. 上海: 华东师范大学出版社, 2002: 377.

[36] 晏宁, 毛荣建, 毛志雄. 身体活动与身体锻炼的情绪效应[J]. 北京体育大学学报, 2003（1）: 30-34.

[37] Berger BG. Psychological benefits of an active lifestyle: whatwe knowand what we need to know[J]. Quest, 1996(48):330-353.

[38] Wankel LM, Berger BG.The psychological and social benefits of sport and physical activity[J].Leisure Research, 1990(21):167-182.

[39] Berger BG, Owen DR.Mood alteration with swimming: a re-evaluation. *In*: Vander Velden L, Humphrey JH. Current selected research in the psychology and sociology of sport[M]. New York: MS Press, 1986:97-114.

[40] Martinsen EW, Medhaus A, Sandvik L. Effects of exercise ondepression: a controlled study[J]. Br Med J, 1985(1):109-115.

[41] Sime WE. Exercise in the prevention and treatment of depression[M]. *In*: Morgan WP, Goldson SE. Exercise and mental health. Washington, DC: Hemiphere, 1987:145-521.

[42] Morgan WP, Goldston SE. Exercise and mental health [M]. Washington, DC: Hemisphere, 1987: 1.

[43] Rimer S. Swimming for fitness and solitude[J]. The Good Health Magazine, 1990(48): 31.

[44] Jin P. Efficacy of Tai Chi, brisk walking, meditation, and reading inreducing mental and emotional stress[J]. Journal of Psychosomatic Research, 1992(36):61-370.

[45] Berger BG, Motl RW. Physical activity and quality of life[C]. *In*: Singer RN, Hausenblas HA, Janelle CM,. Handbook of sport psychology [M]. Second Edition. New York: Macmillan Publishing Company, 2001,636-671.

[46] Riddick CC.Comparative psychological profiles of three group of female collegians: competitive swimmers, recreational swimmers, and inactive swimmers[J]. Journal of Sport Behavior,1984（7）: 160-174.

[47] 毛志雄, 韩旭. 身体锻炼的情绪效益: 研究与思考[J]. 天津体育学院学报, 1998（2）: 15-24.

[48] Mertesdorf FL. Cycle exercising in time with music[J]. Perceptualand Motor Skills, 1994(78):1123-1141.

[49] Berger BG, Motl RW. Exercise and mood: a subjective reviewand synthesis of research employing the

profile of mood states[J]. Journal of Applied Sport Psychology, 2000(12):69-92.

[50] De Vries HA. Tranquilizer effects of exercise: a critical review[J]. Physician Sports Med, 1981(9): 46-551.

[51] Steptoe A, Cox S. Acute effects of aerobic exercise on mood [J]. Health Psychology, 1988(7):329-341.

[52] Thayer RE. The origin of everydaymoods: managing energy, tension, and stress[M]. NewYork: Oxford University Press, 1996.

[53] Butki BD, Rudolph DL. Self-efficacy and affective responsesto short bouts of exercise [J]. Journal of Sport & Exercise Psychology, 1997(19):38.

[54] Berger BG, Owen DR.Mood Alteration with swimming-swimmers really do “Feelbetter.” [J]. Psychosomatic Medicine, 1983(45):425-433.

[55] Steptoe A, Bolton J.The short-term influence of high and low intensity physical exercise on mood [J]. Psychology and Health,1988 (2):91-106.

[56] Glasser W. Possitive Addiction[M]. New York: Haper, Row, 1976.

[57] Morgan WP. Reduction of state anxiety following acute physical activity. *In*: Morgan WP, Goldston SE. Exercise and mental health[M].Washington, DC: Hemisphere, 1987:105-109.

[58] 邓荣华，颜军，金其贯. 运动增进心理健康的机制及运动处方[J]. 西安体育学院学报，2003（3）: 107-111.

[59] 张力为，毛志雄. 运动心理学[M]. 上海：华东师范大学出版社, 2002: 377.

[60] 康钊. 对心理健康标准的现代诠释[J]. 现代教育科学, 2006（5）: 54-56.

[61] 严海辉. 心理健康与心理健康评价标准[J]. 教育探索期, 2006（7）: 65-66.

[62] 石国兴. 关于心理健康双维标准的探索[J]. 教育科学, 2003（3）: 62-65.

第三章　健身气功及其“健心”思想

气功在中国有悠久的历史，在晋代以前的典籍中，道家称之为“炼丹”、“吐纳”；儒家称之为“修身”、“正心”；医家称之为“导引”、“摄生”；佛家称之为“参禅”、“禅坐”、“止观”；武家称之为“功夫、轻功”等，晋代许逊著的《宗教净明录》就有“气功阐微”的记载。但“气功”正式作为专有名词则是在近代才广为应用[1]，气功在其孕育、发展、衍变的漫长历史进程中，不断地与哲学、文学、美学等其他文化形态相互交流和渗透，在流传中逐渐形成了医家、儒家、道家、佛家、武家等众多气功流派，其中，医家气功强调保健、延年，道家气功讲求性命双修，佛家气功讲求明心见性，武家气功则强调把神气集中到形上，加强形的功能，主张动静双修，内外兼顾。最终“气功”形成了一种以呼吸的调整、身体活动的调整和意识的调整（调息、调形、调心）为手段，以强身健体、防病治病、健身延年、开发潜能为目的的一种身心锻炼方法。健身气功在继承我国优秀传统气功功法的基础上创编而成，在技术风格上体现了中华民族以“中和”的势运道圆思想，在功法内涵上继承了中国传统文化的深刻哲学思想和伦理道德，强调“天人相应论”、“形神一体论”和“脏腑相关论”等“整体观”，倡导“道法自然”的践行观，注重内练“心、神、意”，外练“气、力、劲”，达到“心与意合，意与气合，气与力合”。健身气功不仅为人们提供了一个有益的健身锻炼方法，而且为人们实现精满、气足、神旺的健康状态提供了路径。

第一节　健身气功的概念释义

“气功”，是中华民族几千年在人的生、长、壮、衰、死的生命过程中，为了增强体质、防止疾病、延缓衰老，不断地实践、认识、体验、总结、验证、积累起来的一种以养气、行气、炼气为主要内容特征的实践操作术。发展到今天，“气功”已成为养生体系中的一门内容宏博、流派繁多、形式多样、流传有序、风格别致的养生科学。这门科学，长期以来受到了中国古典哲学、中国养生学、中医学等中华民族传统文化的孕育和哺乳，又使其处于一种庞大、复杂的状态。庞大需要界定它的内涵和外延，复杂需要进行科学研究。国家为引导社会上气功活动的健康发展，促进社会主义精神文明建设，以便更好地为人民健康服务，明确指出气功的作用是“健身”，使得“健身气功”作为一个专有词汇和运动项目（国家体育总局推广的第 62 个体育项目）正式出现在人们的视野中。这就促使我们需运用思辨学科与实验学科对庞大复杂的气功理论进行界定，首先要搞清楚它的概念，并在概念基础上梳理清楚它的本质内涵和外延。

一、气功的本质

中国的气功有几千年的历史，这类锻炼方法或因其强调姿势、呼吸、意念的不同，或因其来源于医家、儒家、道家、佛家、武家之差异等，有很多称呼，如导引、吐纳、行气、服气、食气、坐忘、静坐、守神、内功、炼丹、卧功等。“气功”一词，最先见于公元 265 年的晋代许逊著的《灵剑子》一书，意指通过修炼气术（如行气、运气等）与修德（指做善事），在体内引起的变化已达到了“道气功成”的程度。又有研究认为“气功”一词，最早源自许逊的《宗教净明录》，其中有“气功阐微”一章。晋代以后，道教、佛教等宗教在中国兴盛起来。宗教利用气功，把气功神秘化。本来气功是练气修德，很具体很实际的，可是宗教化以后，就追求修炼成神、成仙、成佛了，宗教湮没了气功，“气功”的名词就没了。金代、元代以后，很多练功的，为了抵抗外族的侵略，将气功的修炼用到武术上，逐渐形成了武术气功。随着武术气功的兴起，慢慢破除了宗教的神学思想。使人们对宗教的信仰慢慢就淡漠了，气功逐渐又从宗教里面分离出来，重新开始讲气、练气，宋代就讲吐纳之气。随着武术气功的发展，武当派、少林派两大家逐渐形成。清末有了武气派的著作，也有了少林派著作《少林拳术秘诀》，内有专章称为“气功阐微”，专门阐述气功。其中明确指出，“气功之说有二：一是养气、一是练气”，自此，“气功”一词又逐渐被使用，明清以后讲练气比较突出，到民国初年练气功的人就多起来了。

“气功”一词起源于晋代许逊《灵剑子》一书中的“道气功成”，以后发展到“武术气功”，再以后成了“气功疗法”，但“气功”一词却没有得到广泛的传开。新中国成立后，1957 年刘贵珍著书《气功疗法实践》，对国内外影响较大，使中国传统医疗保健方法获得了新生并走向现代医学科学领域。此后，20 世纪 80 年代出版的《体育辞典》、《辞海》、《中国气功辞典》，1995 年的《简明中医辞典》和《实用中医辞典》中都收入了气功词条。现代“气功”含义则更为广泛，包括诸家诸派如道家、佛家、儒家、医家等的各种修养功夫都包摄进来的独特医疗体育保健方法。

尽管“气功”一词已在国内外广为应用，但何为“气功”？气功的概念释义一直含糊不清。刘贵珍在《气功疗法实践》一书中提到：“为什么称它为气功呢？‘气’这个字在这里是代表呼吸的意思；‘功’字就是不断地调整呼吸和姿势的练习，也是俗语里说的要练得有‘功夫’”。通过这个定义，我们可以看出刘贵珍先生将呼吸之气当作气功的本质特征，以其呼吸之气的内涵，代替了古代调整心理的内涵，将气功众多锻炼手段只定义为“呼吸锻炼方法”。

《新华字典》释义气功为“通过调整呼吸，安定精神以达到改善人体机能的一种方法”。著名中医气功学专家马济人先生认为气功是“运用姿势的调整，或有一定的动作（即调身）；呼吸的锻炼，内气运行的掌握（即调息）；身心的松弛与安静，意念的集中与运用（即调心）。这三者相结合的，以内练为主的自我身心锻炼的功法”。

气功从先秦诸子的“修身”之道，到当今流行的“气功”，历经数千年的历史演变，无论内容还是形式都有很大的发展。但当前社会各界对“气功”的认识众说纷纭、各有所见，这一现象的存在对气功的进一步发展极为不利，这在于人们没有认识到气功的本质是什么，而认识气功的本质关键在于对“气”的理解。

在中国古典文化里，“气”是一个非常普遍的概念。“气是功能，气是信息，气是物质、功能、信息的三位一体等”，通常古人认为，“气”是构成宇宙间一切物质的最基本的物质，“其大无外，其小无内”（《管子》），一切现象都是“气”变化的结果，而“气”本身在变化过程中是不变的，所谓“化不易气”。汉代王充把这种作为万物本源的“气”，称为“元气”。宋代张载进一步明确提出了“气化论”，认为“太虚无形，气之本体；其聚其散，变化之客形尔”。总之，一切有形之物的运动，都是气化过程的表现。

从此出发，古人认为，事物发展的规律就是“气”的变化规律，“理载于气”，人的生命运动也在于“气”的变化。庄子说：“人之生也，气之聚也。聚则为生，散则为死。”《黄帝内经》说得更清楚，它说：“气始而生化，气散而有形，气布而蕃育，气终而象变”，就是说人的生、长、老、死都是“气”变化的结果，人体内的气化过程决定了人的生命运动。“气”是人体的固有能量，是人体内部精微细致的联系、协调各脏器间的功能。

考查历代重要的中医著作，中医对“气”做了非常精细的分类，有从肾而出的“元气”；结于胸中的“宗气”；流淌于血脉当中，起到一种营养、乳养作用的“营气”；流行于脉外，护卫机体的“卫气”；还有“经络之气、脏腑之气”等。也多有关于气功内容的介绍，中医典籍《黄帝内经》对此就有多处论述，并已从总体上确定了“气功概念”的内涵。其中《素问·灵兰秘典论》中写道：“心者，君主之官，神明出焉，故主不明则不安，以此养生则寿……主不明则十二官危，以此养生则殃”，这段论述清楚地表明了调整心神在养生中的重要地位。唐代名医孙思邈在《备急千金要方》中有一段记载：“闭目存思，想见空中太和元气，如紫云成盖，五色分明，下入毛际，渐渐入顶，如雨初晴，云入山，透皮入肉，至骨至脑，渐渐下入腹中，四肢五脏皆受其润，如水渗入地，若彻，则觉腹中有声，汩汩然，意专思存，不得外援，斯须，则自达于涌泉”。从这段论述中可见，这一练功过程实际上是一个调神和练意的过程，是围绕着自我暗示核心，聚精会神地自我想象、自我注意、自我感知的一个自我心理调节过程。

古人对人的生命运动也有不少精辟的论述，例如，《淮南子·道原训》说：“夫形者，生之舍也；气者，生之元也；神者，生之制也。”这段话告诉我们，人的精神和肉体的活动都是靠周流于人体内的“气”来供养、维持的；而各个层次上的气化过程，则不仅以形体为基础，而且受神、意的控制。

根据上述古人关于“气”、“养生练功过程”和“人的生命运动”的记载来看，古人认为人体生命是以神为主导，形、气、神三位一体的，人有可能通过神、意的能动锻炼，增强神、意对形体和体内气化过程及气机运转的控制，从而激发、强化人体的固有功能，并使心身臻于高度和谐。由此得出，气功的本质特征是调神，不是练气，气功是通过调神促使体内气机随之变得协调，达到养生健身、延年益寿的效果。鉴于此，我们对“气功”的内涵可概括为：气功是基于中华传统文化的人体生命整体观，通过调心、调息、调身“三调”合一的锻炼形式，改善心身的健康状况，开发人体潜能，使心身臻于高度和谐的技能。这一概括，首先指出了气功是以古典哲学中的人体生命整体观为指导思想；其次，指出了气功的内容是“三调”的统一操作，概括了古往今来各门派气功功法的共性“调心、调息、调身”；再次，说明了气功锻炼的目的是改善心身健康状况，开发潜能；最后，明确了气功锻炼是一类心身锻炼的技能，指出它是技能，即强调了它的操作性、技巧性、实践性，将它与理性知识区别开来。

二、健身气功概念释义

党的十一届三中全会以来，气功事业的发展迅速，进入了一个新的阶段，在丰富多彩传统功法的基础上，涌现出了很多编创的功法，由于气功具有良好的健身功效，群众对气功锻炼具有极大的需求，但是社会上的一些不良风气冠以气功功法给人民群众的身心健康和社会安定团结造成了极大的危害，本着对人民群众负责的精神，为了引导社会上气功活动健康发展，促进社会主义精神文明建设，更好地为人民健康服务，1996 年 8 月 5 日，由中共中央宣传部、国家体委、卫生部、民政部、公安部、国家中医药管理局、国家工商行政管理局七部委联合下发的《关于加强社会气功管理的通知》，把“气功”分为健身气功（群众通过参加锻炼，从而强身健体、养生康复的）和医疗气功（对他人传授或运用气功疗法直接治疗疾病，构成医疗行为的），并指出健身气功由体育行政部门负责管理；医疗气功由中医药行政部门负责管理。这一通知，首次提出了“健身气功”的概念，明确了气功的作用——“健身”；2000 年 9 月，国家体育总局第 4 号令《健身气功管理暂行办法》和 2006 年 11 月国家体育总局令第 9 号令《健身气功管理办法》对“健身气功”都做了进一步的界定，称健身气功是以增进身心健康为目的，以自身形体活动、呼吸吐纳、心理调节相结合为主要运动形式的民族传统体育项目，是中华悠久文化的组成部分。健身气功正是在这样的背景下得以诞生，成为国家体育总局认定的第 62 个体育项目，自此，“健身气功”作为一个专有词汇和运动项目正式出现在人们的视野中。

当前“健身气功”一词几乎家喻户晓，但“健身气功”概念讨论相对较少，导致人们对“健身气功”认识混乱。“健身气功”是一个集合概念，由“健身”与“气功”两个单独概念组成。何为“健身”，“健身”一词由“健”和“身”两个单字组成。“健”与“身”的关系是古汉语中的“使动用法”关系，前者支配后者，两个字合起来是“使身体健康”的意思。生活中使身体健康的途径和方法多种多样，其中落实到某种具体行为中的重要途径之一，就是各种各样的身体活动。身体活动系指由骨骼肌肉产生的需要消耗能量的任何身体动作，包括在日常生活、家庭和社区中的休闲时间活动、交通往来（如步行或骑车）、职业活动（如果仍然从事工作的话）、家务劳动、玩耍、游戏、体育运动或有计划的锻炼等。探讨健身气功的概念不能忽略的一个基本前提是，2003 年国家体育总局将健身气功确立为第 62 个体育运动项目；2006 年，健身气功进入全国体育大会比赛，这就意味着在体育活动的范围内探讨这一概念，即健身气功是“体育化”的气功，应具有身体练习的运动形式和一定运动强度及运动时间的身体活动的体育活动特征。

由于“健身”在前，“气功”在后，故首先以“健身”限定“气功”，说明这是在运动健身领域中应用气功原理，将“气功”限定为以健身为目的、有健身意义的气功，舍去了气功目的中发掘人的潜能的其他作用等；其次，“气功”规范“健身”，将健身限定为以气功为手段的健身，这就要求改变体育运动中三调分离的身心状态，而向“三调”合一的方向迈进。这就使得健身气功形成了具有自己特征的运动形式，而区别于其他体育运动项目和一般气功功法，具有体育运动的身体锻炼活动和以“三调”合一的内在规定性特征。

可见，健身气功与一般的体育健身活动、体育操练和体育运动不同，它是以增进身体健康为目的，以调心、调息、调身“三调”合一操作为内容，以自身形体活动为运动形式的民族体育项目。其表现为：第一，健身气功的锻炼目的是增进身心健康，不同于追求人体外在形体健美和运动能力提高的西方体育。第二，“三调”是健身气功的基本内容，是为了区别气功锻炼与一般体育运动而做的限定。一般体育运动是自主运动，由大脑发出指令，指挥肢体活动，亦配合呼吸，故也可以看作是一类调心、调息、调身综合运用的心身操作活动，但这种体育运动中三调的特点是各自独立且互相配合，在运动过程中依次或同时分别进行。第三，自身的形体活动为其外在的基本运动形式，这种基本运动形式是通过一定的练功姿势、呼吸和意守等锻炼手段，在大脑相对安静状态下进行的一种动静相兼、内外合一、松紧互用、刚柔并济的“外动内静、动中求静”的运动。第四，健身气功属于民族体育项目。

第二节　健身气功的发展脉络

“健身气功”源于气功具有良好的健身功效而来，气功在中国源远流长，《吕氏春秋·古乐》篇中就有用有“宣导”作用的“舞”来治疗“筋骨瑟缩不达”之疾的记载。《黄帝内经》也有用导引、按跷来治疗骨关节病的记载，到春秋战国时期已发展成为“导引按跷”。1975 年在青海乐都地区柳湾三坪台出土的马家窑时期的文物——浮雕彩陶罐上，是一个练气功站桩的人形，说明中华气功至今至少有 5000 年的历史[1]，健身气功的发展历史脉络理应追溯到中国古代气功的发展历史。

一、殷商时期的气功

中国古代养生思想与实践的发端，和古代医学与哲学的发展关系极大，在原始医疗知识积累的基础上，殷商时期的医术有了初步发展，这对人民争取长寿的养生思想产生了一定的影响。传说殷商时期活了 800 岁的彭祖，得益于“常食桂芝，善导引行气”。据《吕氏春秋·古乐》篇记载“昔陶唐之始，阴多滞伏而湛积，水道壅塞，不行其原，民气郁瘀而滞著，筋骨瑟缩不达，故作为舞以宣导之”。创编“舞”用以疏通经络，理气导滞，以防治瘀滞不通之疾，这种“舞”已类似今天的健身气功。

二、春秋战国时期的气功

春秋战国时期，是我国历史上“百家争鸣”的时代，道家、儒家、仙家、兵家、法家、杂家、阴阳家相继出现。老子《道德经》说“见素抱朴，少私寡欲”，“致虚极，守静笃”，“道常无为而无不为。侯王若能守之，万物将自化。化而欲作，吾将镇之以无名之朴。镇之以无名之朴，夫亦将不欲。不欲以静，天下将自正”，“居善地，心善渊，与善仁，言善信，政善治，事善能，动善时”，“道生一，一生二，二生三，三生万物。万物负阴而抱阳，冲气以为和”等。人们通过清静寡欲、无为不争、积善累德、涩精保气来返璞归真、返本归原，通过修道来回归到道的状态，从而实现长生久视之道。

《庄子·刻意》篇中的“吹响呼吸，吐故纳新，熊经鸟申，为寿而已矣。此导引之士，养形之人，彭祖寿考者之所好也”，则说明了习练气功的目的只是为了健康长寿而已。《吕氏春秋》记载 “昔陶唐（尧号陶唐氏）之始，阴多滞伏而湛积，水道壅塞，不行其原，民气郁阏而滞著，筋骨瑟缩不达，故作为舞以宣之”，提出百姓“筋骨瑟缩不达，故作为舞以宣导之”；“精神安乎形，而年寿得长焉”，指出了“静”的重要性；“流水不腐，户枢不蠹，动也，形气亦然，形不动则精不流，精不流则气郁”，指出了“动”的重要性，由于静与动对人体来说都是非常重要的，因此最好的方法是“宜动者静，宜静者动也”的养生思想。

《黄帝内经》在《素问·上古天真论》、《素问·生气通天论》、《素问·四气调神大论》等篇章中有较系统的保健养生问题论述，在《素问·上古天真论》、《素问·异法方宜论》、《素问·奇病论》、《素问·刺法论》、《素问·移精变气论》、《灵枢·贼风》、《灵枢·师传》、《灵枢·病传》等许多篇章中有关于气功功理和锻炼方法的论述，诸如“精神内守”、“独立守神”、“传精神”、

“通神明”、“为无为之事，乐恬淡之能，从欲快志于虚无之守”、“净神不乱思”、“占神往来”、“专意一神”、“必一其神”、“御精神，收魂魄”、“精神专直”、“心和调”、“安心定气”等精辟的见解。可见，《黄帝内经》是奠定我国古典气功学基础的重要经典著作之一，其奠定了古老气功的医学基础。

由于春秋战国时期医家、神仙家、道家等对养生的认识和方法各有所侧重，这一时期也出现了有侧重于饮食起居方面的养生之道，如《黄帝内经》所主张的“食饮有节，起居有常，不妄作劳，故能形与神俱而终其天年”；有侧重于精神修养，主静尚俭，如庄周在《庄子》中所说的“无视无听，抱神以静，形将自正。必静必清，无劳汝形，无摇汝精，乃可以长生”；有侧重于通过身体运动来养生健身，如《吕氏春秋》就用“流水不腐，户枢不蠹”来形象地告诉人们要经常从事身体运动，才能保持健康。

三、秦汉时期的气功

秦国统一中国后，秦汉在医学方面有较大发展，气功也因此受到良好的影响。此时，气功实践加强。1973 年湖南长沙马王堆汉墓出土了《导引图》和《却谷食气》两件重要的气功文献，其中《导引图》有西汉初期 44 幅养生导引图画，导引姿势复杂多变，运动全身各部，男女老幼都有，这是后世“五禽戏”的起源之一；《却谷食气》提出了怎样按照季节选择环境进行“食气”的练功方法，这对后人要注意四时及地点、方向练功，有一定的启发。

汉代名医张仲景在《金匮要略》中记有“若人能养慎，不令邪风干忤经络，适中经络，未流传腑脏，即医治之。四肢才觉重滞，即导引吐纳，针灸膏摩，勿令九窍闭塞”，“四肢九窍，才觉重滞，尚未闭塞，即导引、吐纳、针灸、按摩，亦可愈也”。可见，当时已把导引、吐纳等气功作为重要的防病治病手段，明确指出导引吐纳的防病治病作用。

《三国志·华佗传》中的“人体欲得劳动，但不当使极尔。动摇则谷气得消，血脉流通，病不得生。譬犹户枢不朽是也。是以古之仙者为导引之事。熊颈鸱顾，引挽腰体，动诸关节，以求难老。我有一术，名五禽之戏，一曰虎，二曰鹿，三曰熊，四曰猨，五曰鸟，亦以除疾，并利蹄足，以当导引。体中不快，起作一禽之戏，沾濡汗出，因上‘著粉’，身体轻便，腹中欲食”，记载了汉末名医华佗把古代导引术发展成模仿 5 种禽兽动作的《五禽戏》，以及其临床上的应用。

四、两晋南北朝时期的气功

气功在两晋南北朝时期，养生法有较大发展。晋初的《黄庭内景经》、《黄庭外景经》，就基本理论和实践方法而论，主要应用人天观、藏象学说研究气功养生法，说明了脑神经及心、肝、脾、肺、肾五脏，提高了气功对人体结构及脏腑间联系的认识，对后世广有影响。

晋代葛洪在《抱朴子》一书中介绍了“或屈身、或俯仰、或倚立、或踯躅、或徐步、或吟、或息”等多样化的导引方法，提出了导引的作用是“明吐纳之道者，可以难老矣”，“疗未患之疾，通不和之气”。陶弘景的《养性延命录》创制了许多具有实际作用的功法，提出以练呼为主的“吹、呼、嘻、呵、嘘、呬”六字吐气法。两晋南北朝的气功较秦汉时期又有新的发展，除有以上的功法外，还有按摩、咽津等多种辅助功法，如陶弘景的以活动形体、动摇肢节、强壮身体、增进健康为主的“导引按摩法”等。

五、隋唐时期的气功

隋唐时期的气功继承了两晋南北朝的气功成就，气功被广泛应用于医疗实践。隋代巢元方在《诸病源候论》中记载了导引法 260 余式，用于健身，治疗内科、外科、妇科等疾病。

唐代孙思邈躬身实践，其学术思想兼融医家、道家、佛家于一家，著有《备急千金要方》、《福禄论》、《枕中方》、《摄生真录》等，对传统养生理论和方法进行了系统的论述。如《备急千金要方》记载彭祖“和神导气之道，当得密室，闭户安床暖席，枕高二寸半，正身偃卧，瞑目，闭气于胸膈中，以鸿毛着鼻上而不动，经三百息，耳无所闻，目无所见，心无所思，如此则寒暑不能侵，蜂虿不能毒，寿三百六十岁，此邻于真人也”等调息养神的方法，其所创“调气法”、“导引法”简明易学，较适合老年患者的需要。

六、宋金元时期的气功

宋金元时期气功的发展，儒、道、释、医各家都有一定贡献，尤其是道教内丹术。宋代的《圣济总录》在导引部分引录了“左洞真经按摩导引诀”，其中部分导引法一直流传到现在。例如，“击探天鼓”，即现代的鸣天鼓；“拭摩神庭”，即现代的浴面；“下摩生门”，即现代的摩腹等气功资料。周敦颐的《太极图说》应用太极、八卦知识，说明整体与局部、动与静之间的辩证关系，对气功认识动静之间的变化是一大促进，朱熹继承其说，兴理学的研究，有“主静”、“德性”、“存心”诸说，客观上促进了气功基本理论的发展，并应用理论指导实践。

在金元四大家的著作里，也有气功内容。如刘河间在《素问玄机原病式》中提出用六字诀治病；张子和在他的《儒门事亲》中指出凡风寒之邪所发的疾病，在皮肤之间和经络之内，可用汗法祛邪，即“……导引、按摩、凡解表者，皆汗法也”；李东垣在《兰室秘藏》中讲到因劳倦而致的木旺乘土的病症时，指出“当病之时，宜安心静坐，以养真气”，同时配合中药治疗；朱丹溪在《丹溪心法》中谈到“气滞痿厥寒热者，治以导引”，这些都是以气功治病。金元时道家研究气功养生法也很活跃。王重阳所著的《重阳全真集》、《重阳教化集》、《立教十五论》等对气功及养生多有发挥。

七、明清时期的气功

明清时期，气功健身强体应用较盛，养生家们搜集和整理了大量的养生资料，出版了许多有价值的养生著作。如明朝著名医学家李时珍著的《奇经八脉考》记载了“内景隧道，唯返观者能照察之”的练功体会，其中“内景隧道”，是指人体的经络系统；“返观”，是一种练习静功的方法，说明经络是习练气功时气血运行的通道，其变化在进行某种静功锻炼过程中是能够觉察出来的；徐春甫在《古今医统大全》里介绍了“摄生之要，莫大乎存想”等多种动功功法，以防治疾病；张景岳根据《黄庭经》中“上有黄庭下关元，后有幽阙前命门”的说法强调了练气功意守命门、丹田的重要性；龚廷贤在《寿世保元》中介绍了气功养生的具体做法“每子午卯酉时，于静室中，厚褥铺于榻上，盘脚趺坐，瞑目不视，以棉塞耳，心绝念虑，以意随呼，一往一来，上下于心肾之间，勿急勿徐，任其自然。坐一炷香后，觉得口鼻之气不粗，渐渐和柔。又一炷香后，觉得口鼻之气，似无出入，然后缓缓伸足开目，去耳塞，下榻数步，偃卧榻上，少睡片时起来，啜粥半碗，不可作劳恼怒，以损静功”。

清代著名的温病学家叶天士、吴鞠通都有对古代气功的论述，并身体力行实践之。叶天士说：“子午参以静功，俾水火交，阴阳偶，是药饵以外功夫，皆植生气之助”，又说：“用之功经年按法，使阴阳交，而生生自振，徒求诸医药、恐未必当”。吴鞠通称古代气功为仙道，他说：“八脉隶于肝肾，如树木之有本也。阴阳交媾，胎前产后，生生化化，全赖乎此”；清代医学家张璐在他的著作《张氏医通》中专门论述了在古代练功时走火入魔的问题，他认为练气功出偏差主要原因是“呆修行人，见性不真，往往入于魔境”。

八、近代时期的气功

自 1840 年鸦片战争至 1949 年中华人民共和国成立，这百余年中，由于清政府对中华民族文化采取全盘否定的态度，气功发展基本上处于停滞状态。潜心气功研究的人、专论气功的书均较前减少。这一时期的气功著作主要有王祖源编著的《内功图说》，该书包括十二段锦总诀、图解、易筋经、祛病延年法等，主张动静兼修；席锡藩编著的《内外功图解辑要》，详细介绍了诸病导引治病、八段锦、易筋经等图说及按摩调息。此外，郑观应编著的《中外卫生要旨》，对排除杂念入静做了简要叙述。

辛亥革命之后，提倡静坐的人渐渐多起来，如蒋维乔、丁福保、陈乾名、杨中一等，他们在各自的实践中积累了许多宝贵的经验，分别形成了各自的养生观点，编写了《因是子静坐法》、《静坐法精义》、《静的修养法》和《指道真诠》等气功著作。

九、现当代时期的气功

中华人民共和国成立以后，党和国家高度重视气功的发展，1949～1965 年间国内就出现了第一次气功高潮[2]，1955 年在唐山建立了有史以来第一个气功专业机构（唐山市气功疗养所），对气功疗法进行了临床观察，总结了临床实践资料。此间，刘贵珍的《气功疗法实践》出版，唐山市气功疗养院的《内养功疗法》问世。两书对气功的推广普及，起到了很大的作用。1957 年上海成立了气功疗养所，创立“放松功”作为气功训练的基础功法，集体编写《气功疗法讲义》，对气功由来、原理、练功方法、指导原则、注意事项、护理方法等做了介绍。1960 年中央卫生部在上海市气功疗养所举办了“全国气功师资进修班”，为全国各地培养气功专业人才 39 名。这一时期的主要科研活动有挖掘整理功法、总结慢性病气功疗法、对气功疗法开展生理机制的研究和培养气功人才等方面，这也为健身气功在体育领域的科研活动打下了良好的基础。由于众所周知的原因，十年动乱期间，气功活动被打入“冷宫”，自然气功和健身的科研活动也无法开展。

在“文化大革命”后，各行各业拨乱反正，气功事业也得到迅速恢复和发展。1979 年 3 月，国家科学技术委员会、国家体育运动委员会、卫生部、中国科学院、中国科学技术协会等单位在北京联合召开了“气功汇报会”，为气功乃至“健身气功”的科研活动打下了良好的基础。1981 年成立了中华中医学会气功科学研究会，1985 年中国气功科学研究会正式成立。1989 年在北京召开“世界医学气功学术交流会”，会上成立了“世界医学气功学会”，此外，这一时期加之国家刚刚开放，百废待兴，人们的思想还处在非理性的狂热之中，也促进了全国气功活动的开展。再有就是一些有影响的功法如智能功、鹤翔桩、郭林气功等的出现。这些都极大地吸引了科研人员和练功爱好者的练习热情和研究兴趣，加上这时期各种气功杂志的创刊发行，也为“健身气功”在体育领域中科研成果的发表提供了条件，迎来了“健身气功”发展的暂时性高峰。

但随着气功活动的迅速发展，一些不良现象也在滋生蔓延，有人借机诈骗钱财，有的进行愚昧迷信宣传，有的发展非法组织，有的甚至危害社会治安，形成鱼龙混杂、泥沙俱下的局面，严重影响了气功事业的健康发展。为引导气功活动健康发展，促进社会主义精神文明建设，更好地为人民健康服务，遵照中央领导“要在大力提倡科学，坚决反对迷信，引导社会化气功活动健康发展等方面加强管理”的指示精神，1996 年在《关于加强社会气功管理的通知》（中共中央宣传部、国家体育总局、民政部、卫生部、国家中医药管理局、公安部和国家工商行政管理局联合下发）中首次提出 “社会气功”、“健身气功”和“气功医疗”的概念，气功被正式纳入政府管理范围，其中，“健身气功”是群众通过参加锻炼，从而强身健体、养生康复的；“医疗气功”（《医疗气功管理暂行规定》）是运用气功方法治疗疾病构成医疗行为的；“社会气功”是指社会上众多人员参与的健身气功和医疗气功活动。2000 年 9 月，国家体育总局 4 号令《健身气功管理暂行办法》，从各个方面对健身气功活动做出了规定，进一步明确了“健身气功”的概念。随后，又将健身气功列为我国正式开展的体育项目，成立了专司健身气功管理的“健身气功管理中心”和“健身气功协会”。健身气功管理中心成立后，大力推进健身气功活动站点注册试点，积极着手编创健身气功新功法，适时适度开展健身气功宣传，努力引导广大群众开展健康文明的健身气功活动。目前为止，已组织专家整理编创了“五禽戏”、“六字诀”、“八段锦”、“易筋经”、“十二段锦”、“导引养生功十二法”、“太极养生杖”、“马王堆导引术”和“大舞”等健身气功新功法。自健身气功新功法创编近 10 余年来，截至 2014 年年底[3]，全国健身气功站点达到 26 000 多个，除了在自己家里或公园自发练习人群外，常年在这些站点练习的群众达到 200 多万人，也已多次举办全国健身气功比赛、全国健身气功博览会、全国健身气功站点联赛、全国高等院校健身气功比赛和国际健身气功交流比赛等活动。在国际上，2012 年，国际健身气功联合会成立大会在中国杭州成立，已经有 40 个国家和地区开展了健身气功推广活动，在这些国家和地区已经成立了 56 个健身气功社团组织，已经有 1200 多名爱好者获得技术等级段位，习练人数超过 100 万，并已经举办了 5 次国际交流比赛大会。国家体育总局印发的《健身气功发展规划（2013—2018 年）》提出，2018 年前，要实现全国注册健身气功站点数量不少于 3 万个，习练人员不少于 300 万人，国家编创推广的健身气功功法达到 12 种；境外实现不少于 50 个国家和地区开展健身气功项目，习练人员超过 160 万人；积极协助国际健身气功联合会正规化建设，推动建立 3 个境外教学培训示范基地，培养一批科研领军人才和专业复合型人才，建设 3～5 个业务水平精湛、专业结构合理的科研攻关团队。在国内以提升专业素质和专业技能为核心，培养各级社会体育指导员达到 4 万名，各级裁判员达到 2000 名。在境外以本地性、应用型和教学型为重点，培养中级骨干人才达到 1 万名，高级骨干人才达到 1500 名等。可见，健身气功发展逐步走上了健康、快速的国际化、规范化和法制化的轨道。

纵观整个“中华气功”从先秦诸于的“修身”之道，到当今流行的“健身气功”的发展史，健身气功作为中华文化的一种存在形态，经历了古代、近代和现当代的发展，它的兴衰总是和当时的社会制度息息相关，带有深刻的时代印记。当前，古老的传统气功在党中央“拯救民族文化遗产，取其精华，去其糟粕”和“百花齐放、百家争鸣”的正确方针指导下，“气功”的发展已进入了“规范化、法制化”快速发展的新高潮。

第三节　健身气功的“健心”思想

健身气功是中国优秀传统文化的一个重要组成部分，是中华民族所特有的传统体育运动项目之一，在长期的历史发展过程中，健身气功融汇了丰富的中国传统哲学、中医学、伦理学、美学和养生学等多种文化思想，蕴含着“整体观、养生观、生命观、审美观和道德观”的深厚的文化内涵，形成了自己独特而精深的养生、健身理法。当前，健身气功已成为我国最具有群众基础的民族传统健身项目之一。健身气功通过身体练习达到控制自身思想和行为的目的，是一种通过意识之运用，使身心优化的锻炼方法。所以健身气功在身心两个方面存在独特的功效。目前，国内关于健身气功的相关研究较多，但多数停留在训练、教学与推广上，旨在提高人的技能和体能及增强体质等物化层面的东西，忽略了健身气功锻炼增进人体健康的基础理论，尤其是健身气功心理学思想的系统梳理。

一、健身气功与心理学

健身气功在我国数千年的医学、保健与养生的实践活动中，积累了丰富的心理学思想特别是医学心理学与生理心理学思想。健身气功中蕴藏着大量的心理健身、心理卫生与心理健康的内容。研究健身气功不仅能提高医学保健水平，而且能够丰富心理健康与心理卫生的内容，促进心理健康与心理卫生研究的发展。健身气功是在意识的主动控制下，通过调整意念、呼吸和姿势达到祛病健身的一种方法。“练功的过程实际上就是通过心理过程来调整自己的生理过程”，这决定了健身气功与心理的密切关系。气功是一种自我身心锻炼方法，心理因素在其中起着主导的作用。已有研究表明，对健身气功有认识，相信健身气功，对健身气功有迫切要求的人，练功的效果好；反之，对健身气功半信半疑，抱着试试看态度的人，健身气功的疗效往往是不好的。情绪稳定、镇定，自我控制力较强的人，容易入静；心情情绪急躁，自我控制力差的人，入静则困难一些。

练习健身气功主要环节是调心（意识锻炼）、调息（呼吸锻炼）、调身（姿势锻炼）。三调是相互联系、相互制约、相辅相成的。调心在三者之中起着主要、主导的作用。三者在意识的主动控制下，发挥整体作用。调心就是调整心理状态，在念识的主导下进行机体内部生理功能的自我锻炼和自我调整，这使气功具有生理治疗与心理治疗相结合、生理卫生与心理卫生相结合的特点。这使气功具有祛病、强身、改善心理、消除不良情绪的作用。因此调心是练功过程中最根本、最中心的环节。气功要求“以意领气”、“用意不用力”，就是强调练功时意识的主导作用。例如，高血压患者在练功时，意守丹田，感觉到有气下沉，头脑清醒，血压下降。健身气功治病的原理从心理学角度来看，其中一个重要途径是心理治疗，应该着重指出这仅仅是一种选择，当然不是唯一途径。

二、健身气功的心理学思想

健身气功根植于中华传统文化，深受儒家气功、道家气功、佛家气功、医家气功和武家气功等养生思想的影响。儒家主张“以礼制心”来自我修养，实现“故制礼义以分之，以养人之欲，给人以求”，认为“人生而有欲，欲而不得，则不能无求，求而无度量分界，则不能不争，争则乱，乱则穷”；《管子》记载“形不正，德不来；中不静，心不治。正形、摄德，天仁地义则淫然而至”；《老子》的“清静无为、知白守黑、知雄守雌”；《少林气功》中记载的“老子养性练气以致治，轩辕练神化气以乐道”，等等。这些中国传统哲学的养心观点对后来的健身气功产生了深远的影响[4]，健身气功在创编过程中积极吸收这些心理养生的一些观点，其心理学思想主要体现在以下几方面。

1. 追求整体生命健康养心

整体观理论把"天、地、人、社会"看作是密切相关的统一整体，认为天地人我、人身人心都处在一个整体系统之中，各系统要素之间存在着相互依存的联系，健身气功的修炼，强调人与自然、社会、人的行为、思想的统一。如"天人合一"体现为功法动作的仿生、练功操作中的调息，"心身合一"贯穿于各个功法的全过程，"三调合一"要求练功由"分练"到"合一"[5]。生命观是人类关于如何对自然界生命物体的一种态度，是世界观的一种，包括对人类自身生命的态度[6]。中国人重视整体生命意识，主张"我命在我不在天"的自强不息的生命观，这种反"宿命积福应，闻经若玉亲"的生命观指引着中国人进行追求健康长寿的实践活动。健身气功是建立在整体生命观理论基础上，以增进健康为目的，通过主动的内向性的意识活动和外向性的肢体运动来锻炼，改造、完美、提高人体的生命功能，以"天行健，君子以自强不息"（《周易》）的精神，把自然的本能变为自觉智能的实践[7]，并且追求人与自然的和谐、人与社会的和谐、人体自身的和谐，处处体现以人为本的整体生命观[8]。再如"健身气功·六字诀"，它以"嘘、呵、呼、呬、吹、嘻"6 个字对应人体的人体"肝、心、脾、肺、肾、三焦"，并通过其所属经络的联络作用，与人体的六腑、形体、关窍乃至情志等几乎全身所有的部分关联，广泛应用于人体的不同状态。以肝为例，它与四季中的春、五气中的风、五味中的酸、五方中的东相关，故有"春嘘明目木扶肝"之说，即春季练嘘字诀有明目的作用，其他五字同理。"顺天避邪"是天人相应观指导下的一大养生法则，意为一方面要充分利用自然界一切有利于人类健康的因素；另一方面还要尽可能地避开各种不利于健康的因素，以使人与自然和谐相处[9]。整体生命观的养生思想，有助于人们达到健康的完满状态，进而可改善人的不良情绪，有利于练习者美好地看待社会、自然和生命，使其内心纯净，促进心理健康。

2. 持"中和"态度养心

"中和"是中国传统哲学的重要范畴，《尚书》中就有"允执厥中"、"协和万邦"的记载，"中"，即公正适度，"和"，即平衡和谐。《礼记 · 中庸》中“致中和，天地位焉，万物育焉”，赋予“中和”这个哲学范畴以最普遍的意义[10]。哲学“中和”思想水乳交融于健身气功功法中，从健身气功的起源来看，《路史·前纪·卷九》说：“阴康氏时，水渎不疏，江不行其原，阴凝而易闷，人既郁于内，腠理滞着而多重，得所以利其关节者，乃制之舞，教人引舞以利导之，是谓大舞。”从中可说明健身气功的起源与“舞”有关系，“舞”具有导引作用，导引是健身气功的另一种称谓，主要指在意识的作用下，通过各种牵拉肢体关节的运动、配合呼吸之气达到使身体处于“和”的状态，司红玉教授认为这是一种承认，一种尊重，一种感恩，一种圆融，其本质就是“和气”[11]。这种“和气”在现代“健身气功·六字诀”中也有很好的体现，“健身气功·六字诀”中提到：虽躯干运动不大，但在各字诀中也体现出对脊柱的中正调整，如“嘘”字诀中躯干的左右旋转动作、“呬”字诀中的“藏头缩项”动作，动作柔缓连绵，似人在气中、气在人中，表现出独特的宁静与阴柔之美[12]。这种以脊柱带动四肢的圆势运动，不仅可以对脊柱、脏腑起到良好的保健作用，还可以对脊髓及从脊柱中延伸出来的神经根给予刺激，从而增强其对人体相应部位的控制和调节作用，达到健身的效果，再如“摇头摆尾去心火”，这一式动作使脖颈和尾闾对拉延长，好似两个轴在柔和、缓慢、圆活连贯相对运转，有助于消除心烦躁动，达到安神定志的目的。这些圆活连贯的动作编排不仅体现出中国传统健身术行云流水连绵不断、春蚕吐丝相连无间的特点，又能很好地体现出圆和的哲学思想，并且这种“和气”体现出“健身”气功的“健心”效用。另一方面[13]，健身气功中的“和”还体现在“和谐形神”、“调和七情”的练功要求上，“形与神俱，而得尽终其天年，度百岁乃去”，形与神的协调统一，是人体健康的先决条件，长期不良的情绪变化（喜、怒、忧、思、悲、恐、惊 7 种情志，泛指人的各种情绪）也会严重地危害人体的健康，练功中要求“形神合一”、“三调合一”，从而帮助人们从不良的心理状态中得到“解脱”。

3. 追求“德性”养心

历代各派气功学说在注重刻苦练功的同时，都大力提倡道德修为，把德的修炼放在首位，以德培功。《周易》中记载“积善之家必有余庆，积不善之家必有余殃”；《中庸》明确提出“修身以道，修道以仁”、“大德必得其寿”、“仁者寿”，告诉我们“只有具备高尚道德修养的人，才能可获得高寿”；佛教常说：“敬佛没有定法，积德行善就是佛”、“只有长期行善积德、修身养性，才有可能五福临门”、“行善积德，功德无量”，提出善是一种修为，行善积德，是一种智慧，一种文明；《太上感应篇》开宗明义地说：“祸福无门，唯人自召；善恶之报，如影随形”，劝喻告诫世俗“行善积功德”，要求教徒将“修”和“行”结合，不断提升情操和浩然正气；中医说：“仁者寿、善者康”，行善多的人健康长寿；中医经典理论《黄帝内经》中说的“尽终其天年，度百岁乃去”的长寿者，大多因为他们能够“嗜欲不能劳其目，淫邪不能惑其心”，即所谓“德全而不危”。《黄帝内经》言：“恬惔虚无，真气从之；精神内守，病安从来”；孙思邈的《备急千金要方》教诲世人：“夫养性者，性自为善……性既自善，内外百病皆悉不生，祸乱灾害亦无由作，此养性之大径也”，并言“德行不克，纵服玉液金丹未能延”，明示不讲究品德修养，即便服用灵丹琼浆，对延年益寿也无济于事。可见，古人修炼气功有“功从德上来、德为功之母”的醒世之说，后人健身气功锻炼有“练功不修德，必定要着魔”的警世名言，都告诫练功者“欲修其身，先正其心”[14]，这里的“正其心”就是要一个“德”字。现代医学研究认为：人是大脑皮质统率的完善生物体，因此，心理因素对人的健康有着极其重要的作用。道德感是人的一种社会性高级情感，自我道德感的满足缓解了情感矛盾，减少了心理冲突，并通过大脑皮质，又给生理机制带来良性影响，从而有益于人的健康，有助于延年益寿。另外，在适应社会方面，强调通过带有“德”因素的“调心”而达到人与人、人与社会的和谐统一。健身气功追求“德性”的修养来净化自己的心灵，“心底无私天地宽”。

4. 突出“意识”主导养心

健身气功从本质上来讲是一种意功[15]。意，即意念、意境。《黄帝内经》指出“心为五脏六腑之大主，心动五脏六腑皆摇”，这里的“心”指的是大脑，说明人的思维活动和情绪变化都能影响五脏六腑的功能。用意，就是把意念集中到某一事物上或某一点上，心理学把这一现象称为注意。其实，我们不论做什么事情都需要用意，只是健身气功的用意在于自身内在。而人们常用意识去思考的对象大都是自身生命运动以外的内容。练功时不仅要隔断人体感官与外界的联系，而且要自觉地运用意识进行自我控制的锻炼，以此获得对自身生命及与大自然关系的感悟，称为内省或体悟。意识练功是练习健身气功最根本的特征。健身气功的用意要求心静，所以，在习练中，要尽可能排除不利于身体健康的情绪和思想，创造一个美好的内环境。开始练功时，可以通过意想腹部下丹田处，使思想集中，排除杂念，做到心静神凝。例如，练习五禽戏时，逐步进入“五禽”的意境，模仿不同动物的不同动作，练“虎戏”时，要意想自己是深山的猛虎，收体，抓捕食物；练“鹿戏”，要想自己是原野上的梅花鹿，随众头低，伸足迈步；练“熊戏”，要想自己是山林中的黑熊，转腰运腹，自由漫行。调形、调息、调神（以下简称为三调），是习练健身气功的三大基本要素。调神是最重要的，就是对自我的精神意识、思维活动进行主动、自觉地调整和控制，并使之逐步达到练功的要求和目的。三调都离不开意念活动，强调将意念的运用贯彻于学练的始终，即做到松静自然，形、气、神三者的和谐统一。健身气功要求行功练气，虚静求心，以心行气，以气运身。以人的思想、精神心理状态为修炼基础，将心理状态与功法动作、养气合神统一起来，通过内外协同的完整一气来实现对心理的调节作用。

5. 强调“审美”境界养心

在健身气功修持的高深阶段，习练者在对自身的内视返照中，常引发某种天人合一、光明纯净的境界。这些境界实际上是一种涉及人类生命本体的特殊的审美境界，对它的探索可能会给我们许多“真”、“善”心理慰藉。对于气功态引发的境界，我国古代的儒、道、释都有着丰富的记载描述，较为明白和精彩的可能算是庄子的散文了。如《田子方》一文中以孔子和老子对话的形式对这种境界做了描述，老子曰：“吾游心于物之初”（气功修炼）；孔子曰：“何谓邪？”老子曰：“尝为汝议乎其将，至阴肃肃、至阳赫赫，肃肃出乎天，赫赫发乎地，两者交通和面物生焉”（气功景象）。孔子曰：“请问游是？”老子曰：“友得是，至美至乐也”，而若入此境界使“大泽焚而不能热；河汉冱而不能寒；疾雷破山，飘风振海而不能惊”。这就进入一透彻纯净之境界，即“至美至乐”的“天乐境界”。

美是真善形象的统一。在审美活动中，审美主体通过对艺术形象的创造性直观把握和验证了其所蕴含的“真”，并在精神愉悦之中将“真”内化为自身的“善”，使身心得到陶冶、升华。气功态境界之所以是一审美境界，也在于它的内景同样蕴含着真善，同样存在着内化过程，而它的特殊性在于其“真”是人类生命活动的本体意蕴；其“善”是本体人格之建立。练功修行进入这一审美境界，人内心的真善美会无形中体现出来，表现在对事物的评价，对社会的爱戴，很自然就会形成心理的和谐，社会的和谐。

人类与自然的分离，为生存和发展，而对于物质功利的追求，带来了人的不可避免的异化。如马克思所说的“一切肉体和精神的感觉为这一切感觉的简单的异化，即拥有感所代替”[16]。这种异化一方面是人类社会的巨大进步；另一方面也是人群的某种悲剧性的冲突和分裂。因此，人类在异化的同时，也在寻找自身的复归，要突破物质功利的直接束缚，获得人生的自由。健身气功达到的审美境界，就是人性复归的表现，表现为健身气功主旨道家思想的“道常无为而无不为”、“绝学无忧”，就是要求从物质功利和语言逻辑领域中摆脱出来，纯任自然，这实际上进入了审美领域，产生了内化作用。在健身气功习练中，习练者要有忌无忌地以虚、静、空、无的哲学心态，通过对生命的内视返照诱导身心，排除功利杂念和语言逻辑的束缚，当入此虚静状态真气自然萌发，外在之道内化沉入生命本体，道之身心形成，从而引发了显现道体的主客泯灭、物我同一的天人合一、无私无营的本体感应境界，在人生目的与身心状态的内在的直观的统一中，实现了本体人格之新生，人获得了摆脱功利束缚的人生自由，实现了与自然宇宙秩序的交融合一。另外，健身气功的审美也体现在对动作、音乐和服饰的要求上，动作上强调标准规范、整齐划一，各种功法都有基本手型、步型等的要求，锻炼时能给人以一种美的享受，在群体练习和比赛中表现更加突出；在配器方面选择了古筝、曲笛、古琴、编钟、琵琶、沙锤、磬等多种民族乐器；在节奏设计上，着力刻画了人与自然的和谐统一，营造出一个优雅恬静的健身气功习练的环境，提升了锻炼者心神宁静的心理境界；在服饰设计上体现了中国传统服饰与现代审美观念相结合，简洁、飘逸、流畅，给人以动如抽丝、静若止水的心灵感受。

三、健身气功习练过程的心理学特点

作为自我身心锻炼的方法和实践，健身气功锻炼对练习者的生理与心理有着一定的影响，这种影响一般表现在练习过程中心理活动对身体和精神的调节。如何更好地掌握健身气功功法练习中的心理学要点[17]，对于科学健身有着重要的意义。

1. 用心

用心，强调人的“精神”和“意识活动”对于身体（肉体）的主导作用，达到练习功法的目的或需要达到的目标。中国气功门类繁多，既有动功，又有静功，释、儒、道、医、武各家练功方法也都具有自己的目的和特色，不论哪种功法，都要求使日常生活、工作、学习中外放的心意收回来，使本来繁杂的思想单一化，集中于自身的生命运动。用心所在不相同，强身健体的效果就不同。健身气功独特之处，就在于“健身”两字，练习者的心理需求，就是通过习练功法来强身健体。健身气功也具有陶冶性情、涵养道德、艺术表演等多重功能，但其主要目标就在于通过“调心”运动对身体进行调节，达到保健。

2. 用意

从心理学上来看，动作要领与行为方式不同，必然产生不一样的感觉、知觉和意识状态。中国传统的功法大概分为两类，一类是“意识引导”；一类是“吐纳导引”。前者常被人们说成是地功或阴功，后者被人们说成是天功或阳功。所谓地，指的是人的主观认识；所谓天，指的是自然规律。过多地运用主观意识，往往以自我意识为中心，对世界的认识易发生偏差。遵循自然规律，往往更有利于人与自然的和谐共处。健身气功属于吐纳导引功法，学会了技术动作后，意识主要在于技术要领，虽然有培养本元，养我浩然之气的技术要求，但并不表现在长时间意守某一部位，或引气运行方面。主观意识不强加于习练过程之中，是健身气功用意的重要特点。

3. 用功

气功盛行的年代，人们往往注重的是练习气功的感觉，也就是气感，较少地考虑练功的生理与心理基础。不少功法过多运用了想象的成分，假想的所谓信息、能量往往起了主导作用，使人失去自我，无所适从，无法验证，甚至出现心理障碍。注意力的不一致，决定了用功方法的不同。健身气功的练功方法，主要是肌肉、呼吸的训练与内脏训练相结合进行，大多数是动静相兼的功法，可以直接或间接运用生理、生化的方法检验导引与吐纳的动作对肌肉、穴位乃至内脏的刺激和产生的良性影响，对人的精神不存在不良的刺激作用。

通过以上理论分析，健身气功虽然动作外形简单，易学，但自身却有一套内涵深厚、系统、完整的心理基础理论，习练中如果没有这些理论作为指导，只能是作为体操或舞蹈等项目习练。“理不圆通，莫论修真”，要求我们积极汲取儒、道、佛、武、医等诸家学说中“健心”理论之精华，结合现代“医学、生理学、心理学”等方面的科学养分，才能更好地指导我们练好健身气功。

第四节 健身气功的“健心”机制

现代锻炼心理学研究表明，长期的身体锻炼可以有效地促进心理健康，但与身体锻炼的类型、锻炼负荷的大小等方面有着密切的关系。选择令人愉快和有趣的活动、有氧运动或者有节奏的腹式呼吸的活动、回避人际竞争的身体活动、自控性的身体活动且负荷强度中等的科学的身体锻炼才能起到发挥身体锻炼的心理效益。健身气功的运动特征与这一模式的要求有相当程度的吻合，因其"三调"合一的运动特征，特别是"调心"内容的介入，更具有促进心理健康的内在作用机制。近几年来的相关研究已证实，习练健身气功可改善现代人的心理健康。归结起来健身气功产生心理效应的机制主要体现在以下几方面。

一、放松与入静的"健心"功效

健身气功的创编都遵守"松"、"静"的核心原则。无论采用健身气功中哪一种功法，都必须遵守"松"、"静"的核心原则。

所谓"松"，是指形与神、身与心的放松，就是要在练功时尽量使全身放松，感觉身体如棉花一样的松散，似海绵一样的柔软，像白云一样的轻松，才能感觉全身气血运行流畅，肢体自然舒适，"松"，不是指"松松垮垮，弛而不张"，而是指"松而不懈，柔和不僵"。在练功过程中通过"意念"引导，意想身体如棉花样的松散，似海绵般的柔软，像白云似的轻悠，逐步使自己的身体从头到脚、从表到里、从上到下、从左到右都放松，并贯穿于练功全过程，在调身过程中，在保持姿势要求的前提下，以维持固定的姿势，都需有一定的肌肉群处于紧张支持状态，全身各部肌肉要达到最大程度的放松，具体要求为两眉舒展、含胸拔背、沉肩垂肘、松腰松胯等，使全身肌肉处于协调放松状态。在姿势放松的同时，要对精神意念活动进行调整放松，解除一切思想紧张状态，消除顾虑，使意识活动处于一种非常轻松安静舒适的状态。另外，呼吸也要放松，逐渐使呼吸达到匀、细、深、长，气沉丹田，逐渐使肋间肌、膈肌、腹肌处于放松状态。可见，对"松"的理解不能绝对化，一般来说，在练功中感到身体各部位像弹棉花般地蓬蓬松松向四周发散开去；周身温热如置蒸气浴中，手足温暖四达；身体轮廓变高变大，飘飘扬扬，手足不知去向，身体的实际感觉模糊、消失等，这些都是"松"的感觉，能体会到体舒、意静、气运自然的感觉。

现代医学及临床研究都显示，人的大脑皮质活动与人的内脏器官功能有密切的联系，内环境中各种紧张和不良刺激对人体健康产生重要影响，会引起神经、呼吸等内分泌系统的紊乱，这种精神紧张对人体健康有着很大的负面影响，故放松机体和大脑对机体健康非常重要。我们知道，人在进入放松状态时，可以使人形成一种新的操作性条件反射，改变个体在紧张刺激下的心理反应，表现有呼吸频率下降，心率减慢，血压下降，使周身筋络疏通、气血流畅，进而使全身骨骼肌张力下降，神经、血管、内脏和大脑得到放松，促使头脑清醒，心情轻松愉快，全身感觉舒适。现代医学还表明，当机体处于较完全的放松状态下，全身的耗氧量减少，能量代谢降低，大脑皮质唤醒水平下降，使交感神经系统功能下降，副交感神经系统功能上升，表现出储能性反应状态，有利于机体功能的调整与恢复，从而改善习练者的既往不良情绪体验，在全身肌肉放松基础上体会到精神与心理同时放松及焦虑、紧张情绪逐渐消失。这一点已为诸多研究所证实。如对放松训练的研究发现[18]，放松训练改善情绪和改善睡眠的作用相互促进，相辅相成，形成良性循环，使受试者的心理状态得到极好的调整。张燕冰以 100 名大学生为试验对象进行试验，试验结果显示[19]，受试者经过两个月放松功训练后，脑电的两额、两中央及两颞的 α 指数增高显著，β 指数普遍下降；训练后受试者前后脑区和左右脑区的相干函数值增高，脑电的“颞同步化”、“高清醒度”、“低活力系数”、“额优势化”、“综合指标”和“安静度”均增高，与受试前相比差异有显著性意义。这一试验结果表明，受试者的脑电活动在放松训练后趋于同步化、有序化。同时，研究结果还发现，“受试者脑电指标的改善程度与艾森克个性问卷的 N 纬度得分、A 型行为类型问卷的 TH 分、总分呈正相关”。训练组受试者的 PSQI 得分、SAS 得分和 SCL-90 总分及各因子得分在放松训练后均有不同程度的改善，说明放松训练可以有效改善睡眠、缓解不适症状和不良情绪，而且随着训练时间的延长，这种有利效应更为明显。该研究证实了放松训练可以使训练者摆脱恶劣情绪，解除心理压力，缓解紧张、焦虑等不良情绪。

所谓静是指在练功过程中，保持情绪的安宁，古代养生家认为，因神常处于易动难静的状态，神气清静可致长寿。静不是绝对的，是相对的，是指人在清醒状态下，使大脑安静休息，以消除疲劳，恢复功能。健身气功的“入静”，即思想上进入一种安静状态，入静休息与睡眠和普通休息有所不同，它是人体所处的一种特殊的功能状态。入静原是道家术语，指静处一室，澄神静虑，无私无营，与佛家的“禅定”、儒家的“坐忘”、医家的“静神、去欲”相似，达到静虑、忘我的地步。这是不容易达到的境界，但是通过注意力和想象力两种心理品质的逐步锻炼，都可能达到不同程度的入静状态。由于对健身气功修炼的体会不同，对练功者入静的境界和程度的要求也不同。对于初学健身气功者，入静要求过高会产生急躁情绪，反而难以入静。初练只要能做到“清心寡欲”、“恬淡虚无”，以正念逐步排除杂念，正常用心，将注意力集中一定的时间，就算入静了。练功入静是在与杂念斗争的过程中实现的，古人说“不患念起，唯患觉迟”，表明入静必然是有意之调，但用意不可太执著。随着健身气功习练体会的加深，便逐渐过渡到杂念渐少、意念归一的阶段。此时往往“意守”似有似无。调心在有意无意之间，出现各种感觉、幻觉等心理反应，即所谓“八触”、“十六景”等动触现象。最后可达到“无为”的最高境界，心如明镜止水，无思无虑而又无所不知，无外无我而又十分清醒，神志达到虚灵状态，所谓“寂然不动，感而遂通”。

已有研究表明，练功入静时大脑左右额、枕、颞区总相关函数值显著增高。练功入静时，脑电的“高清醒度”、“低活力系数”、“安静度”、“颞同步化”、“额优势化”、“综合指标”等也均有显著增高[20，21]，与机体处于完全的放松状态下的效果相似，也表明气功练习在练功入静的状态下可以增强大脑的同步性、协调性和有序性。生理神经学理论表明，作为中枢神经系统的最高级部位的大脑前额叶，它可以控制思维、认识、情绪和意向等心理活动，影响人的行为与性格[22]。情绪中枢理论认为[23]，人类情感活动的特点，受额叶新皮质、海马、杏仁核和下丘脑 4 个关键性脑区功能的影响。左前额叶血流灌注减少是抑郁症患者常伴有的生理现象，左前额叶血流灌注恢复正常，抑郁症状缓解，重症抑郁患者通过局部左前额叶药物灌流，则可以起到良好的治疗作用[24]。对睡眠和情绪变化的相关性分析中也发现，睡眠与情绪的好转存在着明显的相关性。睡眠对于机体有着良好的保护性作用。睡眠的剥夺则可能对人的生理和心理活动产生多种有害的影响[25]。美国著名的心理学家、人本主义心理学的创始人马斯洛提出“凝神”训练法。凝神是开发人类潜能的一种技术，它的最普通的形式是“超自然凝神”，其基本方法是让训练者每天两次，每次进行 20 分钟的静坐，默默地重复着每个人所选定的单词。凝神期间，要求训练者调息入静，内向意守，心不外驰，注意力高度集中于对内调节，使身体与精神进入完全放松状态，人体就在这种微妙的状态中，使各部分器官进行功能自调，并使大脑的神经细胞得到调整，从而缓解疲劳，激发新的活力，产生较高的创造力。可见，宁静的心理状态对于身心健康有积极作用，我国著名的心理学家王极盛教授经多年的研究也得出了“调心入静有益身心健康”的结论。

放松与入静是气功的基本要求和基本功法。松与静两者又是互相促进的，放松有助于入静，入静又可促进放松，故松与静是不可分割的。人们生活在社会和自然之中，必然要受到各种自然、社会因素的影响，在一定的条件下，造成身心紧张，气机失调，而生百病。习练者在练功过程中自始至终都要求贯彻“松”、“静”原则，放松旨在消除形体和心理两个方面紧张，身体放松应做到肌肉神经系统放松、肌肉松弛、气息平和、动作（姿态）柔和，要有利于心情入静心理放松，应做到排除杂念，诱导入静，大脑皮质处于保护性抑制状态。入静是在放松的基础上通过“清心寡欲”、“清静无为”、“修身养性”使心理进入一种恬淡虚无、精神内守的宁静境界。在放松入静状态下肌肉和大脑能够得到充分的休息和修复，使习练者原有的恐惧、焦虑、烦躁和紧张情绪得到缓解和释放。实验研究证明，练功者在放松入静状态下，单位时间脑氧耗比熟睡时还少，约是正常人清醒状态下的 84%，而正常人在熟睡时，单位时间氧耗比清醒状态下低 10%，且休息练功者脑电图中 α 波波幅增高，并由枕叶逐渐向颞叶扩散。由于 α 波是反映大脑皮质抑制的波型，α 波波幅增高并有扩散趋势，表明健身气功的放松与入静锻炼可以改善中枢神经功能，减轻或消除大脑皮质各种不良刺激，促进大脑皮质和全身脏器得到调养，提高记忆能力和开发智力。20 世纪 50 年代也有研究者借助脑电图和频谱功能分析等新技术观察练功者放松与入静状态下的大脑活动，发现脑电图出现了许多特征性改变，例如，α 波中心部位由枕叶转向额叶，节律增强，大脑两半球不对称的活动趋向对称，脑细胞生理活动出现同步化和有序化的定向变化等。这种特性改变都是习练者的“松”、“静”行为，使个体精神放松、情绪稳定、思绪淡化、心念归一，达到入静的效果，从而使人的大脑皮质进入一种低心理负荷、低心理能量消耗状态。

由此可见，健身气功通过调身、调息、调心来调整身形、调整呼吸、调整精神意识和思维活动，使人的身体放松、呼吸顺畅，并最终达到心理放松、情绪宁静的状态，促使习练者心理健康水平的提高。

二、肢体导引的“健心”功效

健身气功是以形体活动、呼吸吐纳、心理调节相结合为主要运动形式的民族传统体育项目。健身气功功法的动作创编遵循传统医学阴阳学说的阴阳交感、消长平衡、相互转换等基本理论，强调了健身气功的运动性质，即气功的肢体导引与吐纳相结合的特性。在动作导引中，逐渐使人体相应部位受到一定强度的刺激，起到调和气血、疏通经络的作用，同时，合理地放松身体，轻松自如地进行动作导引，其中一些特定动作能有效地改善心理健康。

体育运动不但能培养积极的情绪，改善知觉能力，还能促进内分泌以增加快乐感降低紧张的状态，有着明显地促进心理健康的作用。导引有着比一般体育运动更直接的心理效应。

导，有疏导、通导的意思；引，有引申、引导的意思，通常是指主动的肢体运动。导引行气源远流长，据蒙文通考证，至少在殷商时期就有导引之术。《吕氏春秋·古乐》中记载“昔陶唐氏之始，阴多滞伏而湛积，水道壅塞，不行其原，民气郁阏而滞著，筋骨瑟缩不达，故作为舞以宣导之”；《行气玉佩铭》（马王堆出土文物）中记载“行气，深则蓄，蓄则伸，伸则下，下则定，定则固，固则萌，萌则长，长则退，退则天”；《庄子·刻意》中又记载“吹呴呼吸，吐故纳新，熊经鸟伸，为寿而已矣。此道（导）引之士，养形之人，彭祖寿考者之所好也”。可见，上古尧时洪水为患，造成“筋骨瑟缩”，当时的对策“舞”是导引的最早雏形，导引已在民间广泛流传，已被应用于预防保健。导引术认为，神与形是相互联系、相互促进的整体。在动作导引过程中，身体动作的外在表现，姿态、速度、力量的运用都可能对神经系统乃至整个身体产生影响，影响到人所处于的精神状态。反过来，良好的精神状态，又转而促进导引动作的完成。这样，在导引过程中，身体状态与心理状态相互作用，循环作用，使练习者处于身心愉悦的和谐状态。练习者通过调控身体来“体会”，结合神意，产生好的“健心”效果。健身气功功法中的一些特定动作就是依据这些理论来设计的，在锻炼中能起到有效地改善习练者心理健康的作用。例如，八段锦的“两手托天理三焦”、“调理脾胃须单举”，动作要求“内劲达于两掌劳宫”，劳宫穴属于手厥阴心包经，穴位在手掌心，二三掌骨间，中医认为，劳宫穴与有情之生理及心理息息相关，具有开窍醒神的作用，刺激劳宫穴可使忧虑、抑郁等得到舒张等功效。再如，五禽戏力求蕴含“五禽”神韵，仿效虎之威猛、鹿之安舒、熊之沉稳、猿之灵巧、鸟之轻捷，在练习中要求做到形神兼备、意气相随、内外合一。例如，猿戏，“猿钩”的快速变化，意在增强神经-肌肉反应的灵敏性。通过这种运动来促进神经系统的反应敏捷性，对神经系统起到一定的锻炼作用，“猿摘”戏中眼睛的左顾右盼，有利于颈部运动，促进脑部的血液循环。动作的多样性体现了神经系统和肢体运动的协调性，模拟猿猴在采摘桃果时愉悦的心情，可减轻大脑神经系统的紧张度，对神经紧张、精神忧郁等症有防治作用。通过这些动物姿势形态模仿，易于体悟动物的神韵。假如运用毫不相干的动作，这种精神状态相对难以产生。因为人的情态活动除由心所主之外，又与肝有密切关系。传统医学认为，肝主疏泄，说明肝有舒展、通畅、升发和调达的作用，“两肋属肝”所以活动两肋的动作，同样能起到调整心态的作用，如“青龙探爪式”（易筋经功法），通过左右探爪、转身及身体前屈，可使两肋交替松紧开合，达到疏肝理气、调畅情志的功效。易筋经的韦驮献杵第一势，该势通过神敛和合掌的动作，可起到平静心理，敛气于内而分布于玉堂，并且可调节身体左右气机的平衡作用。同时，心理平静时大脑皮质处于抑制状态，可改善神经体液调节功能，有助于血液循环，消除疲劳。在习练六字诀中“呵”字时手腕转动相对比较多。由于手腕转动会刺激大陵穴（厥阴心包经的原穴）、神门穴（少阴心经的原穴），并且两手腹前相靠捧掌时，要求目视掌心劳宫穴（属心包经，为心经与心包经交会之处），使心脏的手少阴心经与手厥阴心包经两条经脉同时得到了锻炼，具有清热降心火、安定神志、养心怡情的作用。

肢体导引正是通过身心交互作用，达到更好的健心效果。从现代生理学和心理学来看，不同的动作会产生不同的心理状态，肢体导引正是通过有针对性地选取最有效的动作，积极地刺激身体，同时产生有利于健康的心理状态。

三、呼吸吐纳的“健心”功效

吐，呼也，出也；纳，吸也，入也。关于呼吸吐纳锻炼目的的记载，在我国的一些古籍文献中早有明确阐述。如《庄子·刻意》篇中说：“吹呴呼吸，吐故纳新，熊经鸟申（伸），此导引之士，养形之人，彭祖寿考者之所好也”；葛洪认为呼吸吐纳的功效是“故行气，或可以治百病，或可以入瘟疫，或可以禁蛇虎，或可以止疮血，或可以居水中，或可以行水上，或可以辟饥渴，或可以延年命”；孙思邈认为“若欲存身，先安神气……若欲安神，须炼元气。气在身内，神安气海，气海充盈，心安神定，定若不散，身心凝静，静至定俱，身存年永，常住道源，自然成圣”，认为通过呼吸吐纳能使心安神定，进而可以延年益寿。

历代的气功养生家归纳的呼吸吐纳有很多方法，如自然呼吸法、鼻吸鼻呼法、鼻吸口呼法、口吸鼻呼法、喉头呼吸法、顺腹式呼吸法、逆腹式呼吸法、停闭呼吸法、意达呼吸法、毛孔呼吸法、胎息呼吸法、龟息呼吸法等。国家体育总局组织专家学者在传统功法基础上编创的“健身气功·八段锦”、“健身气功·易筋经”、“健身气功·五禽戏”和“健身气功·六字诀”4套功法，其呼吸吐纳方法可因功法的形体动作和个人练习的熟练程度不同而采用自然呼吸法、顺腹式呼吸法、逆腹式呼吸法和逆腹式停闭呼吸法。

通过呼吸吐纳，一个是吐故纳新；一个是定气敛神。所谓呼吸就是呼出浊气，吸进清气；吐纳就是吐出故气，纳入新气。无论是中医学所说的肺，还是西方医学所说的呼吸系统，它们的功能都是呼浊吸清，吐故纳新，实现人体的气体交换。呼吸运动是一种节律性运动，是由呼吸肌的协同动作来完成的。呼吸肌虽为骨骼肌，但呼吸运动除了具有随意性外，还具有自主性。呼吸的深度和频率能随着机体活动的水平而改变，以适应机体代谢的需要。呼吸的这种适应性变化完全依赖于神经中枢的调节。正是因为神经系统对呼吸运动的调节作用，使得呼吸吐纳另一个目的的产生具备了生理基础，即是呼吸吐纳的调节具有“定气敛神”的作用，也即通过深、长、匀、细的呼吸运动的锻炼，产生心理平衡的效果。在健身气功锻炼中为了实现这个目的，4 种健身气功功法都非常注重缓慢柔和的形体活动与深、长、匀、细的呼吸吐纳相配合，从而达到心静体松的目的。如“健身气功·六字诀”习练要领中的“吐气匀细柔长，动作舒缓圆活”，就是为了达到“练养相兼，既炼气，又养气”的目的。健身气功从舒缓柔和的形体活动特征出发，根据形体活动、呼吸吐纳、心理调节相结合的需要，对呼吸吐纳提出了自身的“吐唯细细，纳唯绵绵”的习练要求，从而达到了呼吸吐纳与身体动作的密切配合、呼吸吐纳与“心平意静”的心理调节相配合，实现“息调心定”、“气定神敛”、“内外兼修”的习练目的。

除此之外，每种健身气功功法对呼吸运动也进行了规律性总结。如“健身气功·五禽戏”，要求习练者有意识地注意呼吸调整，不断去体会、掌握、运用与自己身体状况或动作变化相适应的呼吸方法，并明确指出，习练“健身气功·五禽戏”时，呼吸和动作的配合要掌握以下规律：起吸落呼，开吸合呼，先吸后呼，蓄吸发呼。其主要呼吸形式有自然呼吸、腹式呼吸、提肛呼吸等，可根据姿势变化或劲力要求而选用；如习练“健身气功·易筋经”时，在功法的许多动作环节中，也要求呼吸主动配合动作进行自然呼吸。自然呼吸，吸气是主动的，呼气是被动。在自然呼吸中吸气时，膈肌与肋间外肌收缩，使胸腔扩大，肺的容积随之扩张而增大，肺内压下降空气进入肺泡，形成吸气。呼气时相反，膈肌和肋间外肌舒张，由于肺和胸廓的弹性回缩与重力作用，使得胸腔缩小，肺亦随之缩小排出气体，形成呼气。在轻柔的动作中，吸气是固有的吸气肌和辅助吸气肌主动收缩而吸气的过程，呼气则为固有的呼气肌不参入工作，而依靠肺和胸廓的弹性回缩等产生的过程，使得易筋经呼吸吐纳具有平静、自然的特征，有利于健身者心理上的宁静和身体上的放松。

运动生理学理论认为，呼吸作为人唯一可以调节的内脏生理活动的途径，通过调节呼吸的节奏和深浅，还可以改善大脑的供氧情况，影响中枢神经系统对躯体的调节水平。适当的调身和调息可以相对地使人体自主神经活动功能减弱，也就降低了生理的唤醒程度。情绪心理学认为，情绪与机体变化有直接关系，情绪是机体对身体变化的感知觉，即对人的生理唤醒程度、人对环境及自身生理唤醒状态的认知，健身气功的调身和调息从生理的角度调控人的情绪。已有研究证实[26]，支配情绪的自主神经与呼吸方式有密切关系，一般状态下，呼吸由自主神经所支配。一旦身体或心情受到外界刺激时，就会影响呼吸的节奏，导致呼吸产生紊乱现象，如当气愤或情绪激动不已时，呼吸短促、变浅，且激烈，神经也更加兴奋，若使用深呼吸等方法来调整呼吸，让呼吸慢慢平稳下来，心情也会随之安定下来，进而能消除心理的压力与紧张感。

呼吸吐纳作为健身气功的重要技术之一。吐纳对通气频率、通气量、肺部的活动、横膈肌乃至整个胸腹腔都有着直接的影响，这些影响都是通过大脑功能来实现，直接影响到人的心理。健身气功中的吐纳对氧气的代谢，甚至于在六字诀功法中，不同口型的吐纳方式，直接或间接地对相应内脏的代谢都能产生一定的影响，这种影响不同程度地反馈到大脑，从而影响人的精神状态。从生理心理学来看，以“意识能否控制”来区分，人的神经系统可以分为自主神经系统和随意神经系统，人的主观意识能指挥动作、肌肉变化，这些是可以由随意神经控制的。而人一般不能指挥心率、内脏活动，那些是不随意的，属于自主神经系统。吐纳一般可以自主进行，但也可以控制，这种特性决定了吐纳就像那连接人体随意系统与不随意系统的桥梁。

由此可见，吐纳同生理、心理状态密切相关，在健身气功练习中，通过吐纳的调整，在一定范围内能改变练习者的心理状态，影响到气血、内脏正常运转等非随意系统。直观的说，健身气功中，通过调整呼吸可以改变练习者的脑电波，增强感知能力和注意力，调整呼吸还可以促进胸腹部位的运动，刺激内脏功能，保证健身功法达到相应的“健心”效果。

四、意识活动的“健心”功效

健身气功是以调心为灵魂，即“修身养性，全凭心意练功”、“意者气之使，意有所到则气到”，调息、调身为其服务，即“形助气意，形宜中正安舒”，以此追求三调合一的意境，表现为健内助外的一种运动形式。在健身气功习练中，无论是以调整动作姿势为主的调身，还是以调整呼吸吐纳为主的调息，都是在意识的指挥和参与下进行并最终完成的。对于一般的体育锻炼而言，是以调身为中心，神不是集中在体内，而是集中于形体的动势或器械上，呼吸的目的是为了在形体的锻炼过程中得到充足的氧气供应，以保证体育锻炼顺利进行，即表现为健外助内的一个过程，否则三调很难协调起来。

健身气功的调心主要是指健身气功锻炼中意念的锻炼，是健身气功锻炼的中心环节，通过内向性的意识活动，将意念集中于自身生命活动来调整自己的生理过程，改善身体器官功能，进而改变身心状态，达到人体生命运动的最优化。如通过语言暗示、想象来主观感到心情非常舒畅，全身非常舒适，心胸非常开阔，整个身心都处于一种有效的放松和美好的感受中；心理学研究已表明，健身气功调心活动能使感觉、知觉、记忆等许多心理活动得以改善，如对动作灵活性、动作速度、思维灵活性、敏捷性、注意力、观察力、记忆力、自制力、情绪稳定性、意志坚强性等指标都有良好的影响，练功时间越长，影响越大。中医理论认为[27]，气功作用机制是通过调神练意，发挥人体的意识能动作用，有选择地把心理活动集中于自身，如气功中的“意守丹田、意守经络、意守病灶”，只要这些部位或感觉成为注意集中点，则杂念退到注意的边缘或完全不被注意，从而放松心身，逐渐由清醒状态进入到一种似睡非睡、似醒非醒状态，同时，体验到心情舒畅和全身躯体舒适。

一般健身气功功法，在意念运用时，从头到尾均采用一种意念，张彩琴研究认为[28]，健身气功从本质上来讲是一种“意功”，在健身气功学练的整个过程中，“用意”贯穿始终，练功者经过“重形不重意”阶段、“意形并重”阶段、“重意不重形”阶段和“无形无意”阶段，达到一种收发自如的“无意”境界，这时可领悟到健身气功的“真意”。久之能在心境上淡泊返朴，如秋水澄清，在精神上养成定力，“复归于婴儿”，达到健身气功对心理调节的最高境界。健身气功意念活动一般有 3 个要求，一是要求意念随着形体动作的运动而变化；二是在某些动作中需要配合特殊的意念活动；三是有一些动作要求配合形象性的意识思维活动。如习练五禽戏时，要求练功者摆好姿势，两目轻闭，然后默念口诀：“我心情舒畅，神态从容，我飘飘若仙，如入云中，我气血运行，经络畅通，我意识流守丹田，静极生动”。锻炼每一戏时，意念都会通过意会各禽的神韵而得到内在转化；习练八段锦“微撼天柱”、“掌抱昆仑”要求意守大椎穴，“背摩精门”要求意守肾俞穴，“温煦脐轮”要求意守神阙穴等；习练易筋经的“出爪亮翅式”想象向前推掌时，开始意想轻推窗户，然后逐渐加力，直到有如排山倒海之势推出，收回时则意想海水还潮等；习练易筋经的口诀“气定神皆敛，心澄貌亦恭”和“心平气静，目瞪口呆”等，从形式上看“健身气功·易筋经”是以形体导引为主的健身功法，然从内在上看“健身气功·易筋经”，其健身的关键是健身者的意识活动。若在“健身气功·易筋经”的练习过程中，不注重意识的调控，注意力不停驻于身体内，而满天飞舞，游无定处，那么“健身气功·易筋经”也就不是健身气功，而为缓慢的易筋经操，或节奏较分明的易筋经徒手操，易造成刚中无柔或柔中无刚，使动作僵硬或松懈以致身形活动不能充分地“拔骨”、“伸筋”，而失去对呼吸肌和肺组织应有的影响；也影响身心活动对大脑皮质下自主神经的交感神经、副交感神经优势与劣势应有的作用。在健身气功习练中，依据动作运行轨迹的变化，要求习练者的意识活动要不断进行转换，这样就帮助习练者的精神情志得到转换调解，缓解或排除各种不良杂念和抑郁、紧张的情绪，提高情绪的稳定性，促使大脑得到充分休息，使习练者从失衡的心理状态中走出来，克服心理障碍，达到整体优化心境状态的作用。

意识本身就是一个心理学概念，在心理学发展早期，意识曾经是心理学研究的中心问题之一。健身气功中的意识，还表现在运动过程中个人感觉方面的要领、功法中受意愿支配的技术运用。健身气功的用意产生的心理效应不止于此，这种意识表现的觉知，反映在动作完成过程中对外在动作的感觉和练习者觉察到的某些内部状态，如舒适、张弛、贯通感等。健身气功意识表现的高级心理官能，是在练习功法过程中，对人整个状态的整合、管理和调控，从宏观上讲是培养一种浩然之正气，体会身心和谐、法于自然的心理状态。学习练习的过程，开始往往是从意识支配动作，然后动作娴熟无意识地完成动作，趋于对动作完成的感知，再进入对动作外在的内在效应的感知。长期练习，心理效应不仅限于对练功的被动觉察和感知，更易于形成整个身心协同运转的能动性和调节作用。弗洛伊德认为，人具有潜意识、前意识和意识 3 个层面。从弗洛伊德的学说来看，潜意识与前意识都是与意识相对的无意识。人们在练习健身气功的过程中，在同一时间内能进入意识的信息量有限，更多的动作要领和完成动作的过程渐渐变成自动化，但潜意识与前意识往往也可以发挥一定的作用，他们和意识一起共同在练功过程中发挥作用，形成对练习者的精神调节。由此可见，健身气功通过调心来调整精神意识和思维活动，使人的身体放松、呼吸顺畅，并最终达到心理放松、情绪宁静的状态，提高心理健康水平。

五、适应社会的“健心”功效

研究表明，体育活动能使人学会合作，通过协作能使个体的自主性得以最佳发挥，在体育竞赛中，只有参加者按比赛规则与同伴合作，才能保证竞赛得以进行。体育活动中的合作有助于提高群体的凝聚力，有助于培养人的团结协作精神。健身气功习练多为群体活动，同时，属于有氧运动或者有节奏的腹式呼吸的活动、回避人际竞争的身体活动、自控性的身体活动，且负荷强度中等的体育活动，也是少数不受天气与空间大小影响可在室内从事的活动。所有练习者可以一起享受肢体伸展的乐趣，进而增强彼此间的感情与关系。再者，健身气功不受限于年龄、性别与体质健康状态，因此可与家人一同练习，以增进亲情关系。通过身体活动，生活将变得更充实，且通过活动还可以结交许多新朋友，满足人际交往的需要。有研究表明[29，30]，较长时间的健身气功锻炼，能够增进人的心理健康，对情绪、性格及自我调控能力等均有一定的帮助。身体锻炼不论是集体进行还是单独进行，都具有“健心”作用。

人际关系是指人与人之间心理上的距离。不同的人际关系会引起人们不同的情绪体验并影响着人们的行为方式。良好的人际关系，人们之间可以互相关心，互相爱护，互相帮助，从而降低心理压力，化解心理障碍，有利于心理健康；不良的人际关系会使人的心理问题得不到有效的化解，很容易把心理问题积蓄和放大导致产生心理障碍。尽管古今中外关于心理健康的标准至今没有统一的说法，但有一条是共认的，即良好的人际关系在心理健康中起着非常重要的作用。另外，健身气功习练还可以提高人的道德涵养，起到修身养性等深层次上对人的性格进行优化的作用，使人树立高尚的情操，以开阔的胸怀、豁达的心态来待人接物，以善良之心与人相处。而这些优秀的个性品质，正是建立和维持和谐人际关系的最重要因素，也是健身气功修养身心的应有之意。除此之外，在练功过程中互相交流和学习，满足了其社会交往的需求，容易形成良好的社交氛围，使其获得一种归属感，改善其心境；也更容易直接获得来自他人对其健身活动中表现的积极评价与反馈，提高其自尊水平等。相关研究发现[31]，通过群体练功方式进行，对改善中老年女性人际关系，提高个体的生活自信心等方面也均有较大的帮助。

现代社会人们生活节奏快，人们的时间比较少，人与人之间的交流比较少，而且压力越来越大，这样导致产生的心理压力也越来越大、越来越多，但是因为时间少，与别人交流的机会减少，因此，产生的心理问题不能得到及时的化解，这样就会越积越多，也就很容易出现烦躁、焦虑、抑郁、孤独等不良情绪的心理障碍，严重影响他们的身心健康。学习与习练健身气功，不仅让人掌握了一种强身健体、防病祛病的方法，而且为他们提供了一个与人交往的平台，在习练健身气功的过程中，人们每日相约，天天相聚，共同的生活背景，相似的人生经历，总会让他们找到许多共同的话题，原本不相识的人成了朋友，原本冷漠的人际关系得到了改善。每日共同练功，在练功过程中互相交流和学习，满足了其社会交往需求，容易形成良好的社交氛围，这对改善心理健康状况是有利的。另外，健身气功练习还可以改变习练者的不良认知，形成平和稳定的情绪、积极乐观的个性及健全完善的人格，这对习练者的社会交往与适应具有积极的意义。可见，习练健身气功为改善人际关系、构建和谐社会提供了一个很好的平台，进而改善了习练者的心理健康。

六、流动和谐的音乐“健心”功效

近年来相关研究发现[32]，音乐疗法在精神疾病患者的康复中疗效显著，受到越来越多的精神心理科医护人员的重视。早在2000多年前的《黄帝内经》中就已探讨了音乐与养生益寿及防病治病的关系，如《黄帝内经》记述了“宫、商、角、徵、羽”五音，并阐述了五音与五脏的5种运动方式及其内在联系。现代神经生理学研究表明[33]，“神经系统中的大脑边缘系统和脑干网状结构对人体的内脏及躯体功能起主要调节作用，音乐可对这些神经结构产生直接影响，处于最佳状态”。音乐的快慢、强弱及升降也能较好地对不良情绪起调节作用。音乐疗法就是通过运用音乐特有的生理及心理效应，达到使患者恢复正常的情绪情感，减轻其不良身心症状的效果。临床研究也证实了[34，35]，音乐疗法辅助药物治疗显示出良好的疗效。张韧仁等研究表明[36]，在体育锻炼过程中辅以音乐欣赏能强化一次性身体锻炼对焦虑、抑郁等不良情绪的消除作用。

健身气功的每种功法都配以曲笛、古琴、古筝、琵琶、云锣、编钟、磬、沙锤等多种民族乐器演奏的中国浓郁的民乐，在节奏上，设计预备势的入静音乐、练功时的主题音乐和收势的放松音乐，在表现方面，总体体现出平稳、优美的主题音乐特征，并配以禽鸣兽吼、海浪风韵，辅以长短、强弱的节奏变化，通过运用音乐快慢、强弱及升降等特有的生理及心理效应，刻画人与自然的和谐统一，为健身气功习练者营造优美享受的意识场景和良好的心理氛围，达到使患者恢复正常的情绪情感，减轻其不良身心症状的效果。同时，流动的音符与动作的相互交融，让习练者把握特定动作的神韵，进入相应的意境，达到动静相兼，做到意、气、形和谐的宁静而愉悦的虚无状态。这种状态有助于消除心理、社会因素所造成的紧张、焦虑、忧郁、恐惧等不良心理，缓解压力，提高应激能力。例如，在流动的音符与动作的相互交融中，彰显出伸筋拔骨、旋转屈伸的“健身气功·易筋经”，仿生自然、和谐统一的“健身气功·五禽戏”，吐纳导引、内外兼修的“健身气功·六字诀”，势正方圆、动静相兼的“健身气功·八段锦”[37]。

七、增强体质的“健心”功效

一般意义上，体育锻炼的“健心”功能，是指体育锻炼对体育参与者精神意志的塑造；体育锻炼的健身功能，是指增强体质，即通过体育锻炼强化生理功能，塑造体格。梳理人类对生理健康与心理健康关系的认识发现，人们对身心关系的认识经历了从混沌认识到经验认识再到科学认识的3个发展阶段，即由“形神结合”到“形神分离”再到“形神辩证统一”。在体育锻炼中则表现为，生理是心理活动的物质基础，“健全的精神寓于健全的身体”，尤其认为人脑是精神、心理赖以产生的主要器官，表明了心理对生理的依赖关系，也体现了物质决定精神的哲学原理；同时，心理状态对生理的结构、功能具有能动的反作用。我国古代的《素问·上古天真论》记载的“以酒为浆……以欲竭其精，以耗散其真，不知持满……起居无节，故半百而衰也”，体现了古人对身心相关的认识，揭示了生理健康对于心理健康的影响。《体育之研究》也记述，“欲文明其精神，先自野蛮其体魄；苟野蛮其体魄矣，则文明其精神随之”，表明了体育锻炼的功能及其体育锻炼的“健身”与“健心”功能的关系。

健身气功锻炼具有强身健体的作用，人们通过长期的“健身气功·五禽戏”、“健身气功·易筋经”、“健身气功·八段锦”和“健身气功·六字诀”的习练，可以改善习练者的生理健康水平，如冯毅翀、虞定海、伍庆华等研究表明，健身气功习练能改善人的免疫系统功能；薛伟善、朱震等研究表明，健身气功习练能改善人的呼吸系统功能；穆晓红、孙红梅等研究表明，健身气功习练能改善人的消化系统功能；余平、曹丽凤、高亮等研究表明，健身气功习练能改善人的神经系统功能。总体来看，习练健身气功能引起机体组织、呼吸、循环和神经内分泌等系统功能的改善，使一个处于亚健康状态的人提高自己的健康水平，也能使一个已经感染身心疾病的人改善症状，鉴于身体状况的改善可以改变一个人的心境和情绪，健康状况的改善也会有效改善人际关系，进而促进习练者心理健康水平的提高。

综上所述，健身气功的健心机制，一方面来自“三调”合一过程中所产生的心理调节，以及练功促进身体健康，进而使练功者的心理得到调整的功法本身的心理效应；另一方面来自练功的群体性活动，加强的人与人之间交往和沟通能缓解情绪的练功活动的心理效应，另外，每种功法配以浓郁中国民乐也能起到消除不良情绪的作用。

第五节　健身气功的“健心”规律

规律是指事物之间的内在的必然联系，是不以人们的意志为转移的客观存在，具有相对的稳定性，在一定条件下经常起作用，并且决定着事物向着某种趋向发展。健身气功锻炼的健心效应也要求习练者必须遵循一定的规律，习练者在了解并遵循人体自身心理活动及变化规律，掌握心理健康的基本知识，采用科学的方法和手段积极调节自己的情绪，保持良好的心理状态外，还要树立健身气功锻炼科学健心的观念，要认识到[38]健身气功的理论与技术、意识与物质、时间与效率、借鉴与规范等关系。

一、处理好理论与技术的关系

健身气功已经有了 10 余年的发展历程，是公认的科学健身方法，因其属于民族传统体育的范畴，作为中华悠久文化的一部分，其包含的中华传统文化理论基础是十分丰富的。尽管当前健身气功理论日趋完善，但不管是导引吐纳，还是形神合一，其科学健身的效果，植根于扎扎实实的健身行为。具体的习练者，要得到实实在在的健身效果，还必须紧扣具体的练功技术，这样才能产生良好的心理效应，我们知道正确的形体运动有利于内气的运行，能锻炼人的形体，强健筋骨和体魄，但和其他气功流派不同的是，健身气功是以武术运动为“模板”的，故其对“练功技术”准确性的要求比较高，因此，要求习练者处理好理论与技术的关系。理论研究是科学健身的论证，具体技术是操作方法。不管是研究健身气功的作用机制，还是研究功法的效果，都不是一种具体的操作方法。对于大多数普普通通的健身气功爱好者来说，功法理论是让他们认识功法科学性的途径，练习要领才是产生正确功效的学习内容。从心理规律来讲，要产生健身气功应有的心理效应，绝对不能将理论当作方法来练、将练功结果当作技术要领来练。由于普通练习者知识面的限制，往往出现讲了中医经络理论，就误认为要用动作有意识地对着穴位或引导经络；讲了气功生理机制，就误认为要想着气血怎样运行，这样就违反了健身气功练习的基本要求。健身气功练习是一个通过体育运动促进身体健康的逐渐累积的过程，只有身体状况的改善，才能产生更好的健身效果，不存在练功的层次问题。我们在练习健身气功过程中，必须正确地把握心理发展规律，从动作与技术要领入手，循序渐进，运用朴实的练功态度，防止不良心理现象的产生。

二、处理好意识与物质的关系

运用辩证唯物主义的观念，正确处理好意识与物质的关系，是产生正确心理效应，防止出现精神障碍的前提。不良功法的共同特征是夸大意识在练功中的作用。从心理学上来看，意识的一个特征是它的能动性，人们的意识不限于外界的刺激，有时还可以看到、听到、触摸到和意识到事实上并不存在的东西。这不管在练功者中间或者不练功者之间都有可能出现，有些个体会在特殊情况下产生“幻听”、“幻视”等幻觉，好像看到并不存在的物体，听到并不存在的声音。如果加大自我暗示的力度，一些敏感的气功功法练习者比常人更容易产生“魔境”。健身气功的心理需求是健康，并不是产生什么并不存在的功能，从健身气功的用意产生的心理现象来看，并不容易出现走火入魔的情况，但是，如果脱离了健身气功的功法要求，夸大意识的作用，那么动作只是外在的表现形式，尽管动作与健身气功功法一致，但用意方法不一样，也有可能会出现精神障碍。这就需要我们正确把握运用意识的方法和程度，牢记健身气功用意的心理特征，既要重视发挥主观能动性，增加良性自我暗示，又要重视意识的适时、适度、适当，防止将练习过程中的个性体会无限扩大，转化为练功的用意方法，陷入不科学功法的泥淖。

三、处理好时间与效率的关系

运动成瘾性也是心理学研究的一个范围。推广健身气功的主要目的是为了促进群众经常性的科学健身活动，重点并不在于在基层群众中产生较多的项目精英。从习练者的主观行为和心理需求来看，健身气功是一项有氧运动，要达到较好的健身效果，在基层健身气功站点习练人员中，提倡相对稳定的晨晚练，不提倡专业修炼功法，防止因健身效果较好产生着迷和成瘾的现象。应当注意把握好运动量与健身效果的关系，杜绝迷信效果、认为健身气功是万能的等不良现象发生。健身气功站点辅导人员更应当把握正确的方法，通过功法基础练习、身体素质练习来扩大练习者的健身的效果，发现痴迷者及时加以心理校正。绝不能为了扩大队伍，有夸大效果的宣传，误导练功的群众。

四、处理好借鉴与规范的关系

健身气功功法大多数是传统的健身功法经过科学研究和健身效果论证确定下来，其中借鉴和继承了一些传统的导引养生功法要领。但功法确定下来之后，具有一定的规范性，不可以随意借鉴其他功法的要领。提倡不良功法习练者转练健身气功功法，在实施过程中要注意潜在的危险性。从心理效应来讲，不良功法的习练者有着自己对用意和练功方法的认识，即使转化效果较好，参与了健身气功功法，全面掌握了技术要领，但这样的练习者潜意识中仍然存在已经学会的不良功法要点，这种不良功法潜意识与健身气功显意识的斗争过程中，或多或少会将潜意识在无意中显现出来，用原来的体会不知不觉地来解释健身气功，外在形式一致，而内在意识发生了偏差，影响了健身气功的练习效果。所以，在健身气功推广过程中，要注意其他功法习练者转习健身气功的潜在危险，适度吸收气功常识，谨慎借鉴其他功法，保持规范性，确保练习者的心理稳定。

五、处理好功法选择与习练进度的关系

不同健身需求的人，如何在种类繁多的健身气功功法中选择适合自己的功法，是一个很重要的问题。尽管各种健身气功总的习练要领、要求和注意事项及禁忌等，相差不大，但各种功法所强调的重点不同，有些功法动作复杂些，有些功法动作简单些。如“健身气功·易筋经”强调伸筋拔骨，注重脊柱的旋转屈伸；“健身气功·五禽戏”强调五禽神韵和动作姿态的模仿，动作相对复杂，对习练者身体素质要求要相对高一些；“健身气功·六字诀”以吐纳为主，导引为辅；“健身气功·八段锦”强调基本身形的锻炼和脏腑的调整，练功过程姿势工整、端庄，功法动作相对简单些。习练者应根据自身的体质、身体状况，依据各类功法特征选择适合自己的功法。

尽管各功法重点不一，却“殊途同归”，都是通过“调心、调息和调身”3个环节，达到“意、气、形”的合一，来实现“保养精神、调畅气血”强身健体的目的。在具体学习和练习中可运用“三关分渡”[39]，即

把调身、调息和调心三者分开，先练调身；当动作基本熟练后，再配合呼吸；呼吸和动作协调后，再根据功法要求配合上调心，最终达到“意、气和形”的协调统一。注意“三关分渡”的方法，只是在不同时期侧重点有所不同而已，并非截然分开，而是犬牙交错的。

参考文献

[1] 王玉川. 中医养生学[M]. 上海：上海科学技术出版社, 1992: 107.

[2] 吕光荣. 中国气功经典[M]. 北京：人民体育出版社, 1990: 3-10.

[3] 刘天君. 中医气功学[M]. 北京：人民卫生出版社, 1999: 3-5.

[4] 唐光斌, 喻念念. 气功文化发展的 SWOT 分析[R]. 2015 年中国健身气功科学论坛论文集, 2015: 48.

[5] 居向阳. 中国健身气功的心理功效与作用机制研究[J]. 河北体育学院学报, 2010（6）: 87-88.

[6] 黄健. 引源头活水, 浇半亩方塘——健身气功文化传承之管见[R]. 2015 年中国健身气功科学论坛论文集, 2015: 1-2.

[7] 邵国华. 健身气功概念及其健心方面研究的再分析[J]. 体育科技文献通报, 2012（8）: 101.

[8] 徐正德. 中医养生理论与实践[D]. 南京：南京中医药大学, 2010: 79-80.

[9] 苗福盛. 健身气功教育思想探析[J]. 吉林体育学院学报, 2012（5）: 125-126.

[10] 黄健. 浅析健身气功的基本内涵[J]. 山东体育学院学报, 2013（4）: 42-46.

[11] 丁丽玲. 论健身气功文化特征[J]. 体育文化导刊, 2010（5）: 132-133.

[12] 司红玉, 孙继龙. 健身气功与“心性”之关系研究[J]. 安徽师范大学学报, 2011（2）: 195-196.

[13] 国家体育总局健身气功管理中心. 健身气功 · 六字诀[M]. 北京：人民体育出版社, 2003: 41-62.

[14] 黄健. 浅析健身气功的基本内涵[J]. 山东体育学院学报, 2013（4）: 42-46.

[15] 国家体育总局健身气功管理中心. 健身气功社会体育指导员培训教材[M]. 北京：人民体育出版社, 2007: 29.

[16] 张彩琴. 健身气功健心机制初探[J]. 山东体育学院学报, 2008（4）: 58-59.

[17] 马克思. 1844 年经济学哲学手稿[M]. 北京：人民出版社, 1979: 7.

[18] 李文娇, 李春. 健身气功习练要遵循心理活动规律[R]. 江苏省首届健身气功论文报告会获奖论文集, 2012: 49.

[19] Navarro V, Gasto C, Lomena F, et al. Prognostic value of frontal functional neuroimaging in late-onset severe major depression[J].Br J Psychiatry, 2004,84(4):306-311.

[20] 张燕冰. 放松训练对脑电、肌电、情绪的影响[D]. 北京：北京中医药大学, 2003: 33-48.

[21] 杨斯环, 杨秦飞, 石继明, 等. 对练站桩功者脑电频谱变化的观察[J]. 中国中西医结合杂志, 1994（11）: 643-646.

[22] 杨斯环, 杨秦飞, 石继明, 等. 练功一年中脑电相干函数的变化[J]. 北京中医药大学学报, 1994（5）: 27-29.

[23] 张苏范, 毕希名, 周燮生, 等. 生物反馈[M]. 北京：北京科学技术出版社, 1987: 15-66.

[24] Navarro V, Gasto C, Lomena F, et al. Normalization of frontal cerebral perfusion in remitted elderly major depression: a 12-month follow-up spect study[J].Neuroimage, 2002(3): 781-787.

[25] 李新旺. 生理心理学[M]. 北京：科学出版社, 2001: 134-199.

[26] Davidson RJ, Kabat-Zinn J, Schumacher J, et al. Alterations in brain and immune function produced by mindfulness meditation[J].Psychosom Med, 2003(4):564-570.

[27] 邱服冰. 论瑜伽及其心理生理功能[J]. 山东体育学院学报, 2004（5）: 60-63.

[28] 陈利民, 雒成林. 气功治疗的心理机制研究[J]. 甘肃中医学院学报, 2004（4）: 10-13.

[29] 张彩琴. 健身气功健心机制初探[J]. 山东体育学院学报, 2008（4）: 58-61.

[30] 国家体育总局健身气功管理中心. 四种健身气功功法效果研究[M]. 北京：人民体育出版社，2011：10.

[31] 国家体育总局健身气功管理中心. 五种健身气功功法效果研究[M]. 北京：人民体育出版社，2012：9.

[32] 崔永胜, 虞定海. “健身气功·五禽戏”锻炼对中老年女性身心健康的影响[J]. 北京体育大学学报，2004（11）：1504-1507.

[33] 李权超. 音乐在心理治疗中的应用[J]. 临床心身疾病杂志，2007（5）：473-474.

[34] 孙宝容. 音乐治疗抑郁性神经症的机制及护理初探[J]. 河南实用神经疾病杂志，2004（2）：89-90.

[35] 荆效奎. 音乐治疗抑郁症患者疗效观察[J]. 中国社区医师医学专业, 2007（15）：89.

[36] 张明廉,张建茵,李永远,等. 阿米替林合并音乐治疗与单用阿米替林治疗抑郁症的对照研究[J]. 河北精神卫生，1994（2）：65-67.

[37] 张韧仁,周成林. 一次性身体锻炼及其辅以音乐欣赏的短期情绪效益比较研究[J]. 成都体育学院学报，2013（4）：71-77.

[38] 丁丽玲. 健身气功调养方法研究[J]. 体育文化导刊，2009（11）：149-153.

[39] 李文娇，李春. 健身气功习练要遵循心理活动规律[R]. 江苏省首届健身气功论文报告会获奖论文集，2012：51.

[40] 佚名. 怎样练好健身气功之遵循健身气功习练的基本规律[EB/OL]. http://www.chqa.org.cn.

第四章　老年人心理健康基本特征

《社会蓝皮书：2014年中国社会形势分析与预测》指出，2013年60岁及以上老年人口达到2亿人。预计至2033年，平均每年增加1000万老年人口，2033年突破4亿，2050年达到峰值4.83亿，比重高达34.1%。与此同时，80岁以上高龄老人将由目前的2100万增加到2050年的1.08亿，比重由11.4%提高到22.3%。高龄老人生活不能自理率达30%以上，90岁以上老人的生活不能自理率高达50%以上。这就意味着我国人口老龄化已进入急速发展阶段。从某种意义上讲，人口老龄化是社会文明进步的结果，是人类新的生命阶段的开始。但人口老龄化也关乎我国经济社会的可持续发展，对我国经济、社会、政治、文化发展产生深远的影响。因此，我们必须正确认识我国人口老龄化的相关问题。

第一节　老年人与老龄化

国际上一般将65岁以上的人确定为老年人，与国际规定不同的是，我国将60岁以上的公民界定为老年人。人口老龄化是指总人口中因年轻人口数量减少，年长人口数量增加而导致的老年人口比例相应增长的动态。一般把60岁以上的人口占总人口比例的10%，或65岁以上人口占总人口的比重7%作为国家或地区进入老龄化社会的标准。有两层含义：一是指老年人口相对增多，在总人口中所占比例不断上升的过程；二是指社会人口结构呈现老年状态，进入老龄化社会。

一、年龄的分类

我们通常所说的年龄只是一个狭义的概念，指的是一切有生命的物质从出生成活之后，所度过每一年的累计生存的年数，这是实际年龄，是一个纯时间概念，通用于人或动植物。其实“年龄”这个词对于人类来讲，还应有它更广义抽象的概念。如果从生理学、社会学、心理学和美学的角度来谈年龄，每个人又有生理年龄、社会年龄、心理年龄和外观年龄等。也许还有其他更多的年龄概念。一般来说，人的年龄划分方法有以下几种：①日历年龄，亦称时序年龄、实足年龄，是以时间岁月表示自出生以后所经历度过的时间，是计算年龄最常用的方法，简单、易掌握，也是不以人们意志为转移的。这种年龄客观存在，法律法规使用的年龄都是这种日历年龄。②生理年龄，是指根据个体解剖学或生理学上组织器官的发育状况所推算出来的年龄，表示个体生理功能和组织结构的实际衰老程度，可用来预计某一个体未来的健康状况，估计其寿命。它与遗传和后天的各种因素有很大关系，个体间差异较大，反映个体也较为客观，“常用的测量生理年龄的方法一般集中在骨龄、牙龄、第二性征的表达、个体体形及生长发育等。经过长期实践的比较和检验，骨龄是目前国际公认的评价生物学年龄或衡量骨成熟状况较准确客观的指标之一”[1]。③心理年龄，是依据个体认识、感情、思维、意志等心理活动能力，从心理学的角度来划分的，它反映了个体能力。由于个体间的先天、后天因素各不相同，心理年龄差异很大。④社会年龄，这种观点把人看作是社会化的一定阶段，以人对社会的最终适应和所承担的社会责任的稳定为划分标准，表现为社会对个体的学识、智慧、经验、能力的认可度。一个人的社会地位越高，社会作用越大，其社会年龄就越大。⑤外观年龄，是一个人的相貌和打扮给别人的感觉，即观感印象年龄。有的人年龄不大却未老先衰；有的人虽然上了年纪却鹤发童颜。这种年龄与遗传、环境有关，但更多取决于性格、心情和生活方式。

一般来说，生理年龄和社会年龄不是随着人们的实际年龄的增长而平行增长的，它们是逐渐递增的，达到一个高峰后又逐渐递减。小的时候由于身体器官发育不完善，且由于社会经验的不足，处于生理年龄和社会年龄低能时期；而上了年岁之后，又由于身体各器官衰退而力不从心，所积累的社会经验很可能被新的知识、新的技能和新的思想所淘汰，不再适应时代、社会的需要。心理年龄多半是由外界环境造成的，外界环境复杂，人自然就会早熟，“穷人的孩子早当家”。社会年龄受环境影响较大，这包括自然环境和社会环境，室内工作者比户外工作者显得年轻；社会环境复杂，人就会显得老成，心情舒畅，自然会春风满面。外观年龄还可以是人为化妆造成的。实际年龄每年都有增无减不可逆转，这是客观的事实，然而，生理年龄、社会年龄、心理年龄和外观年龄却是人为的，可以由主观因素控制，诸如靠人的毅力、进取心、生活态度等。

二、老年人

何谓老年人及老年？目前尚没有科学的、明确的界定标准。不同的民族、不同国家，认识各不相同。就是同一民族、同一个国家在同一时期也有不同的解释。如我国晋代时期66岁以上为老年，隋代时定为60岁，唐代时提前到55岁，宋代又以60岁为老年，我国老年人权益保障法第二条规定：“本法所称老年人是指 60 周岁以上的公民。”日本规定男性的 60岁、女性55岁可领取老年年金。美国、加拿大规定要到65岁才有领取老年年金的权力。瑞典规定凡满65岁者可享受国民年金。在1982年7月联合国在维也纳召开的“老年问题世界大会”上，建议规定把 60 岁和 60岁以上的人统一划分为老年人。

可见，关于何时入老年，标准各异，国内外老年学家对老年人的定义有十几种观点。通常有按照日历年龄、生理年龄、心理年龄、社会年龄几种分类：①根据日历年龄确定老年人，是指自出生以后所经历度过的时间。西方国家把45～64岁称为初老期，65～89岁称为老年期，90岁以上称为老寿期。发展中国家规定男子55岁，女子50岁为老年期限。根据我国的实际情况，现阶段以60岁以上为划分老年人的通用标准。45～59岁为老年前期，我们称为中老年人；60～89 岁为老年期，我们称为老年人；90岁以上为长寿期，我们称为长寿老人；而100岁以上称为百岁老人。②根据生理年龄来确定老年人，是指个体的生命历程在其生命周期中所处的位置或所达到的生理阶段，个体年龄可分为4个时期：生长发育期（出生～19岁）、成熟期（20～39岁）、衰老前期（40～59岁）和老年期（生理年龄60岁以上）。生理年龄和年代年龄相比，两者的含义是不同的，往往也是不同步的。生理年龄的测定主要采用血压、呼吸量、视觉、血液、握力、皮肤弹性等多项生理指标来决定的。③根据心理年龄来确定老年人，是指人的整体心理状态和特征所表露的年龄特点，是根据个体的心理活动来确定的个体年龄。一般而言，心理年龄是以人意识和个性为其主要测量内容，依据每个心理年龄期的不同的心理特点，人从出生到死亡共经历8个心理发展期，即“胎儿期、乳儿期、幼儿期、学龄期、少年期、青年期、中年期和老年期”。④根据社会年龄来确定老年人，是指一个人在他所处的环境中，被其他人在心理上所认为处在的年龄状态。社会角色的转换是判断一个人社会年龄的重要依据，例如，一个 18 岁的人，在法律上已经是成年人，但在周围人的眼中，他仍只是一个孩子，直到他自己有了家室，他才会被认为是真正融入了社会，真正成为了一个成熟的人。

由于生理年龄、心理年龄与社会年龄难以测定，因此为了统计上方便，国际普遍采用日历年龄作为划分老年的标准。但日历年龄无法体现个体的差异，因此还需要其他的标准。随着人类寿命的普遍增长，健康长寿已成为普遍现象，国际认为老年的界限应该提高。

三、人口老龄化及其趋势

人的衰老是多方面因素共同作用的自然过程，世界卫生组织将老龄化界定为：个体在生理、心理及社会功能方面逐渐改变的过程。有学者从生理学角度界定老龄化为：随着年龄的增加，器官维持生理功能和动态平衡能力降低的过程。也有学者从“下降、改变和发展”3个维度来界定老龄化，其中下降是指随着年龄的增加，感官上的衰弱；改变是一个相对中性的词，如头发的颜色变白，腰围变粗，但是爱和被爱的能力及保持快乐的能力并没有改变；发展是指老年人更加和平，更加有耐心，更加能容忍，生活经验更加丰富。

当前，人口老龄化已成为一个世界性问题。按照人口老龄化的划分标准，目前世界上所有发达国家都已经进入老龄化社会，许多发展中国家正在或即将进入老龄化社会。1950年全世界60岁以上的老年人约有2亿，1970年达到3亿，2000年达到6亿，到2050年将近20亿。联合国发布的报告预测，世界60岁以上老年人口比例将由2000年的10.0%，上升到2025年的15.1%，2050年的21.7%；65岁以上老年人口比例相应由6.9%上升到10.5%。

1999年10月，中国国务院成立全国老龄工作委员会，并宣布中国进入老龄化社会（60岁以上人口占总人口的10%）。中国老龄办发布《2010年度中国老龄事业发展统计公报》称，2010年中国60岁及以上老年人口已达1.776 5亿，占总人口的比重达13.26%，与2000年第五次全国人口普查相比，上升了2.93%。截至2011年年底，中国60岁及以上老年人口已达1.85亿人，占总人口的13.7%，比上年末提高0.47%。根据国家人口发展战略研究课题组（2007）的预测，2030年以后，中国65岁及以上的老年人口数量将大量增加，并将超过0～14岁的儿童人口的数量，中国将变成世界上人口老龄化最快的国家之一。全国老龄工作委员会办公室预计今后几十年内，老年人口将按每年800万人的规模持续递增，即平均每年增长0.4%[2]。截至2014年年底，我国60岁以上老年人口已经达到2.12亿，占总人口的15.5%。另据，2015年全国老龄工作委员会报告，从现在到21世纪末，中国人口老龄化发展将进入3个不同的阶段。第一阶段2015～2035年，为急速发展阶段，老年人口从2.12亿增加到4.18亿，年均增长1000万人左右，老年人口比重由15.5%提升至28.7%。第二阶段2036～

2053 年，为缓速发展阶段，老年人口从 4.18 亿增加到 4.87 亿，年均增长 380 多万人，老年人口比重从 28.7%提升到 34.8%。在这个阶段，人口高龄化特征明显，80 岁以上的高龄人口从 0.6 亿增加到 1.18 亿，新增老年人口超过八成是高龄老人。第三阶段 2054～2100 年，为平稳发展阶段，老年人口与其他年龄段人口共同减少，从 4.87 亿减少至 3.83 亿，老年人口比重在 32%～34%区间浮动，形成一个相对稳定的重度老龄化高峰平台。同时，报告还指出，中国的人口老龄化与高龄化、失能化、空巢化、少子化“四化并发”，给应对人口老龄化增加了新难度。

四、我国人口老龄化的成因

对于一个国家或地区来说，造成人口老龄化加速的原因是多方面的，既有人口的出生、死亡，又有人口迁移等因素的影响。就我国人口老龄化加速而言，最主要、最直接的原因有以下几点。

1. 较低生育率

为了控制人口过快增长，减轻人口对经济社会发展造成的压力，自 20 世纪 80 年代开始我国实行计划生育的基本国策，使得我国的生育率迅速下降，从而使少儿人口及所占的比重大幅度下降，老年人口的比重则相对上升。联合国 1956 年出版的第一部人口老龄化方面的著作《人口老龄化的社会经济后果》第一次明确指出，相对于死亡率而言，生育率下降是影响人口老龄化的主要因素。从统计数据来看，40 多年来，少年儿童人口（0～14 岁）在总人口中所占的比重有大幅度的下降，少儿人口比重已从 1953 年占总人口的 36.13%减少到 1990 年的 27.17%，并且随着人口生育率的进一步下降，预计到 2030 年时少儿人口可能只占总人口的 18%。

2. 人口寿命延长

我国人口平均预期寿命自 20 世纪中叶以来有了较大提高。新中国成立后，在社会稳定，经济发展，人民生活水平提高，特别是医疗卫生条件的大幅度改善等多因素共同作用下，在社会人口结构中，年轻人口的比重相对进一步降低，而老年人口的比重相对提高，最终表现为在全社会人口比例构成中老年人口过快增长和比重加大，老年人数量增加。据统计，1985 年平均寿命为 68.9 岁，而 2001 年中国人均预期寿命为 71.8 岁，15 年间增加了 3 岁，致使 65 岁及以上老年人口比重不断上升，从 1953 年占总人口的 41.4%上升到 1990 年的 51.58%，预计 2003 年将上升到 71.03%，到 2040 年时老年人口将达到最高峰，占总人口的比重将达 19%，总数将突破 3 亿人。可见我国人口平均预期寿命自 20 世纪中叶以来有了较大提高。在老龄化之初主要是受到生育率变动的影响；而随着老龄化进程的深入，死亡率对老龄化程度的影响逐渐显露出来。

3. 人口区域流动

人口迁移也是影响人口老龄化程度的一个因素，尽管人口迁移在总体上并不增加老年人口，但却可以改变区域的老龄化格局。我国经济的不均衡发展，使得人口流动、迁移成为经常化现象，导致老龄人在某个地区集中化，尤其是在我国城市化过程中，年龄的选择性在城乡人口流动中表现非常突出。由于青壮年与老年人在文化素质、心理倾向、劳动技能、生活习惯及社会适应性方面的巨大差异，和城镇各劳动部门对青壮年用工需求，使得城市化进程中从农村迁往城市的人口中，青壮年人口比例占绝大多数，尤其是未婚者有更强的迁移倾向，其中 16～40 岁是迁移人口的主体。青壮年人口的迁出，一方面加重农村人口的老化程度；另一方面使得城市人口趋于年轻化，所以农村的人口老龄化程度一般要高于城市，形成了老龄化城乡倒置的严峻格局。有统计表明，1982～2000 年，中国农村累计迁入城市的人口达 20 657 万，其中劳动力为 10 960 万，占 52.1%。同时期中国农村老年人口比例从 7.8%上升到 10.9%，上升了 3.1%；而同期城市老年人口从 7.4%上升到 9.7%，上升了 2.3%，人口迁移使得农村人口老龄化速度快于城市。权威部门预测，未来 5～10 年，我国流动人口数量将以平均每年 500 万的速度增长，2005 年将达到 13 000 万，2010 年接近 16 000 万。许多农村家庭成为所谓的“空巢家庭”。中国人民大学杜鹏教授等学术界人士认为，这种人口流动、迁移现象的加剧，使得中国老龄问题的重心在农村，农村老龄问题更加突出。

五、我国人口老龄化的特点

中国作为一个发展中的人口大国，新中国成立以来人口再生产类型的重大转变，都是在经济发展水平不高的条件下发生的，特别是由过渡型向现代型的转变，政府推行的计划生育政策在其中起到了决定性的作用。因此中国人口再生产类型的转变并非经济发展带来的自然转变，与其他国家相比具有自己的特殊性。

1. 老年人口基数大

因我国人口基数大，从而形成老年人口多，2005 年中国 60 岁以上老年人口已达 1.43 亿，占总人口的 11%，目前世界上 60 岁以上人口超过 1 亿的只有中国，到 2007 年，我国老年人口由 1999 年的 1.26 亿增加至 1.53 亿，相当于整个欧洲老年人口数量，占世界老年人口的 20%。老年人口数量分别是美国、日本、德国、英国和加拿大的 2.54 倍、4.03 倍、6.52 倍、9.34 倍和 22.68 倍，是美国、日本、德国、英国、法国、澳大利亚六国之和。可见，我国不仅是世界第一人口大国，也是老年人口最多的国家。

2. 人口老龄化速度快

20 世纪 50～60 年代是我国人口的出生高峰，而这一代人的低生育水平，导致了人口老龄化进程的迅速推进。有学者对世界进入老龄化的国家人口年龄结构从成年型进入老年型的速度进行统计发现[3]：“日本经历了 25 年、德国和英国经历了 45 年、美国经历了 66 年、瑞典经历了 85 年、法国经历了 115 年”完成了从成年型进入老年型国家的转型，其中时间最短的是日本，最长的是法国。而我国从 1980～1999 年，仅用了 18 年时间就基本上完成了从成年型向老年型国家的转变，这样短的转变过程，在世界上是不多见的。目前，中国社会科学院发布了《2014 年中国社会形势分析与预测》，显示 2013 年我国 60 岁及以上老年人口已达 2 亿，人口红利即将进入逐渐收缩时期。今后 20 年我国将年均增加 1000 万老年人口；到 21 世纪中叶将迎来老龄化高峰，老年人口预计达 4.87 亿，占总人口的比重上升至 35%。中国 65 岁及以上的老年人口数量将大量增加，并将超过 0～14 岁儿童人口的数量，中国将变成世界上人口老龄化最快的国家之一。

3. 人口高龄化趋势明显

我国人口在老龄化速度加快的同时，也呈现出高龄化的趋势，按照 60～69 岁为低龄老人，70～79 岁为中龄老人，80 岁及以上为高龄老人的国内老年标准。2004 年，我国 80 岁及以上人口数高达 1609 万人，约占总人口的 1.24%。有学者预测[4]，2030 年后中国老年人口高龄化程度加剧，高龄老人比例上升速度快于世界其他地区。2030～2050 年，中国老年人口中高龄老人比例从 10.87%上升到 21.25%，提高了 10.38 个百分点。世界平均水平、发达地区、发展中地区在相应时期高龄老人比例上升的幅度分别为 5.5%、7.2%、6.5%。我国老年人口高龄化程度加剧，与我国生育率相对稳定，老年人口死亡率的下降，人均预期寿命的不断增长有关。

4. 国未富人先老

发达国家进入老龄化社会前，国家先有经济的高速发展和物质财富的充分积累，然后才进入老龄化社会，即"先富后老"，国家有足够的物质条件解决养老问题，而我国是在经济不发达情况下提前进入老龄化社会的，即"未富先老"。发达国家进入老龄化社会时，人均GDP基本在5000～10 000美元，而我国进入老龄社会，人均GDP还不到1000美元。日本在65岁以上人口比例达到7%、10%、14%时，人均GDP分别为1967美元、11 335美元、38 555美元。联合国的一份报告说，从没有一个国家尚处于中国这样的发展阶段便开始老龄化。这对我国未来社会经济发展将产生深刻的影响，给国家带来了十分沉重的压力。

5. 社会老年人保障制度不健全

改革开放以来，我国社会老年人保障制度有了较快的发展，初步建立了养老、医疗等社会保险制度，老年福利、卫生、文化、教育、体育等事业都有了一定发展，老年人的生活水平和生活质量不断提高。但是，历史欠账较多，我国老年人保障制度还比较薄弱，不能很好地适应人口老龄化的要求。李学举在十届全国人大常委会第五次会议上指出，我国老年人保障还存在许多薄弱环节和问题，突出表现为：尽管经过10多年的改革和探索，我国城镇老年人社会保障政策取得了突破性进展，但由于生产水平发展的限制和老年人口数量过分庞大的制约，城镇部分老年人的医疗保障和养老政策没得到落实，农村老年人生活保障制度不健全，老年人口的贫困问题还比较突出；现行法律在老龄社会服务、老年人照料等方面缺乏规制，使得老年人的社会照料与服务明显滞后，歧视老年人，侵犯老年人人身、财产、住房和婚姻等合法权益的现象时有发生等，制约了养老事业的发展。这些在我国计划经济体制下没有养老积累的包袱留到了现在，这是其他国家所没有的。

6. 人口老龄化地区差异大

人口老龄化的区域性差异主要体现在城乡差异和地区差异两个方面，在城乡差异方面，发达国家人口老龄化的历程表明，城市人口老龄化水平一般高于农村，而我国的情况则不同，在我国，农村的人口老龄化程度和人口老龄化速度均高于城镇，目前，农村的老龄化水平高于城镇1.24个百分点，有研究表明，这种城乡倒置的状况将一直持续到 2040 年。在地区差异方面，经济发达地区的人口老龄化程度和人口老龄化速度均高于经济欠发达地区。1990 年，我国老年人口占总人口的 5.89%，在内地的 30 个省、自治区、直辖市中，有 12 个省市高于全国平均水平，有 5 个省市，包括上海、浙江、北京、江苏、天津，超过 10%，进入了老年型地区。其中，上海市在 1979 年已成为人口老年型城市，先于全国 20 年，而青海省按现在发展速度，要滞后全国 20 年。

总之，我国人口老龄化具有“中国特色”，除了老年人口增长快、基数大、空巢和失能困难老人多以外，中国的老龄化还呈现出先于工业化、与家庭小型化相伴随、老年抚养比快速攀升等特点。这种中国特色的人口老年化给正在致力于全面建设小康社会的中国带来了一系列难以回避的实际问题，如养老保障的负担正日益沉重、老年人医疗卫生消费支出的压力越来越大及“为老”社会服务的需求迅速膨胀等。此外，老龄化给我国农村带来的挑战更加严峻。农村新型合作医疗制度目前还处在试点阶段，农民的养老、医疗等问题都亟待解决。当前和今后一个时期，我国人口老龄化发展将呈现出老年人口增长快，规模大；高龄、失能老人增长快，社会负担重；农村老龄问题突出；老年人家庭空巢化、独居化加速；未富先老矛盾凸显 5 个特点。

六、我国人口老年化应对措施

中国社会迈入老龄化已经成为现实，减少老年性疾病的发病率和对社会及家庭的影响已经成为一个重要课题摆在我们面前。“如何应对老龄化”被广泛讨论。世界卫生组织先后提出了健康老龄化和积极老龄化的观点。

1. 健康老龄化

1946 年世界卫生组织章程中指出“健康是身体、心理和社会功能的完美状态”。1961 年，Havighurst 最早提出健康老龄化，即延长寿命，增加生活满意感。自此之后，学者们开始讨论健康老龄化的概念、标准及其影响因素；世界卫生组织又于 1990 年提出了“健康老龄化”的概念，其是指延长人类的生物学年龄及心理和社会年龄，使得老年人健康和独立生活的寿命更长、生命质量更高，同时，也指社会发展不受过度人口老龄化的影响[5]。当前，随着世界人口老龄化进程的迅速发展，国内外有关如何界定和实现健康老龄化的研究十分活跃，但对健康老龄化概念的界定都集中在生理、心理或两者混合的框架下。生物学强调躯体和认知功能，表述为长寿、健康、无残疾、没有慢性疾病或危险因素并且躯体功能良好；社会心理学强调生活满意度（热情、决心、刚毅、自我概念、情绪和幸福感等）、心理资源（积极的观点、自我价值、自我效能、独立性、对环境变化的适应性）、社会功能（社会角色扮演、社会关系）等。我国著名人口学家邬沧萍教授指出：健康老龄化不仅强调老年个体生命质量的提高，而且倡导各方努力营造一个健康的老龄社会，并提出“大多数人健康长寿、寿命质量的提高、人类年龄结构向老龄化转变、与所有人的福利都联系、科学认识老龄化的挑战、一项全民性保健的社会系统工程”等全面、科学地理解健康老龄化。Rowe 和 Kahn 提出健康老龄化应具备“疾病及疾病相关残疾发生的风险性低、认知功能和躯体功能良好、积极参与生活”的生物学模型，认为除此之外，独立性和社会支持对健康老龄化也很重要。但该模型忽略了在生命进程中不可避免的老龄化过程，即对于大多数老年人来说，没有疾病是不符合现实的。可见，“健康老龄化”既是指个人在进入老年期时在躯体、心理、智力、社会、经济 5 个方面的功能仍能保持良好状态，又是指老年人群的健康长寿，群体达到身体、心理和社会功能的较完美状态；既包括老年人个体健康、老年群体的整体健康、老年人家庭健康，又包括老年人经济健康和社会环境健康等。

当前，我国提出和实施健康老龄化是应对我国人口老龄化问题的必然结果，也是解决我国老龄化问题的根本出路。但在推进健康老龄化进程中我们面临诸多困难和障碍，主要是老龄人口增速过猛，且人口老龄化过程又是在经济社会发展滞后的情况下开始的。因此，要实现健康老龄化，就要注意满足老龄人口作为一个特殊群体的种种特殊需求；要有针对性地重点解决一些具体问题；要努力创新老年政策来提高我国的健康老龄化程度，其创新的核心是满足老年基本需求、鼓励老年人多向发展。

2. 积极老龄化

人口老龄化的发展，给人类社会带来变革，学术界纷纷提出养老新观念。20 世纪 60 年代初，美国学者曾提出“成功老龄化”的口号。世界卫生组织为应对人口老龄化挑战出现的新情况、新问题，继 1990 年提出实现健康老龄化的目标后，于 1999 年国际老人年的世界卫生日又提出了积极老龄化的设想。2002 年 4 月世界卫生组织向联合国第二届世界老龄大会上交的书面建议《积极老龄化政策框架》提出了积极老龄化的政策框架，指出积极老龄化是以承认老年人的人权和联合国关于独立、参与、尊严、照料及自我实现的原则为基础，以“健康、参与和保障”为三大支柱。如果说，长寿是最初也是最古老的目标，健康则是现代人的目标，而尊严则是 21 世纪老龄化社会的目标，也就是说，人们从追求生活质量向追求生命质量转变。

世界卫生组织又指出：“积极”是指不断参与社会、经济、文化、精神和公民事务，不仅仅指身体的活动能力或参加体力劳动的能力。老年人从工作岗位上退下来，他们仍然是家庭和社会的宝贵资源，要使他们享受终身教育，融入社会，力所能及地参与社会、经济、文化、政治、教育、体育等活动，给时间以生命，使他们活得有价值、有意义。

综上所述，健康老龄化强调的重点是，人在进入老年之后，尽可能长久地保持在生理、心理和智能等方面的良好状态，它是积极老龄化的前提和基础，没有健康，积极参与社会活动就无从谈起；积极老龄化是在健康老龄化基础上提出的新观念，是指老年群体和老年人自身在整个生命周期中，不仅在机体、社会和心理方面保持良好的状态，而且他们积极地面对晚年生活，作为家庭和社会的重要资源，可以继续为社会做出有益贡献。从健康老龄化到积极老龄化，人们对老年人的角色的认识发生了改变，老年人不仅是被保障的对象，而且是人力资源的一部分，要求在应对人口老龄化过程中要充分认识老年人的潜能，鼓励老年人参与到社会中，促进老年人发展，创建有利于老年人发展的支持性环境。

第二节　老年人的智力特点

陈露晓指出[6]，要研究老年人的心理变化状况，就要分别从老年人的心理过程和老年人的个性心理等角度入手，研究老年人的智力、情绪、情感、性格、需要、兴趣、自我意识等方面的变化。许多学者开展了改善或促进老年人心理健康的相关研究，其中智力因素作为老年人生活、工作与学习最基本的心理条件，在诸多心理因素中，对老年人健康的隶属等级影响最大[7]。我们知道，人过中年之后，随着年龄的增长，体质逐渐下降，其认知功能开始逐渐衰退，表现为信息加工速度、反应速度减慢，信息加工容量、记忆力下降，注意功能衰减等脑组织功能退化症状，据卫生部疾病预防控制局副局长孔灵芝说，我国 60 岁及以上人群老年期痴呆患病率为 4.2%；广州地区每 100 名 65 岁及以上老人中就有近 5 名老年痴呆病患。因而，有效延缓老年人智力衰退无疑是老龄化问题中的首要问题。

一、智力的相关理论

智力作为最难解释清楚的概念之一，心理学家们从不同的角度来定义智力概念：如比奈认为智力是选择并维持某一明确方向、做出调节以实现某种既定目标及自我监控的能力；斯皮尔曼则将智力定义为，推断出事物之间关系的能力；弗雷曼认为智力是学习的能力，更是进行抽象思维的能力，也是个体适应所处的能力；戴斯定义为，有目的地计划和形成个体行为的能力；加德纳认为智力应该是，对个人所处现实社会环境进行有目的的调节、形成和选择的心理活动。在我国，较多心理学家认为，智力是指认识方面的各种能力，即观察力、记忆力、思维力、想象力的综合，其核心成分是抽象思维能力。近年来，更多的心理学家认为智力有其文化价值，执行着控制过程，包括知识内容，与元认知过程有关，涉及特殊能力；较少心理学家认为智力是学习能力，适应环境能力，与生理机制有关。大都认为，智力一般是指一个人有成效地进行脑力劳动的潜在能力，包括定向力、记忆力、计算力、理解力、判断力、推理和概括能力及解决问题与决策的能力等。

有关智力的相关理论主要有：智力因素理论，该理论认为，每个活动的进行都需要两种能力，分别是一般能力（即 g 因素）和特殊能力（即 s 因素）。一般能力对所有活动来说是共同的，特殊能力则是一种活动所特有的；智力认知心理学理论，在 1970 年出版的《发生认识论原理》一书中，皮亚杰从主客体相互作用、机能主义、建构主义的方法论出发，阐述了智力是什么、智力的性质及其发展机制，并对智力的发展从运算的阶段上做了划分。皮亚杰认为智力是一种适应，是同化和顺应之间的一种平衡。这种适应有其内在的内容和功能：内容是指由逻辑运算系统构成的认知结构；功能是指认知结构的反映抽象化和平衡作用。此后，许多心理学家发展了智力的生态文化学理论，用该理论分析研究在现实情景中的智力活动，把握智力与社会文化情境和环境的关系，力求在智力活动与环境要求和压力的相互作用中揭示智力的本质和起源。20 世纪 50 年代，费古森提出了文化分化律，它反映了智力研究中生态文化论的核心思想。此后，许多心理学家根据文化分化律，深入探讨了智力与环境的关系，提出了各种生态文化的智力理论，如贝利的生态文化理论模式、道森的生物社会学理论模式、鲁利亚的文化历史发展论等。情绪智力理论，美国心理学 Salovey 和 Mayer 于 1990 年首次正式使用情绪智力这一概念来描述对成功至关重要的情绪特征。他们把情绪智力看作是个体准确、有效的加工情绪信息的能力集合，认为"情绪智力是表达和觉知情绪、促进思维情绪、分析和理解情绪以及调控自己情绪与他人情绪的能力"，包括 4 种能力，即鉴赏和表达能力、情绪的知觉；情绪对思维的促进能力；对情绪的理解、分析能力；对情绪的成熟调控。这 4 种能力在发展和成熟过程中有一定的级别和先后次序之分，一级能力最基本和最先发展，四级能力比较成熟而且到后期才能发展，个性智力理论，智力不同于一般的认知过程，它具有稳定性，是人的一种特性，是个性化的一个方面。朱智贤教授认为，智力是人的一种心理特性或个性特点，是偏重于认知方面的特点，是一种综合认识方面的心理特性；吴福元教授则将个性的动力体系纳入智力的研究中；陈中永教授也认为，智力应从个性方面研究，并视之为个性的表现或特点。我国学者的这些研究应该是智力的个性层次研究来统合智力的一种趋向。在 20 世纪 20 年代，桑代克最早提出了社会智力的观点，认为社会智力即人际关系的调适能力。后来人们对社会智力的概念进行了发展。坎特和基尔斯托姆认为社会智力包括 3 个方面的内容：概念性知识，即关于他人或情境的事实；规则性知识，包括对人分类、做出推理和判断及解决问题的方式；各种行为表现，在实际情景中所表现出来的各种行为，综合智力理论的提出是基于对多元智力和情感智力理论在实践中的不足。中国学者王垒等认为综合智力包含人格、动机、认知、情绪和社会 5 个方面的因素。这 5 个方面的因素综合起来必定和个体成就高相关。综合智力中的认知因素在很大程度上受遗传因素的影响，而动机因素、情绪因素和个性因素与环境之间的关系更为密切，主要受后天因素的影响。

二、影响智力发展与衰退的因素

影响智力的因素是复杂的，不但涉及先天因素、生理因素，也涉及心理和社会因素，总体上可归为两大类：①先天遗传因素，是人们与生俱来的生理解剖功能特点，它包括感觉、运动器官、神经系统等方面的特性。它是智力形成和发展的自然前提，为智力发展提供物质基础。科学家们依靠家系研究法，进行了一系列旨在弄清楚有血缘关系的人们在智力发展方面之相互关系的研究。根据有关的研究报告指出，在父母都是优秀智力的情况下，他们的子女有 70%是智力优秀者，而当父母是低下智力的情况下，大约有 60%的孩子是智力低下者。依靠孪生子研究法去考察遗传的重要影响，研究表明，同卵双生儿智商的相关程度，比异卵双生儿智商的相关程度要高。②后天环境因素，是多方面的，主要通过后天学习获得，如知识、经验、技术、教育与职业、实践活动、家庭环境、生活经历及个人健康和活动状况等。在这些影响中科学而系统的教育和训练对智力的发展起着主导作用。社会环境、家庭环境对儿童的智力发展只是起到潜移默化的作用。有研究表明[8]，“爱动脑子爱学习的人在儿童期智力发展比较快，到了老年期他（她）的智力衰退比较慢”。先天遗传因素是智力发展的自然基础，如果缺乏后天环境因素，一个人的智力就得不到应有的发展。

三、老年人的智力特点

传统的智力发展观认为[9]，老年人的智力发展总体上表现出逐渐衰退的过程，下降是不可避免的，即随着年龄的增长，特别是步入老年期以后，个体随着生理功能的下降和功能的退化，尤其是大脑活动水平的下降，智力水平表现为一种不可逆转、逐渐下降的趋势。近些年的一些研究结果表明老年人的智力具有以下几个方面的特点。

1. 老年人智力结构不同成分变化不同步

老年人智力减退是一种自然现象，有的减退早些，有的晚些，有的减退快些，有的慢些。美国心理学家卡特尔[10]，把智力分成晶体和流体两种，流体智力主要指通过抽象作业测定的比较直接依赖于生理结构的智力功能，如近似记忆力、思维敏捷度、知觉整合能力等，是以神经生理为基础；晶体智力主要指与个体可得的知识经验有关的可得能力，如词汇、言语理解和普通常识等以回忆储存的信息为基础的能力，是通过社会文化经验而获得的智力。这两种智力发展的模式不一样，流体智力在青春期达到最佳的发展，以后开始缓慢下来，较早地表现出下降，而晶体智力衰退较迟，在青年期时仍在上升，并保持其水平直至老年，国内学者在 20 世纪 80 年代做过一项研究，比较了 20～89 岁不同年龄成人的智力变化。结果表明[11]，凡是与知识经验积累有关的智力方面，随年龄增长减退较晚，直到 70～80 岁才有所减退，而且减退缓慢，有的甚至还有所提高。Horn 等研究也发现[12]，进入老年期后，言语智力的改变相对不大，而操作智力则随着年龄的增长下降明显。

2. 老年人个体之间智力差异较大

因为智力受先天和后天的生理、教育、环境等多方面因素的影响，使得老年人智力的发展表现出很大的个体差异性。有的老年人头脑清晰，思维敏捷，智力不减当年，到晚年仍能做出成就；而有的老年人则智力减退严重，甚至患上老年痴呆症。解亚宁等研究表明[13]，健康水平、视力、听力、知觉和运动等生理因素与智力明显相关。文化、职业和活动锻炼等社会文化因素也与智力明显相关,各种影响因素对智力的作用大小是不同的，影响作用较大的因素依次有文化、职业、知觉、健康、血压和活动锻练等,智力的变化约有60%是由上述生理和社会文化因素所决定的。可见，不同职业、性别、文化程度及健康状况的老年人的智力年老化程度各有不同，有较大的变异性。

3. 老年人智力具有可塑性

智力不可避免地降低，大量的人类活动行为的研究已经指向这一结果。但国内外研究已证实，如果采取适当的干预措施，可延缓老年智力减退和改善老年智力，因为智力具有一定的储备能量，即通过干预而提高的这部分能量、这种潜能是可以挖掘的。这表明老年智力减退不是一成不变或不可逆转的，而是具有一定的可塑性。西德心理学者巴尔特斯等对60～80岁的老年人进行了短时间的认知训练，他们的成绩可与未经训练的年轻人相比。我国心理学者许淑莲研究得出[14]，老年人的平均成绩略微超过了未经训练的年轻人。陈艳玲等通过对退休老人进行的4年心理干预活动结果显示[15]：干预组老年人的心理年龄要显著低于对照组老年人，表现出比实际年龄要小些的特点，因此对老年人的心理社会活动进行干预，能改善老年人的智力。有一项对4000名老年人7个认知活动行为的参加频率分级的研究发现，那些经常参加认知活动的老年人有更少的认知能力下降的概率，认为社会行为和保持一个积极的态度是阻止痴呆的有力工具。也有相关研究提出：坚持大量阅读，对自己专业以外的事情保持经常的热心，选择一套适合自己的调节大脑的活动，坚持充足的睡眠时间，保持稳定而乐观的情绪，培养坚强、乐观、开朗、幽默的性格，经常活动手指、手腕，饮食方面要注意优质蛋白质的摄入，戒烟酒，结交一些比自己年龄小得多的朋友和进行适度的体育锻炼等方法和手段，能够延缓智力的衰退，甚至提高智力的水平，使人的智力衰退得更加迟缓。随着科学的发展，我们相信一定会出现更多改善老人智力的新途径。

第三节　老年人的情绪特点

俗话说：“人非草木，孰能无情”。心理学认为情绪、情感是人对客观事物的态度体验及相应的行为反映，是客观事物与人的需要之间关系的反映，表现为客观事物是产生情绪、情感的来源；情绪、情感的产生以客观事物是否满足主体的需要为中介；情绪、情感不是态度本身，而是一种主观的态度体验。积极情绪可以延缓老年人的生理衰老和心理衰老，对增加和提高老年人生活满意感及生活质量具有独特作用，而消极情绪体验对老年人健康极其不利。

一、情绪和情感的分类

一般来说，是人对客观事物是否符合自己需要而产生的态度和体验，是指人们在内心活动过程中所产生的心理体验，或者说是人们在心理活动中，对客观事物的态度体验。情绪和情感既有区别，又有联系。从对需要的满足来看，情绪与生理性需要相联系，而情感是与人的社会性需要相联系的体验；从进化上来看，情绪代表感情的种系发展的原始方面，人与动物共有，而情感是人才有的高级心理现象，是人类社会历史发展的产物；从发生上来看，情绪受情境影响大、不稳定，而情感受情境影响小、较稳定；从反应上来看，情绪反应强烈、外部表现明显，而情感反应较深沉、外部表现不明显。可见情绪和情感有区别，但又紧密地相联系。由于一个人的情绪和情感基本上是统一的，情感作为比较稳定、深刻的态度体验，它从根本上影响着情绪的表现。一方面，一个人的情绪在各种情境中的不同变化，一般都受到其已经形成的情感的制约；另一方面，人的情感总是在各种不断变动着的情绪中得到自己的表现，离开了具体的情绪，人的情感则无从表现。由此可见，情绪是情感的表现形式，情感是情绪的本质内容，在现实生活中，情绪和情感常常交织在一起，很难区分。

我国古代将人的情绪分为喜、怒、哀、乐、爱、恶、惧 7 种基本形式。现代心理学一般把情绪分为快乐、愤怒、悲哀、恐惧 4 种基本形式。根据情绪发生的强度、持续时间和紧张度，可以将情绪分为心境、激情和应激。心境，是一种使人的整个精神活动都染上某种色彩的、微弱而持久的情绪状态。突出特点是具有感染性；激情，是一种暴风雨般、强烈而短暂的情绪状态；应激，是出乎意料的紧急情况所引起的高速而高度紧张的情绪状态。

情感是与人的社会性需要相联系的体验。情感的种类繁多，它渗透到各类社会生活的各个领域中，按情感的社会内容可将其分为道德感、理智感、美感。其中道德感，是道德生活的需要与道德观点是否得到满足与实现而产生的情感体验，它具有社会性和阶级性；美感，是人根据自己的审美标准对客观事物、人的行为及艺术作品予以评价产生的情感体验，既有共同性又有差异性；理智感，与人的求知欲望、认识兴趣、解决问题的需要、对真理的追求相联系的情感体验。

二、老年人情绪、情感变化与特点

老年人由于各自的人生经历、文化背景、生活环境、个性特征和行为需求存在差异，因而他们所处的情绪状态也会不一样。又因为人进入老年期后，随着年岁的增高、身体健康水平的下降，社会交往圈子的缩小，空闲时间的增多，会出现一系列情绪情感变化。依据心理学相关研究的结果，进入老年期后，老年人的情绪与情感会发生相应的变化，主要表现为以下几点。

1. 容易产生消极的情绪情感

由于生理功能的衰退和老化、社会角色改变、社会交往减少及心理功能变化等主客观原因，老年人经常会产生消极情绪体验和反应，如失落感、疑虑感、孤独感、忧郁感、焦虑和固执等不良情绪。通常，年龄越大，感到孤独、抑郁、焦虑、多疑越严重。有一项对 860 位老年人的调查研究表明：在被调查的老人中，最担心自己健康的有 378 人，最担心物价上涨、经济入不敷出的有 299 人，担心患病后无人照顾的有近 90 人，除此之外，还有不少老年人担心自己会被社会遗忘等，可见，老年人因担心的问题较多，容易出现消极情绪。有学者提出，合理宣泄、情趣转移、理性升华、适度让步及自觉遗忘、自我解脱是不良情绪的调节方法。

2. 情绪体验强烈、持久

由于老年期中枢神经系统内发生的生理变化，使得中枢神经系统有过度活动的倾向和较高的唤醒水平，加之，体内稳态调整能力的下降，老年人的情绪一旦被激发，老年人的情绪呈现出内在、强烈而持久的特点，恢复平静的时间较长，尤其是对消极情绪的体验强度并不随着年龄的增长而减弱。使得老年人对于负性应激事件所引发的情绪体验要比青年人和中年人持久强烈。

3. 善于控制自己的情绪

"心态是人们真正的主人，要么你去驾驭生命，要么是生命驾驭你，而你的心态将决定谁是坐骑，谁是骑师"。老年人漫长而丰富的生活经历使老年人形成了对一些事物的平常心，愈发容易看到事物的另一面（好事坏的一面和坏事好的一面），其情绪体验很少表现为纯粹的肯定或否定，而能够客观、冷静地分析事物，“得而不乐，失而不哀”常常是老年人情绪状态的表现。有调查结果表明，老年人比青年人和中年人更遵循某些规范以控制自己的情绪，尤其表现在控制自己的喜悦、悲伤、愤怒和厌恶情绪方面。

4. 情绪表达方式较含蓄

随着年龄的增长，老年人在性格方面往往有一个由外向向内向移动的倾向，因此情绪表达方式上较为含蓄，这与老年人长期生活经验有关。老年人遇事，往往要考虑到事情的前因后果，照顾到方方面面，这在一定程度上缓冲了老年人活动的倾向性和表达方式，久而久之，逐渐形成了内向的性格，情绪表达日趋含蓄。

第四节　老年人的人格特点

“人格”（英文 personality）一词源自古希腊语 persona，最初被用来表示古罗马戏剧演员在舞台演出时所使用的不同面具，在古希腊语中也有喜剧面具的含义，后指演员本人，即一个具有特殊性质的人，展示给公众不同方面、不同角色和不同层面。现代心理学沿用 persona 的含义，转意为人格，能反映出一个人外在表现和面具后的真实的自我。心理学中人格的含义比较丰富，有人认为是人类思维、情感和活动的性质、特色和遗传基础；也有人将之理解为情绪、智力和性格的混合；带有更多行为主义色彩的心理学家则认为，人格不是一种内在的东西，而是对人的有组织的典型行为的外在观察模式。或在社会实践中形成的、带有一定倾向性的、稳定的心理特征总和。可见人格的含义十分丰富，既包括一个人的思想、情感，又包括人的行为，是一个有别于他人的、独具的、稳定的特质，在心理学中，还经常运用“个性”一词表达人格的概念（《中国大百科全书·心理学卷》）。

人格是一个具有丰富内涵的概念，其中反映了人的多种本质特征：①独特性与共同性，一个人的人格是在遗传、环境、教育等因素的交互作用下形成的。人格作为一个人的整体特质，既包括每个人与其他人不同的心理特点，也包括人与人之间在心理、面貌上相同的方面，它是共同性与差别性的统一。②稳定性和可变性，俗话说“江山易改，禀性难移”，这里的“禀性”就是指人格，反映出人格一旦形成，会在极广的时空范围内不断显露出来，这也使得我们在不同条件下预测人的行为成为可能。当然，在人的一生中，随着生理的成熟和环境的变化，人格的稳定性会产生或多或少的变化，在不断的行为选择中重塑，人格是可塑性与稳定性的统一。③统合性与个别性，人格由多种成分构成，反映了人的心理特征的各个方面，标志着人与人之间的各种异同之处，但多种成分又是内在统一的，是一个有机整体，不是孤立存在的，而是受自我意识调控的。健康的人格是心理特征的各个方面彼此和谐统一。可见，人格是个人在适应环境的过程中所表现出来的系统、独特的反映方式，它由个人在其遗传、环境、成熟、学习等因素交互作用下形成，并具有很大的稳定性。

一、人格相关理论

心理学家对人格心理学的研究，由于各自观点及研究方法上的不同，先后出现了几十种人格理论。这些理论从不同角度对人格进行了探讨，其中代表性的人格理论有特质理论、心理动力学论、多元类型理论、人本主义理论等。

特质理论认为，特质是个体有别于他人的基本行为特征，是人格的有效组成元素，也是人格测评的基本单位。卡特尔主张特质理论，他把特质看作是人格的积木，并将其分为表面特质和根源特质，依此编制了“卡特尔 16 种人格因素调查”；阿尔波特认为特质是构成一个人完整的人格结构，体现一个人的差异性和独特性，是测量一个人心理现象的最小单位；艾森克对特质的理解不同于卡特尔，更强调较高层次的次级表面特质，提出人格的“外倾性、神经质和精神质”3 个基本维度；诺曼等一批心理学家经过漫长的探索，认为人格特质维度包括“外倾性、神经质、开放性、随和性和意识性”。当前特质人格心理学派对于用哪些人格维度和多少人格维度来解剖和描述人格，仍然是众说纷纭。

心理动力学理论是在弗洛伊德的经典精神分析学说基础上形成的，他认为人格是多种力量相互作用的动力系统，而非静态的“解剖性”结构，一般是由“本我、自我和超我”3 个部分组成的一个整体。“本我”代表欲望，受意识遏抑，人最为原始的、属满足本能冲动的欲望，包含生存所需的基本欲望、冲动和生命力，目标是求得个体的舒适，生存及繁殖，它是无意识的、不被个体所觉察的、完全潜意识。“自我”负责处理现实世界的事情，是指“自己”，是自己可意识到的执行思考、感觉、判断或记忆的部分，自我的功能是寻求“本我”冲动得以满足，而同时保护整个机体不受伤害，它遵循的是“现实原则”，为本我服务，大部分是有意识的。

"超我"是良知或内在的道德判断，是人格结构中的管制者，由完美原则支配,属于人格结构中的道德部分。它是个体在成长过程中通过内化道德规范、内化社会及文化环境的价值观念而形成，其功能主要为监督、批判及管束自己的行为，"超我"的特点是追求完美，所以它与"本我"一样是非现实的，"超我"大部分也是无意识的，"超我"要求"自我"按社会可接受的方式去满足"本我"，它所遵循的是"道德原则"。弗洛伊德认为，只有3个"我"和睦相处，保持平衡，人才会健康发展，而三者冲突得比较严重，就会导致神经症的产生。

多元类型理论主要用来描述一类人与另一类人的心理差异,即人格类型的差异。人格类型理论有"单一类型理论、对立类型理论和多元类型理论"3种，单一类型理论认为人格类型是依据一群人是否具有某一特殊人格来确定的;对立类型理论认为人格类型包含某一人格维度的两个相反的方向，分为A型人格和 B型人格或内-外型人格。A型人格的主要特点是性情急躁，缺乏耐心，外向，动作敏捷，说话快，生活常处于紧张状态，社会适应性差，属于不安定型人格。而 B 型人格的主要特点是性情不温不火，举止稳当，对工作和生活满足感强，喜欢慢步调的生活节奏，属于安定型人格；多元类型理论认为人格类型是由几种不同的人格特质构成的，有气质类型学说、性格类型学说、阴阳五行说。气质类型学说又分为4种类型：胆汁质、多血质、黏液质、抑郁质。性格类型学说也分为经济型、理论型、审美型、权力型、社会型、宗教型。

人本主义理论以马斯洛和罗杰斯为代表，罗杰斯提出了"心理和谐的人格"这个概念，而马斯洛则从"需求层次"上来描述个体的人格，都认为人是积极主动、追求自我实现的健全的机体，自我实现是人性的本质。认为"自我"是个体与外界接触逐渐形成自我知觉，虽然每个人并非随时能够意识到自我的所有层面，但自我确实存在于意识之中，其提出人性是善良的、乐观的、积极的、发展的，成为你自己就是自我实现，谋求自我的充分发展是人的基本动力等观点。

二、老年人人格变化与特点

根据国内外学者的调查研究，发现老年人的人格随着身体健康、社会角色、家庭、情绪和认识功能等方面的变化会发生多方面的改变，与此同时也有些研究发现老年人的基本人格仍然具有其持续稳定的特点，即老年人的人格特征是稳定多于变化，具体人格变化与特点主要表现为以下几种。

1. 安全感差

老年人退休赋闲或放弃原从事的劳动，使得生活圈迅速缩小，心理上感到空虚，既往对事业的兴趣和注意力就会转到对身体的感觉变化上来，因生理系统和器官逐渐发生功能和机能性的变化，经常患各种疾病，老年人过分注意自己身体健康和担心自己的健康，就会对身体功能的变化很敏感，产生不安全感，甚至导致形成老年的疑病观念，如把偶然的不适误认为大病临身，多方求医；另外，到了老年，因失去劳动能力，各种疾病的经常发生，还会导致老年人对经济保障的担忧，主要表现在老年人对生活保障和疾病的医疗及护理保障的担忧。改善和防止老年人不安全感会对老年人身心健康产生影响，我们应从社会各方面加强老年保健事业，为老年的健康与疾病防治做出保障。

2. 孤独感明显

老龄人口所占比重越来越大，对于老年人的生活调查显示，大部分老年人都感到孤独，老年人的孤独感较为普遍。造成老年人有孤独感的原因是多方面的，其中老年期病理或生理的变化是原因之一，如机体生理功能衰退，体内激素平衡失调等，这些生理变化都会引起老年人的心理变化，使老年人的性格变得孤独、怪癖。原因之二，老年人社会地位的变化。老年人退休后，脱离了原来的集体，生活节奏减慢，活动范围和与人交往相对减少，使得老年人有权势失落和信息缺乏等被社会抛弃、冷落的心理不适感，产生精神上无比空虚和孤独感。另外，老年人家庭地位的变化也是重要原因之一，在我国传统大家庭中，老年人是一家之主，在家庭中负担重要角色。作为父母、长辈，他们受到小辈的尊重，很有权威。但是，现在这种传统的家庭结构发生了变化，儿女结婚后组成小家庭，即使与儿女在一起，也常常由于两代人的代沟，使他们之间在兴趣、爱好方面大不相同，相互间共同语言也很少；除此之外，老年丧偶、无子女等都会造成老年人心理上的孤独感。因此，我们应"了解和合理满足老年人的需求，创造老年人与同龄人的相处机会，鼓励老年人积极参与各种社会活动"来减缓老年人的孤独感。

3. 外界适应性差

老年人适应是指老年人根据外在社会和自然环境的要求，不断调整自身的心理和行为方式，达到内在的及个体与外在的环境和谐统一。适应不仅是一种生活方式，也是一种对周围环境的心理调适，包括老年人能否利用周围环境及个体对周围环境背景下的自身状况的内心感受等。老年人因退休后的收入减少、社会支持和家庭功能减弱，以及患病状况加重等，导致老年人不容易适应新环境和新情境，他们对周围环境的态度和方式逐渐趋于被动，依恋已有的习惯，较少主动地体验和接受新的生活方式是较为普遍的现象，已有研究显示，城市居民退休后在社会适应能力方面均有不同程度的下降[16]。故加大对老年人社区服务的财政投入，完善老年人社区服务的法律法规，发展老年人社区医护人才队伍，让老年人快乐、健康地融入社会，是提高老年人社会适应的重要条件。

4. 行为刻板保守

老年人拥有丰富的人生阅历，对待事物变迁很平淡，很少出现大喜大悲现象，与年轻人相比，老年人行为倾向刻板保守，做事按部就班，循规蹈矩，在解决问题时，唯恐自己做错，宁愿牺牲速度也要注重准确性。或担心什么事没有做到最好、更好，而难以接受新鲜事物，越来越保守，固执自己的方法和态度，不会去冒险。有的研究发现，一般人到50多岁以后，刻板保守就逐渐增强，此后各年龄组均呈显著差异。这可能与老年人在年轻时兴趣较广泛，到了老年变得兴趣狭窄，生活单调、枯燥、刻板、墨守成规，不愿放弃过去的老习惯，不易适应新环境，与经常变化的外界不融洽有关。

5. 回归心理强

随着年龄的增长，老年人机体逐渐衰老，思维能力降低，远期记忆力反而加强，因而对储存在大脑中的往事印象很深，难以忘却，常表现为回忆过去，夸耀自己，或触景生情，念叨不绝，这种现象心理学上称为“回归心理”。老年人回归心理的产生与老年人以往的生活经历有关。在漫长的人生道路上，他们有成功和失败，有喜悦和悲伤。他们的社会经验很丰富，既有耳闻目睹，又有亲身经历，他们过去的生活中充满了甜、酸、苦、辣。在人生的暮年期希望小辈们不要重犯自己过去的错误，同时，通过话语的不断重复来达到心理活动和客观环境的平衡。有研究表明，回归心理是老年人容易产生的常常带消极、悲观的情绪的一种不良的心理机制，一旦受到抑制，则会出现烦躁、易怒、焦虑、抑郁等心理状态，促使老年人的身体功能加速衰退，内分泌系统、心血管系统及消化功能减退等。医学统计表明，有严重怀旧心理的老年人，死亡率和癌症、心脑血管病的发病率分别比正常老年人高3～4倍，同时也易导致老年性痴呆症、抑郁症和消化性溃疡等病。因此，要预防和消除回归心理带来的不良影响，老年人应该树立起豁达、积极的人生观，同时，注意培养广泛的兴趣，为自己创造一个良好的晚年生活环境。

老年期是"身心健康、社会角色、经济基础和生活价值"等一生获得的丧失期，老年人人格的某些方面发生变化实属事实，但同时也要看到人格的基本特征始终有稳定性。美国和德国的学者们都曾对不同年龄阶段的人群，特别是老年人群进行过长达10年的纵向跟踪研究，结果发现：神经质（焦虑、敌意、冲动性等）、外向性（依恋、交际、活动等）和体验与接受的个性（审美、情感体验、价值观接受等）3个维度上的主要表现基本上都具有持续稳定性（其中只有体验和接受方面的稳定性较低）；还有"活动性、反应能力、控制力和情绪"，这些较容易变化的人格特征，也表现出基本稳定的倾向。这表明老年人人格的基本类型和基本特征还是不容易发生大的变化。

第五节　老年人心理健康标准

当前，心理健康不仅是学校教育的重头戏，也是大众语境中的流行语，何为心理健康？心理健康的标准是什么？这一基本问题至今学界仍未达成共识。随着人口老龄化问题的不断加剧，老年人口心理健康及其标准问题引起众多学者的关注。据统计[17]，2009年我国60岁及以上老年人口已达1.671 4亿，占总人口的12.5%，我国已进入老龄化社会。而老年人同时又是社会的一个弱势群体，退休在家、社会交往急剧减少、社会角色改变、自身的身体功能下降等多方面问题的出现，必将对老年人的心理产生极大的消极影响，同时老年人又是身体和心理出现疾病及障碍最频繁的一个群体，实证研究表明[18]，中国自杀率最高的人群是老年人，自杀已在我国老年人死亡原因中排第十位，而在自杀死亡的老年人中95%的老年人都有不同程度的心理障碍。有资料也表明[19]：85%老年人或多或少存在着不同程度的心理问题，如对上海市1447名60～79岁老年人进行调查发现，严重心理问题检出率为10.64%，其中忧郁症占31.17%，焦虑症占22.08%。因此关注老年人的心理健康及其标准问题，无疑对廓清老年人心理健康问题的相关研究具有积极的推动作用。

一、老年人心理健康及其意义

心理健康是身心健康的重要组成部分，是对健康全面关注的表现。心理学上认为心理健康是个人心理所具有的正常的、积极的状态和同环境保持良好心理适应的能力[20]。而老年人随着年龄的不断增大，身体不可避免地出现功能退化现象，加上社会人际交流的减少、社会成就感的消失，最终导致老年人出现不同的心理障碍甚至是心理疾病。中国科学院心理所老年心理研究中心认为，老年人心理健康包括认知功能正常、情绪积极稳定、自我评价恰当、人际交往和谐、适应能力良好 5 个方面[21]；吴振云等认为老年人心理健康应包括：性格健全，开朗乐观；情绪稳定，善于调适；社会适应良好，能应对应激事件；有一定的交往能力，人际关系和谐，认知功能基本正常[22]。可见，老年人心理健康就是个体内部心理和谐一致，与外部适应良好的稳定的心理状态。

生理心理学研究表明，积极的情绪有利于身体健康，而消极的情绪则对健康带来不良影响，当人处于情绪状态时，会引起身体的外部和内部的一系列生理反应。人在发怒时，心跳加快，血压上升，呼吸频率增加；人在抑郁、焦虑时，会抑制胃肠蠕动和消化液的分泌。对于老年人来说，消极情绪往往是引起或激发某些疾病的心理因素。相反，积极情绪可以增进身体健康达到延年益寿的目的。

二、老年人心理健康的影响因素

通过查阅大量涉及老年人心理健康方面的核心期刊论文及相关方面的研究成果，我们发现广大学者大多集中于从年龄、性别、家庭、经济条件、生活满意度、主观幸福感、生活质量、婚姻状况、社会活动及地域等角度来探讨影响老年人心理健康问题。通过对文献的筛选和比较分析，对影响老年人心理健康的因素进行归纳分析发现，众多学者主要是从 3 个层面来进行研究，即个人层面、家庭层面和社会层面。另外，也有部分文献涉及老年人心理健康干预和测量研究。

1. 个人层面

除个人的身体的衰老是引发心理变化的最直接原因外，个人层面的年龄、性别、身体状况、性格等个人因素也是影响老年人心理变化的重要因素。胡宏伟等的研究表明，身体健康状况越好的老年人，其越不容易产生心理问题，心理症状的表现越不明显[23]。姚远等从年龄、性格为变量研究表明，随着年龄的增加，老年人人格特征更趋于内向，性情更趋于平和；情绪稳定性的老年人心理健康水平要显著好于情绪不稳定性的老年人[24]。张爱民、于文平、高恒乾等认为文化程度低，不仅会导致不恰当的休闲方式，从而影响健康行为，而且会导致卫生知识缺乏，而影响自我保健能力[25]。这就要求老年人要加强自身层面的心理健康保健，积极参加健康、有趣、有益的活动，做到“老有所学、老有所乐、老有所为、老有所用”，保持“从心所欲不逾矩”的心态。

2. 家庭层面

家庭层面主要涉及老年人的家庭成员，特别是老年人的子女，同时包含经济状况、婚姻状况、生活方式等因素。当代老年人不仅需要传统意义上的赡养，更需要“精神赡养”，家人对老年人的关心，这对老年人的心理健康非常重要[26]，吕林等的研究表明，家庭养老的老年人比社会养老的老年人有更高的生活幸福感，且生活态度乐观。家庭养老的老年人心理健康状况较好，社会养老的老年人心理健康状况较差。家庭养老模式比社会养老模式老年人心理健康指数高，家庭养老模式更适合我国目前的老年群体[27]。谢桂华的研究表明，得到更多的、更经常的经济支持、生活照料和精神慰藉的老年人，其心理健康状况明显优于其他老年人群[28]。贺寨平也认为，不仅老年人本人的经济收入对老年人的身心状况有较大影响，其家庭成员的经济收入对老年人的身心状况也有影响。张明芝、朱永烈等在《1067 例老年人生活及心理状况调查》一文中指出老年人的生活条件、生活方式和心理状况是影响老年人心理健康的因素[29]，因此，营造和谐的家庭氛围，了解和理解老年人的行为，关注失能老年人的需求等是改善老年人心理健康的重要途径。

3. 社会层面

除了老年人自身和家庭因素以外，社会因素对老年人的心理状态也会产生一定程度的影响。社会层面一般是影响老年人心理健康的客观因素，指整个社会的风气、医疗保障、受教育水平、城市农村的区域性等因素，包括政府及其相关部门、企事业单位、社区组织、民间社团组织及社会心理健康教育或服务的机构等。李实等的研究显示[30]，随着养老金收入水平的提高，中国老年人自评健康状况越来越好。何流芳对退休老年人心理健康状况进行了分析，结果表明退休对老年人的心理健康影响较大，退休老人比较突出的问题是抑郁，该研究还发现丧偶对老年人的心理健康有着极为不利的影响[31]。李娟、吴振云和许淑莲通过对北京城区老年人心理状况的调查发现对老年人心理健康总体情况影响最大的是健康满意度和教育水平两项因素，他们认为教育水平高者参与社会活动较多，且善于调适自己，因此心理健康状况相对较好[32]。邱莲等在《农村老年人心理健康状况调查》一文中，通过农村老年人与城市老年人心理健康状况的比较发现，农村老年人心理健康状况较差，认为“文化程度低、生活方式缺乏科学性、认知功能有障碍、对健康缺乏正确认识、社会地位偏低、生活条件艰苦、随儿不随女的陈旧传统养老意识”等因素，对农村老年人心理健康产生较大影响[33]。可见，政府践行“老有所养”、“老有所医”，全社会加强“敬老爱老”的美德，相关老年组织提供老年心理健康需求的帮助，为老年人营造一个健康、愉快生活的社会环境，是社会不可推卸的责任。

三、老年人心理健康的测量

一个人的健康不只是身体健康，还要心理健康。作为人生的特殊时期，老年期的心理健康关注尤为重要，关注老年人心理健康离不开心理测验以了解老年人的心理健康状况。程雪等[34]对目前应用于老年人心理健康的测量工具研究表明，目前用于评定老年人认知及智能方面的量表有简易精神状态检查表、老年认知评定问卷；用于评定老年人幸福度与生活满意度的量表有情感平衡量表、生活满意度指数量表、纽芬兰纪念大学幸福度量表；用于评定老年人自信心的量表有费城老年学中心信心量表；用于评定老年人社会支持情况方面的量表有社会支持评定量表；用于评定老年人其他综合评定量表和各种症状评定量表有症状自评量表、康奈尔医学指数等。可见，目前评定老年人心理健康的测评工具，多数为单一症状问卷，吴振云等[35]从东方传统文化下人的心理健康特质出发，构建了符合中国社会文化背景的老年人心理健康量表，即《老年人心理健康问卷》。该问卷共 50 个题目，包括性格、情绪、适应、人际和认知 5 个维度，最高得分 100 分，最低得分 50 分。得分越高，表示被试者在相应维度上或总体心理健康状况上的问题越多、状况越差，总 a 系数为 0.89，其中性格 8 个项目（a =0.58），情绪 9 个项目（a =0.80），适应 12 个项目（a =0.73），人际 12 个项目（a =0.75），认知功能 9 个项目（a =0.75）。问题采取 2 点计分方式，正向和反向计分的项目各 25 道，经因素分析证实了问卷的结构效度，问卷得分与适应于我国不同年龄群体的流调中心抑郁量表得分、健康满意度、生活满意度、遭遇重大生活事件数和慢性疾病患病数等因素显著相关，比较表明该问卷具有良好的实证效度，符合心理测量学要求。

四、老年人心理健康的标准

人们大都认为，身体上的健康与否，很容易辨别，个人也很容易把握，但对心理健康的标准就很难把握了。当前，现代医学的发展，使得判断一个人生理上是否健康已有较多的客观标准。但是，判断一个人的心理健康，除一些极端的心理现象外，却没有一个统一标准。陈露晓等[36]综合国内外专家对老年人心理健康标准的研究，结合我国老年人实际情况，将我国老年人心理健康的标准界定为 5 个方面，即有正常的感觉和知觉、有良好的人际关系、有健全的人格、能保持正常的行为和能正确地认知社会；也有学者提出老年人心理健康的 10 条标准，即充分的安全感、生活目标切合实际、充分地了解自己、与外界环境保持接触、具有一定的学习能力、保持个性的完整与和谐、保持良好的人际关系、有限度地发挥自己的才能与兴趣爱好、能适度地表达与控制自己的情绪、在不违背社会道德规范的情况下个人的基本需要得到一定程度的满足。除此之外，还有学者也提出了老年人心理健康的 5 个方面，即性格健全，乐观开朗；情绪稳定，善于调适；社会适应能力强，可以应对外界各种压力；人际关系良好，有一定的交往能力；认知功能基本正常。这些老年人心理健康标准的界定，是当前社会发展的产物，有它的现实意义，但随着社会的不断发展，对于老年人心理健康的标准还会有更高的要求。

综上所述，关于我国老年人心理健康的相关研究已取得了很大的进展，众多学者进行的研究都从不同方面、不同角度、不同程度地探讨老年人的心理健康问题，总结出影响老年人心理健康的因素有个人层面（年龄、性别、身体状况、性格等）、家庭层面（经济状况、婚姻状况、生活方式、养老模式等）和社会层面（医疗保障水平、受教育水平、城市农村的区域性差异等）等。同时，也提出老年人的心理健康的标准问题。但是现有的研究也存在着对老年人心理健康状况影响因素的描述多，而提出的建议过于刻板，实用性不够强的问题，且关于老年人心理健康的研究重复性较多，创新性的研究较少，致使整个老年人心理健康领域的研究停滞，需要广大学者在今后的研究中加以注意和重视。

参考文献

[1] 白宇明. 利用增龄性定量指标判定华中地区青少年生理年龄的研究[D]. 武汉：华中科技大学, 2010: 52-68.

[2] 陈传书. 我国将成为老龄化程度最严重的国家之一[EB/OL]. http://www.hnjsw.gov.cn.

[3] 田雪原, 王国强. 全面建设小康社会中的人口与发展[M]. 北京：中国人口出版社, 2004: 229-230.

[4] 王琳. 中国老年人口高龄化趋势及原因的国际比较分析[J]. 人口与经济, 2004（1）: 6-12.
[5] 邬沧萍, 姜向群. “健康老龄化”战略刍议[J]. 中国社会科学, 1996（5）: 52.
[6] 陈露晓. 老年期生理、心理变化及应对[M]. 北京: 中国社会出版社, 2009: 48.
[7] 顾大男, 仇莉. 中国高龄老人认知功能特征和影响因素分析[J]. 南京人口管理干部学院学报, 2003（2）: 3-12.
[8] 陈露晓. 老年人后期学习问题[M]. 北京: 中国社会出版社, 2009: 18.
[9] 蔡晓领. 老年人智力与年龄关系研究述评[J]. 心理科学, 2007（2）: 203-211.
[10] 李丹. 儿童发展心理学[M]. 上海: 华东师范大学出版社, 1987: 3010.
[11] 赵慧敏. 老年心理学[M]. 天津: 天津大学出版社, 2010: 22.
[12] 谭天秩. 临床核医学[M]. 北京: 人民卫生出版社, 1993: 350-356.
[13] 解亚宁, 龚耀先, 等. 离退休老年人智力与生理及社会文化因素的关系[J]. 中国临床心理学杂志, 1996（3）: 139-145.
[14] 许淑莲. 我国老年心理学研究进展[J]. 老年学杂志, 1989（9）: 378-381.
[15] 陈艳玲, 陈智玲. 心理社会干预对老年人智力衰退的作用[J]. 中国临床康复, 2004（25）: 5271-5275.
[16] 付泽建, 亓德云, 林可, 等. 城市居民退休前后社会适应能力变化趋势分析[J]. 中国公共卫生, 2014（2）: 155-159.
[17] 全国老龄工作委员会办公室. 2009 年度中国老龄事业发展统计公报[R]. 北京: 全国老龄工作委员会办公室, 2010: 1-2.
[18] 人民网. 关于老年人心理健康问题的有关建议，[EB/OL]. http://cp-pcc.people.com.cn.
[19] 廖全明. 中国人心理健康现状研究进展[J]. 中国公共卫生, 2007（5）: 33-37.
[20] 叶奕乾, 祝蓓里. 心理学[M]. 上海: 华东师范大学出版社, 2001: 363.
[21] 李娟, 吴振云, 韩布新. 老年心理健康量表（城市版）的编制[J]. 中国心理卫生杂志, 2009（9）: 656-661.
[22] 吴振云, 许淑莲, 李娟. 老年心理健康问卷的编制[J]. 中国临床心理学杂志, 2002（1）: 1-3.
[23] 胡宏伟, 串红丽, 杨帆, 等. 我国老年人心理症状及其影响因素研究[J]. 西华大学学报（社会科学版）, 2011（6）: 145-152.
[24] 姚远, 陈立新. 老年人人格特征对心理健康的影响研究[J]. 人口学刊, 2005（4）: 10-15.
[25] 张爱民, 于文平, 高恒乾, 等. 山东省老年人健康与卫生知识现况调查[J]. 调查研究, 2002（4）389-391.
[26] 贺寨平. 社会经济地位、社会支持网与农村老年人身心状况[J]. 中国社会科学, 2002（3）: 135-148.
[27] 吕林, 杨建辉, 吕牧轩. 不同养老模式对老年人心理健康状况影响调查分析[J]. 中国老年学杂志, 2011（17）: 3344.
[28] 谢桂华. 老人的居住模式与子女的赡养行为[J]. 社会, 2009（5）: 149-167.
[29] 张明芝, 朱永烈. 1067 例老年人生活及心理状况调查[J]. 苏州大学学报（医学版）, 2004（2）: 176.
[30] 李实, 杨穗. 养老金收入与收入不平等对老年人健康的影响[J]. 中国人口科学, 2011（3）: 26-33.
[31] 何流芳. 退休老人心理健康状况分析[J]. 中国老年学杂志, 1998（1）: 8.
[32] 李娟, 吴振云, 许淑莲. 北京城区老年人心理健康状况及其相关因素分析[J]. 中国老年学杂志, 2002（22）: 338.
[33] 邱莲. 农村老年人心理健康状况调查[J]. 中国老年学杂志, 2003（8）: 518.
[34] 程雪, 蒙华庆, 等. 老年人身心健康研究现状[J]. 重庆医学, 2011（17）: 1707-1710.
[35] 吴振云, 许淑莲, 李娟. 老年心理健康问卷的编制[J]. 中国临床心理学杂志, 2002（1）: 1-3.
[36] 陈露晓. 老年人心理问题诊断[M]. 北京: 中国社会出版社, 2009: 174-175.

第五章　老年人体育锻炼的“健心”效应研究述评

所谓“健心”，是与强壮形体的“健身”相对应的，指的不是心脏而是心理，不同的心理状态，会对人体的神经系统、免疫系统、内分泌系统等产生不同的影响，研究表明，良好的心理状态，能够提高免疫系统的功能，增强我们预防和征服疾病的能力。体育锻炼主要是指人们以强身健体为主要目的所参与的各种活动的总和，这其中不仅包括传入我国的运动项目，而且还包括我国传统运动项目，以及以健身为主要目的的各种舞蹈等。体育锻炼作为心理健康的重要干预手段已得到了人们的广泛认同，因此，有必要就体育锻炼对心理健康的影响研究成果做个简要的分析。

第一节　不同群体体育锻炼的心理效应

通过文献检索我们发现不同群体健心效应研究占了体育锻炼“健心”研究的大部分。以中国知网为例，共检索到相关文献 160 篇，其中研究不同群体的文献为 95 篇，占到了总数的 59%。这些群体中主要以研究大学生群体为主，其次则为老年人及其他群体等。

一、大学生体育锻炼的心理效应

大学生群体是祖国未来，对这一群体的研究较为普遍。张勇、孙高峰通过采用人格问卷 UPI 对偶尔参加体育锻炼和经常参加体育锻炼的大学生进行了调查，结果显示[1]，偶尔参加体育锻炼的大学生在躯体、情绪、人际交往及神经症状等方面的心理问题远远多于经常参加体育锻炼的大学生。汤跃等针对师范大学生，利用简式《心境状态剖面图》的调查结果表明[2]，体育锻炼能够有效地降低学生的紧张、愤怒、疲劳、抑郁和慌乱，提高学生的自尊感；运动中较大的运动量具有更好的心理健康效应；同时该研究也揭示了较高比例的师范学生存在着不同程度的心理健康问题。苏荣海、孙璞则对研究生群体进行心理障碍与体育锻炼的相关性研究，该研究分别以人际障碍、消极情绪及压力 3 个方面作为出发点，研究得出[3]，体育锻炼与研究生心理障碍显著相关，研究生运动群体与非运动群体之间的人际障碍、消极情绪及压力均存在非常显著差异；不同强度的运动量，对压力影响不显著，但对人际障碍、消极情绪却有着非常显著的差异；不同运动项目对于人际障碍及压力的主效应不显著，但对于消极情绪的主效应显著，并且集体项目较个人项目，在人际障碍程度上显著偏低。安雅然对辽宁省普通高校大学生心理健康及参加体育锻炼状况进行了分析，研究结果认为[4]，辽宁省大学生心理健康状况好于全国大学生同龄组水平，男生相对好于女士，城市相对好于乡村，同样，研究也认为坚持中等运动量的体育锻炼有利于大学生心理健康水平的提高。付奕等采用症状自评量表（SCL-90）、情绪稳定性量表（ESSV3.0）等研究工具，对山西省不同层次、不同专业大学生进行了研究，该研究结果认为[5]，山西省大学生心理健康问题检出率较高，此外，和其他研究者结论类似，认为中等强度体育锻炼所产生的心理健康效应优于小强度和大强度体育锻炼，但作者认为不同强度运动对心理健康的效应不存在显著差异。方敏、孙影采用 SCL-90 量表和自编锻炼问卷对 1380 名大学生进行的调查测试，同样揭示了进行体育锻炼和不锻炼的大学生心理健康水平差异有显著性，此外该研究还显示锻炼持续 1 年心理健康效应开始显现，持续时间越长效果越好[6]，与 North 的报道一致[7]。文章最后得出了合理的体育锻炼对维持大学生心理健康有积极的影响的结论。

通过上述的研究我们发现，体育锻炼对大学生群体的积极心理效应成为了共识，因此，通过各种方式积极引导大学生进行合理的体育锻炼有着重要的意义。然而，对于运动方式对心理效应的影响则各执一词，研究结果不相一致，这需要在以后的研究中做系统性的工作，从而为大学生采用何种方式促进何种心理效应提供了借鉴。

二、老年人体育锻炼的心理效应

老年人作为社会的特殊群体，在光环褪去迎接夕阳之际及我国老龄化人口不断剧增的背景下得到了与之相适应的研究。林岩[8]在 20 世纪 80 年代摘译的文章表明体育锻炼有利于老年人的精神健康。余询、钱跃庭在 20 世纪 90 年代初开始了以上海市老年人为例，研究老年人参加体育锻炼的心理效应，该研究通过问卷、访谈、统计等方法对上海市 594 名老人进行了调研，该研究认为体育锻炼具有充实生活、增强健康长寿信心、促进人际交往、调节情绪、丰富兴趣爱好、改善记忆 6 个方面的积极效应[9]。欧美珍[10]以太极拳为例，选取 55～70 岁的女性老年人进行了为期 6 个月的调研，并运用了 SCL-90 量表分别于实验前、锻炼中、锻炼后期进行了较为系统的测试，结果表明了太极拳能够促进老年女性心理健康，同时认为太极拳具有长期健康效益，由此其鼓励女性老年人长期坚持该运动。何阳、彭丽红[11]则研究了城市空巢老人的心理健康，并对不同的运动项目进行了分析，建议出现不同心理疾病的老年人采用不同的运动项目，如文章认为患有空巢综合征的老年人应该多参加气排球等集体合作性运动项目。吴前[12]对老年人运动后产生的心理效应对血压的影响进行了研究，其对西安 60 岁以上患有轻、中度高血压的 68 名老年人采用 CMI 量表进行了分析，认为规律性运动能够改善高血压，长期运动对于血压的稳定效果最佳，血压下降源于运动心理效应所致血管舒张作用的增强。赫秋菊运用量表的方法对沈阳市的老年人进行了研究，结果表明[13]，参加体育锻炼的老年人心理健康水平显著高于不参加体育锻炼的老年人；参加体育锻炼 5 年及以上的老年人心理健康水平好于 5 年以下的老年人；每周参加体育锻炼 5 次及以上的老年人心理健康水平显著好于每周锻炼 5 次以下的老年人；每次锻炼 30 分钟以上的老年人心理健康水平显著好于每次锻炼 30 分钟以下的老年人。李金平、徐德均选取了无锡市 60～79 周岁的 167 名老人，采用了量表和问卷的方法进行了研究。研究表明[14]，晨练老年人组与对照组相比，SCL-90 总分、总均分、强迫症状、敌对、偏执等指标均低于对照组，综合单因素分析结果，其认为晨练组老年人整体心理健康水平高于对照组老年人。

与学生群体的研究相比，老年人体育锻炼研究关注更多的是身体效应，相比较而言心理效应的研究则较少。现有文献对老年人体育锻炼心理效应的研究主要集中在体育锻炼的积极效应方面，并同样证实了这种积极效应，但同学生群体研究相比，表现出了主观推测论述多于实证深入调查。此外，对于运动方式对心理效应的影响主要为太极拳，其他项目有何影响还需进一步研究，研究的视角有待进一步提高。

三、其他群体体育锻炼的心理效应

除了大学生群体和老年群体外，其他群体体育锻炼的心理效应研究则较为零散。卢三妹、李薇以职业女性为研究对象，进行了体育锻炼对心理压力影响的研究，结果认为[15]，职业女性的体育锻炼表现出鲜明的“家庭式”锻炼方式，适当的体育锻炼能够较好地缓解职业女性的心理压力，1～2 次/周的锻炼缓压效果最好，锻炼频度和目的对职业女性的心理压力影响最大，锻炼项目、方式和时间对心理压力的影响都不显著。蒋惠珍以高校教师为研究对象，运用 SCL-90 量表和 PARS-3 体育活动等级量表对 315 名高校青年教师体育锻炼和主观幸福感、心理健康进行了研究，该研究认为[16]，体育锻炼对主观幸福感的影响主要表现在负性情感和正性情感方面，对心理健康的影响主要表现在焦虑和抑郁因子方面。同时，该研究指出，在同等锻炼持续周期下，中等运动量的影响效应最好。吕晓昌则以儿童为研究对象，进行了儿童体育锻炼和心理健康的综述研究，其分析了儿童体育锻炼具有身体自尊产生、情绪产生、感知觉产生、人格产生 4 个方面的积极影响，同时也指出如果锻炼不科学、方法不得当，将会带来负面效应，如心理耗竭和锻炼迷瘾[17]。

体育锻炼对心理效应影响的其他群体研究处于无序发展状态，主要表现为研究对象的零散性，而这在很大程度上取决于研究者的兴趣和研究对象的受关注程度，因此，在以后的研究中需要拓展这方面的研究范围。此外，和学生群体及老年人群体一样，研究结果都揭示了中等强度的体育锻炼对心理具有积极效应，所以在实践中如何帮助锻炼者安排适宜的运动强度是需要解决的主要问题。另外，在实证研究中，不同研究者所得出的研究结论有所出入，这就需要对研究范式的准确把握和研究方法的熟练运用，以及对研究对象的科学选取。最后，这些研究的不足之处还在于过多论证了体育锻炼的积极效应，以及在某种程度上夸大了体育锻炼心理效应的作用，这是需要在日后研究过程中更进一步探讨的。

第二节　体育锻炼积极与消极的心理效应

众所周知，长期规律性的体育锻炼能从多方面改善锻炼者的心理健康状况，优化情绪，降低焦虑和抑郁，提高认知和身体自尊，增强主观幸福感等心理效益，但运动的方式、负荷、时间、强度等选择不科学、不合理等过度锻炼，会导致锻炼心理耗竭或锻炼成瘾等负面心理效应。

一、体育锻炼的积极心理效应

人的身体和精神是不可分离的，根据健康心理学的研究，心理活动能够改变人的身体健康。我国古代医学巨著《黄帝内经》中就有“怒伤肝、喜伤心、忧伤肺、思伤脾、恐伤肾”的说法，可见我国早在先秦时期就认识到了心理对身体的影响。在西方，同样，早在 2000 多年前，Hippocrates

就提出了心理因素对疾病治疗和增进健康的积极作用。我国在战国末年，约公元前 239 年的《吕氏春秋 · 尽数》一书中指出了“形不动则精不流，精不流则气郁闷”的身体锻炼有助于心理健康的观点。屈原在《楚辞》中写道：“登大坟以远望兮，聊以舒吾之忧心”，从中可以看到身体活动对情绪的宣泄作用，能起到调节心理的作用。20 世纪 70 年代后，体育锻炼对心理状态的影响得到了飞速发展，这其中最主要的原因是“现代文明病”的大量出现，越来越多的人意识到体育锻炼有着积极的生理特别是心理上的效应，随即在 20 世纪 80 年代后期和 90 年代初期，出现了大量关于体育锻炼对心理积极影响的论文和专著。1988 年，《国际运动心理学杂志》更名为《国际运动和体育锻炼心理学杂志》，此后，几本有影响力的著作在国外相继问世，如《锻炼坚持性对健康的作用》、《身体活动心理学》和《体育锻炼心理学》等，都反映了当时体育锻炼对心理积极影响作用的研究和发展趋势[18]。随着我国现代化进程的进一步发展和文明病在我国的出现，有关体育锻炼对心理作用的研究成为了广泛关注的课题，我国的研究也积累了一定的研究成果。

学者杜磊运用症状自评量表（SCL-90）的方法，对 240 名老年体育锻炼爱好者进行测量，依据研究需要，其按照参加体育锻炼水平的不同，将研究对象以每组 80 名，分为“小、中、大”3 个锻炼量组别。统计结果显示[19]，240 名老年体育锻炼爱好者在症状自评量表（SCL-90）上的强迫、敌对、人际关系、焦虑、恐怖、精神病性和偏执得分都明显低于国内常模（$P<0.05$），其中小锻炼量组老年人在症状自评量表（SCL-90）中的强迫、恐怖和抑郁因子得分都明显高于国内常模，而人际关系、精神病性和敌对得分都明显低于国内常模（$P<0.05$）；中锻炼量组老年人在症状自评量表（SCL-90）中焦虑、偏执、精神病性和敌对因子得分都明显低于国内常模（$P<0.05$）；大锻炼量组老年人在症状自评量表（SCL-90）中强迫、焦虑、人际关系、抑郁、精神病性、敌对和恐怖因子得分都明显低于国内常模（$P<0.05$）；多重比较发现，与小锻炼量组相比，中锻炼量组老年人强迫、抑郁、焦虑、恐怖和偏执因子得分都明显要低（$P<0.05$）；大锻炼量组与中锻炼量组相比，大锻炼量组老年人的强迫、抑郁、人际关系、偏执、焦虑和恐怖得分明显要低（$P<0.05$），表明大运动量的体育锻炼可以更好地改善老年人的心理健康状况。

张力为教授在《体育锻炼与心理健康关系》的一篇综述文章中指出体育锻炼对焦虑和抑郁具有治疗作用[20]。该文引述和分析了诺瑟等于 1969～1989 年进行的 80 项有关体育锻炼对抑郁情绪的控制或治疗作用的研究成果，结果表明，一次性体育活动或长期的体育锻炼均能有效地降低抑郁，并且这种作用在需要特殊心理照顾的被试者身上体现最为明显，同时也指出体育锻炼既可降低特质性抑郁也可降低状态性抑郁，锻炼与心理治疗相结合比单纯进行体育锻炼能更有效地降低抑郁。彼特鲁茨罗等于 1960～1989 年进行的 104 项有关体育锻炼对焦虑控制作用的研究结果也表明，运动量长于 20 分钟才能有效降低焦虑，坚持 10 周以上，可以有效降低特质焦虑，同时指出无氧练习不能降低焦虑[21]。

季浏教授研究指出体育锻炼与认知活动有着适度的正相关，认为长期的体育锻炼在认知表现上比短期有更大的效应，有规律的锻炼可以通过提高知觉和运动系统的总体速度来提高精神运动的速度[22]。此外，体育锻炼对人格的积极影响也得到了研究者们的证实。如徐霞、姚家新两位学者的研究指出体育锻炼对大学生自尊的影响，同时指出身体自尊是影响我国大学生整体自尊水平的重要因素[23]。薛林峰、徐金尧同样以大学生为研究对象，采用 Franzoi 等编制的身体自尊量表对不同运动项目进行研究，认为篮球、羽毛球、慢跑、健美锻炼对身体自尊偏低的大学生都有不同程度的调节作用[24]。王洪礼、胡寒春则对大学生的自我效能和心理健康关系进行了研究，并认为自我效能与心理健康水平存在高相关系数[25]。

除此之外，体育锻炼对强迫症和精神分裂症也有着一定的防治意义。张兰君通过运动处方对大学生进行 6 周干预，实验前后，大学生强迫症状、情绪稳定性均显著改善，并认为有计划、有目的地安排体育锻炼有利于改善大学生的强迫症状[26]。另外，目前也有研究结果显示，体育锻炼还可以帮助精神分裂患者改善情绪和提高自尊，但不可能减轻他们的思维紊乱程度[27]，但现在有关体育锻炼治疗精神分裂的研究还不多，而且这方面的大多数研究是病例报告或小群体研究，严格控制的研究较少。

二、体育锻炼的消极心理效应

体育锻炼的积极效应毋庸置疑，但其并非完美无缺，当体育锻炼的积极效应成为研究热点的时候，部分研究者已经意识到了体育锻炼的消极心理效应，并付诸了研究。一般来说，体育锻炼可能带来的消极效应主要表现为锻炼迷瘾和心理耗竭。锻炼迷瘾主要是指对有规律的锻炼生活方式的一种心理生理依赖。一项研究比较了锻炼迷瘾者和非锻炼迷瘾者的差异，发现这些差异主要表现在 4 个方面：锻炼迷瘾者锻炼后更难以休息，并产生更多应激；参加锻炼后体验到高度积极的情感；当错过一次锻炼机会后产生高度的抑郁、焦虑的情绪体验；为完成某项锻炼计划倾向于忽视身体的不适、疼痛或伤病[28]。孙荣辉通过对西安市老年人身体锻炼迷瘾的现状进行调查发现，这种现象较为严重，且在年龄、性别、锻炼方式之间存在着显著差异[29]；Fgorov 对锻炼成瘾者的研究发现，参与体育锻炼已成为他们生活方式中必不可少的成分，如得不到及时锻炼，在生理、心理及社会适应性上就会出现消极变化[30]。心理耗竭是指锻炼者在锻炼过程中因长期无法克服的运动应激而产生的一种耗竭性心理反应，表现为心境状态紊乱，生理、精神和情绪的疲劳感增加，自尊心下降，人际关系质量的消极变化及对日常应激的反应延长并消极等[31]。

体育锻炼对人的心理健康具有积极促进作用，这是其他手段或方式无法替代的，生活中我们应正确利用它的积极心理效益，控制或消除它的不良效应，使我们的心理健康向更完善的方向发展。

第三节　体育锻炼短时和长时的心理效应

体育锻炼的积极心理效应可以称为“健心”效应，体育锻炼的诸多“健心”效应也是体育所特有的功能，因此，对于老年人来说参加体育锻炼所带来的“健心”效应应当受到格外的重视，因为这不仅能够改善老年人的心理状况，同时也能够让他们感受运动的乐趣，从而能够坚持下去，形成身心健康的良性循环。那么，体育锻炼是如何对老年人起到“健心”作用的呢，现代锻炼心理学认为，体育锻炼的健心效应可分为短时心理效应和长时心理效应，本节将在现有文献的基础上重点探讨老年人体育锻炼所获得的短时和长时心理效应。

一、老年人体育锻炼后的短时心理效应

所谓短时心理效应是指不系统的体育活动在较短时间内对个体的心理状态的不稳定的影响[32]。体育锻炼的短时“健心”效应主要体现在情绪改善方面，而情绪问题则是老年人经常感受到的。我国运动心理学者姒刚彦、黄志剑等在 20 世纪 90 年代开始了早期的针对老年人参加体育锻炼心理效益的研究，在《关于老年人参加体育锻炼的心理前因及心理效益的初步研究》[33]一文中，研究者选取了武汉市 98 名老年人（55～65 岁）进行了调查，研究结果表明，体育锻炼后老年人直接感受到一种舒适的心情。这种效益的出现是很迅速的，可以直接在一次或多次身体负荷后感受到，

并且这种效益是不依赖于生理方面的改变而变的。文章同时指出这种短时效益主要集中在心境上，其通过采用 BFS 理论构思的 8 个维度对老年人参加体育锻炼后的即刻心理效应做了初步的探讨，最后得出体育锻炼的即时心理效益方面的情况。李靖、陈耕春等随后进行了进一步的研究，作者随机抽取西安地区从事气功、长跑、武术等健身活动的 160 位老年人为调查对象，采用自编《老年健身活动心理效应调查表》进行问卷调查，研究认为体育锻炼具有增强自我认知、家庭和睦相处、邻里关系密切、情绪体验良好等 10 个方面的心理效益，其中也不乏对短期心理效益的描述[34]。

陈作松博士引述和分析国外相关报道指出[35]，30 分钟的跑步能使锻炼者的紧张、疲劳、困惑、抑郁、焦虑和愤怒等不良情绪的状态显著改善，同时使精力感保持在高水平；仅一次功率自行车练习就使健康和不太健康的大学生焦虑程度下降；甚至还有人认为 5 分钟的步行也有助于提高心境状态。一项对老年人肌紧张和焦虑的研究，考察了身体活动对 10 名焦虑的老年人的镇静效应。实验前，经《泰勒显相焦虑量表》测试，结果表明，只有在心率 100 次/分、步行 15 分钟的情况下，出现被测试者的二头肌肌电图（EMG）下降，应激减少，其余各种处理均未见任何变化，这一研究告诉我们身体活动的情绪效益并非自动产生，身体活动负荷必须适量，否则没有心理效益[36]。

综上所述，国内外大量研究都已表明短期体育锻炼能提高老年人的积极情绪，降低老年人的不良心绪，但是这样的积极影响并不稳定。随着老年人口的增大，老年人体育比赛逐渐增多，一次性体育比赛的胜负对老年人情绪如何影响目前尚未得到学者们的重视。

二、老年人体育锻炼的长时心理效应

体育锻炼的长时“健心”效应是指长期系统参加体育活动对个体的一些稳定心理特质的影响[37]。从现有的文献资料来看，关于老年人体育锻炼健心的长时效应主要集中在改善抑郁、提高认知、人格完善等方面。谢蓓芳、方永年采用症状自测量表（SCL-90）、老年抑郁量表（GDS）和痴呆简易筛选量表（BSSD），对浙江舟山 250 名每周至少参加体育健身活动 4 次或以上，且至少已持续两年或两年以上的 60～79 周岁老年人进行了调研，研究表明调查对象的强迫、抑郁、焦虑、敌对、偏执 5 个因子分均低于未经常参与体育锻炼组，并且随着锻炼年限的增加，SCL-90 各个因子分逐渐下降，GDS 分数也越低，证明了长期坚持参加体育锻炼，可以改善情绪、提高认知、促进身心健康[38]。傅健、缪茂森等对以游泳项目为锻炼手段的老年人进行研究，同样采用 SCL-90 量表对扬州市平均游泳锻炼时间 12.2 年，每周锻炼 5 次以上，每次锻炼平均持续 1 小时以上的 59～71 岁老年人进行了研究。研究结果显示老年游泳锻炼者的躯体化、人际关系、抑郁、焦虑、敌对等 9 个因子除躯体化无差异外均低于全国常模，其中，女性锻炼者的效果更加明显，从而得出长期游泳锻炼有助于增进老年人心理健康的结论[39]。邢亮、董大勇调查了 243 名老年人认为[40]，长期参加体育锻炼的老年人的整体心理健康水平优于非锻炼老年人的整体心理健康。通过有意识地运用体育锻炼中的表情、动作、肢体等形体语言，可将紧张、忧虑、焦躁、抑郁等不良情绪及时宣泄出来，从而实现移情效应，减轻心理压力，此外，文章也认为体育锻炼对改善老年人人际关系影响较大，经常参加体育锻炼的老年人较偶尔参加体育锻炼的老年人心理健康水平高，由此其建议要维持身体锻炼的健心效应就需要采用各种方式鼓励老年人参加体育锻炼。张冬雪、张志峰等通过问卷调查的方法对北京地区的老年人进行了研究，数据统计表明[41]，随着体育锻炼年限的增加，锻炼时间的增长，锻炼频率的增多，老年人心理焦虑和抑郁逐渐减轻。持续锻炼年限在半年以内、每日锻炼时间不足 30 分钟和每周锻炼不超过 3 次的老年人，其心理焦虑和抑郁程度均要明显高于相对应锻炼年限、锻炼时间较长和更经常参加锻炼的老年人。此外，在体育锻炼方式上[42, 43]，比较“以慢跑作为锻炼方式的老年人和以其他锻炼方式的老年人”在心理焦虑和抑郁上的得分情况，发现以慢跑作为锻炼方式的老年人在心理焦虑和抑郁上的得分明显要高；其他锻炼方式的老年人中，以“快走、气功导引类、太极”为健身方式的老年人之间焦虑和抑郁得分较为接近，其中，参与太极和气功项目锻炼的老年人焦虑和抑郁得分接近最低分值，在所有调查项目中得分最低，显示出以动作较为快捷为运动特征体育项目作为锻炼手段的老年人其心理抑郁和焦虑水平，较以动作较为舒缓为运动特征项目作为锻炼手段的老年人严重，进而得出由快速到舒缓的锻炼方式与老年人抑郁和焦虑水平呈正相关，表明以太极拳锻炼为代表的缓慢、舒展的项目对老年人控制或缓解心理焦虑和抑郁具有良好的作用。

肖建原采用自编问卷对西安市 730 名老年人进行了“获得 3 个方面心理效益和影响心理健康的 8 个因素”的调查。调查结果显示[44]，老年人的情绪水平与老年人锻炼坚持性有关，在 3 个心理效益中，长期体育锻炼获得的情绪效益主要是提高满意感、降低抑郁和焦虑；长期体育锻炼获得的自我认识效益主要是增强自信心和自我效能；长期体育锻炼获得的人际关系效益主要是提高了社会适应、加强了人际沟通和获得社会支持。影响长期体育锻炼的心理健康的 8 个因素分别是满意感、抑郁、焦虑、自我效能、人际沟通、自信心、社会支持和社会适应指标，这些指标得分的高低与老年人坚持体育锻炼的时间呈正的线性相关。杨波、张亚峰等以北京市、天津市等 4 所城市的 60～80 岁的老年人为调查对象，探讨体育锻炼在老年人整体自尊、心理幸福感关系中的作用。研究表明体育锻炼在老年人整体自尊与心理幸福感的关系中起到了调节作用，能使老年人整体自尊对心理幸福感的影响程度增强[45]。崔熙芳通过对“体育锻炼 5 年以上、2 年以上和 3 个月共 3 组”的 116 名老年人进行调查，结果显示，参加锻炼前第一组 93.3%的老年人感受心理状态不佳，第二和第三组也有 72%以上老年人如此，经锻炼后，情绪发生较大变化，其中第一组变化最大，第二、三组其次，指出老年人有规律地参加体育锻炼和身体训练年限越长，越能有效地促进心理健康[46]。

国外对老年人体育锻炼健心长时效应的研究较国内要早。一项对老年人心理障碍患者的研究发现：身体锻炼导致其认知功能出现明显的进步，同时，该研究还对 30 名 59～89 岁的老年人进行了持续 12 周的观察，包括快速行走、健美操和韵律操活动，研究结果发现被试者《渐进式矩阵测验》和《韦克斯勒记忆量表》的测验成绩显著得到了提高。另一项研究也指出：长期身体锻炼不仅增强了体质，而且使他们具有更高水平的自信心、更多的控制感、更强的想象力和更大的自我满足感[47]。鲁皮纳西等的一项研究发现，进行积极体育锻炼的中老年人，其简单反应时、选择反应时比同龄不进行积极体育锻炼的人要短。霍金斯和邓肯指出，有规律的体育锻炼与较高的生活满意度、较少抑郁、较少伤残、较多自尊心和较多的内部控制点有关[48]。

中国已迈入老龄化社会，生育率较低、人口结构老化、社会保障制度滞后，已成未来发展的重大隐患。老年人身体健康已成为了关注的重点，而老年人的心理问题则是需要格外关注的一个话题。从现有的文献资料来看，目前针对我国老年人体育锻炼“健心”效应的研究还不多，研究大多以心理量表、访谈、问卷调查为主，可能有些问卷的设计没有统计的标准，主观性较大，在信度和效度上都存在着一定的问题。此外，在对研究资料进行分析时大多采用描述性分析，以推测为主，真正的实验研究相对较少，从而在一定程度上降低了研究结论的可信度。诚然，对于体育锻炼“健心”的长时效应已得到了研究者的证实，然而，不同项目之间的比较研究较少，如中国传统体育项目诸如健身气功与西方体育对老年人“健心”效应的比较研究或者说中国传统体育项目所特有的“健心”效应尚未得到进一步研究。

第四节 同体育锻炼项目的心理效应

老年人选择什么样的运动方式及会产生何种心理效应一直以来是学者们关心的一个话题。一般来说，运动方式从过程来分主要有有氧运动、无氧运动及两者皆有的混合运动，从组织形式来说主要有单人运动和集体运动，按照项目源起来分主要有西方体育和中国传统体育，但从目前我国老年人参与体育锻炼的项目现状来看，主要可以分为新兴体育项目和传统体育项目。新兴体育项目大多是近年来流行的运动项目，经过改编或创编及适当地改变运动形式，从而更适合老年人群体锻炼的项目。传统体育项目一般来说主要特指中国传统运动项目，这类项目因其与中国古老的养生智慧融为一体，而成为大多数老年人锻炼的首选。

一、新兴体育项目对老年人“健心”效应的影响

一般来说，新兴体育项目主要是指近些年较为流行的一类运动项目，其实，这其中也包括了源自西方而在我国具有广泛群众基础的运动项目，如乒乓球、网球等。说其“新”主要是因为以中国古代为参照，并且其有着相对完善的竞赛规程和技术形式。此外，由于这类运动项目大多是由国外传播过来且具有一定的时尚性，所以与传统体育相比对老年人的“健心”效应可能会有着不一样的影响。近年来，随着太极柔力球、广场舞等运动的兴起，老年人体育锻炼的热情持续高涨，可以说这是一种乐观的趋势及对新兴体育项目的一种认可。那么，这样的项目对老年人具有什么样的“健心”效应呢？

何阳、彭丽红的研究以城市空巢老人这一特殊群体作为研究对象，从运动方式的角度分析了广场舞、交谊舞、乒乓球、气排球、门球 5 个新兴体育项目对他们心理健康的影响。文章指出[49]，广场舞是在集体环境中进行的运动，舞蹈动作与音乐的感染力形成共鸣，能增进人与人之间的彼此交往和了解，有助于人际关系的改善。此外，由于音乐的欣赏将个人的注意力转移，从而使机体能得到调整和充分休息，所以能够缓解压力。根据动作的要求和难度的多种多样，更有益于老年人的观察力、注意力、动

作记忆、想象力的延续。因此，广场舞对空巢老人的孤独、悲观、抑郁、焦虑、人际关系有着积极影响。交谊舞对失去老伴的空巢老人来说可以更好地缓解丧偶带来的孤独感和无助感，对于空巢综合征中衰弱感、孤独感、无价值感、内疚感极强的老年人有较大的帮助。乒乓球作为一项快速运动可以刺激老年人的进取精神，经常参加该项运动可以调节老年人情绪、振奋精神、锻炼意志品质，培养沉着冷静、坚韧顽强、克服生活中一些挫折的勇气等品质。气排球则是一项集体运动项目，通过比赛能够培养相互帮助、相互尊重、团结友爱等集体主义精神，对预防和降低老年人焦虑症、抑郁症有着较好作用。门球运动有利于老年人的心理平衡，增强人际交往能力，减少失落感和孤独感，增加满足感和成就感。最后，文章还提出，记忆障碍、老年痴呆、思维迟钝、注意力涣散的老年人应多参加乒乓球运动；性情急躁、情绪易波动、精神空虚、固执、刻板的老年人宜多参加交谊舞；恐惧症、心理衰弱、孤独感、无价值感的老年人应多参加气排球等集体项目。总之，应该看到，这篇文章较为详尽地论述了新兴运动项目的特点及对老年人的“健心”效应。

吕仙利选取了 235 名离退休老年人（60～70 岁）作为研究对象，采用抽签方式分组，将被试随机分为 4 组，并要求被试者自由选取自己所在组别包含的某种体育项目，其中的新兴项目主要包括集体健美操、交谊舞、门球等，在锻炼前后分别使用症状自测量表（SCL-90）进行测试。统计分析结果表明[50]，参加集体型的体育锻炼项目的老年人比单独进行体育锻炼项目的老年人心理健康的积极影响效果更加明显。其中集体项目对于强迫症状、人际关系敏感、抑郁、焦虑、敌对这 5 个因素影响显著，集群性较高、需要配合的体育锻炼项目总体来说比集群性低、不需要配合的体育锻炼项目对老年人心理健康水平的改善效果更加显著。该研究将锻炼项目归结为了集体项目和单独项目，尽管没有明确论述新兴项目的“健心”效应，但相对而言新兴项目大多是集体项目。

徐海波将研究对象分为了太极拳组、体育舞蹈组、书画组和非锻炼组，其中体育舞蹈组经过 12 周的锻炼和一次课前后的比较，均显示心理效应非常显著，可以提高和改善老年人的心境，降低焦虑状态[51]。周成林、于晶等运用心理测量和心理实验的方法，对参加 36 周不同项目锻炼方式的 88 名老年人（每周坚持 3～4 次，心率控制在 100～110 次/分，每次持续时间为 30 分钟）进行了实验研究，研究结果认为[52]，无论是自行车、游泳等新兴运动项目，还是中国的传统项目都会对老年人认知产生积极的心理影响，但经过 36 周的自行车、游泳的锻炼后，老年人的身体不适感已有明显改善，抑郁的心境明显改变，说明新兴运动项目在降低锻炼者与人交往的敏感程度、过于暴躁的脾气、厌烦各种事物的感觉等方面起到一定的积极作用。健走起源于欧洲，是一种介于散步和竞走之间的运动方式，在许多国家普及发展，是一种较为时尚的健身方式，马力、薛鹏[53]以健走运动为例，以农村空巢老年人为研究对象，采用量表和统计的方法进行了分析，研究结果揭示健走 4 个月后症状自测量表（SCL-90）中躯体化因子、强迫症因子、人际关系敏感因子、抑郁因子、焦虑因子、偏执因子、精神病因子分数显著降低。

二、中国传统体育项目对老年人“健心”效应的影响

中国传统体育项目诸如太极拳、气功、毽球等因为有着悠久的文化血脉而广受老年人的喜爱。现有的研究资料大多针对中国传统体育个例进行研究。太极拳作为我国的国粹，拥有着广泛的锻炼群体，其中大部分为中老年人。吕晓标、卫志强等以太极拳为例，运用心理量表、实验测试和数理统计的方法对安徽阜阳市老年人进行研究，该研究显示[54]，中老年人通过参加太极拳锻炼，可以改善身体的功能状态，身体功能的改善，可以促进大脑神经系统的活动，从而促进认知功能的改善；长期进行太极拳锻炼更有益于中老年人维持和促进心理健康。王利、王森同样以太极拳为例进行了研究。结果得出[55]，作为诸多影响变量之一的心理年龄通过太极拳锻炼影响不大；长期太极拳训练可以使老年人有效摆脱内心空虚和孤独感，在一定程度上减小心理压力；太极拳使人居下不争，无为而为，注重情绪控制和心态调整，能更进一步促进老年人的人际交往。

罗兴华、陈昆明等以明确的“二十四式太极拳”为运动方式，随机从 3000 多名退休女性老年人中抽取 80 名无锻炼基础的身体健康的女性老年人作为研究对象，并将研究对象分为了太极拳组（40 人）和不锻炼组（40 人）。研究结果显示[56]，实验前心理健康总分和各因子得分在不同组别之间（对照组、实验组）没有显著差异；实验后两组老年人躯体化、抑郁、强迫症状、焦虑和心理健康总分具有显著差异，其中实验组老年人心理健康总分和各因子得分有了不同程度的下降，说明太极拳锻炼对老年人心理健康的影响非常显著。另外，文章的重复测量方差分析的结果也表明，老年人参与太极拳锻炼具有时间主效应，锻炼周期越长对老年女性的心理健康的积极作用越高。李世光、魏孟田同样也对太极拳进行了研究，与以往的研究不同，该文章主要以论述为主，提出太极拳的“天人合一”的理念

和受“无为”思想影响下对老年人心理健康的作用，同时还分析了太极拳运动的群体性对老年人人际交往和社会适应提高的意义[57]，但该文仅仅是从理论到理论的主观推测，因而信度相对来说稍显不足。印罗观以江苏省部分城市的老年女性为研究对象，以问卷和统计为研究方法，研究结果认为[58]，社交是老年女性参与体育锻炼的主要动机，并认为在此基础上的有组织体育活动对老年人心理健康的积极效应更为明显，但是同样的对何种运动方式并未论述。李林、罗丹等对 60 周岁以上、无心智功能障碍和严重急慢性疾病、有规律运动的老年人进行了研究。文章研究结果显示[59]，在进行了 6 个月的干预后，扇子舞组和太极拳组在愤怒、抑郁、慌乱和自尊感方面得分优于快走组。其分析认为，太极拳和扇子舞是一种团体性的活动，有利于老年人之间感情的交流；太极拳和扇子舞都与音乐密切配合，从而促进老年人的身心愉悦和对美好生活产生期盼；同时，太极拳和扇子舞能放松肌肉、调节呼吸、缓解压力，运动带来的愉悦心情及日常生活能力的增强能提高老年人的自尊感。此外，其研究还得出，从心境状态的总体得分来看，太极拳和扇子舞锻炼调节老年人的心境状况优于快走组，分析认为扇子舞是一项多人参与的喜庆的团体活动，符合“喜欢喜庆热闹、讲究和气”的老年人心理，其运动形式多样，伴奏音乐优美、欢快舒畅、喜气洋洋，也有利于老年人情绪的自我调节。太极拳也是一项团体活动，其讲究“天人合一”，注重气的调节，因而作为中国传统体育项目的这两项运动在调节老年人心境方面更具有优势。朱家新采用量表的方法对经常参加太极拳的老年人也进行了研究。其研究结果表明太极拳对促进老年人形成良好的情绪适应、人际和认知等因素有着重要的影响，而对老年人性格方面的影响不大；太极拳和其他体育运动对老年人的心理健康方面的影响在总体上差异不大，而太极拳比其他体育运动对老年人形成情绪稳定和良好的社会适应有着更好的作用[60]。孙有智、张云华运用文献资料和逻辑论述的方法认为，太极拳由于其独特的“形神兼备、内外兼修”的运动特点，对中老年人的抑郁状况有明显的改善作用[61]。

方慧以中国传统体育之武术作为具体运动方式，对河南省城镇 60 周岁以上老年人进行了研究。研究采用 SCL-90 自评量表和问卷分析了老年人在参与元极舞、太极拳、六通拳、香功、八段锦后的心理效应。研究的统计检验结果显示[62]，参加与不参加元极舞、香功或八段锦的老年人在其心理健康水平各因子上未表现出显著的差异；参加太极拳运动锻炼的老年人在敌对因子心理健康水平上明显好于不参加体育锻炼的老年人；参加六通拳锻炼的老年人在人际关系敏感、抑郁、焦虑、恐怖、偏执及三项总分的心理健康水平上明显优于不参加锻炼的老年人；对 SCL-90 因子均分进行比较发现，各个武术项目之间强迫症状、抑郁、焦虑、敌对及三项总分都存在着显著或非常显著的差异，经方差齐性检验进行两两比较发现，参加香功锻炼的老年人在有关心理健康因子上不及其他武术项目的参加者；气功在敌对及偏执因子均分上好于不参与者，但在心理健康方面没有任何显著性差异。总之，相比较其他文献而言，该文对武术做了非常细致的研究，比较了不同武术类型对心理健康的影响，对传统体育项目的“健心”效应研究具有非常高的借鉴价值。沈鹤军、景涛对南京市老年人进行了研究，并将锻炼组按照锻炼项目分为了太极拳和太极剑组、健身气功八段锦组、健身气功五禽戏组、健身气功易筋经组、步行慢跑组、其他锻炼项目组共 7 个组，用多维心理测量的方法研究认为[63]，健身气功五禽戏锻炼对中老年人的注意集中能力及智力发展能力和延缓智力衰退有积极影响；太极拳和太极剑对降低抑郁、控制愤怒、提高活力具有显著的效果，健身气功五禽戏和易筋经对愉悦老年人身心效果最好；太极拳和太极剑对提高中老年人心理健康水平效果最好，健身气功易筋经对提高中老年人心理健康水平次之；传统体育保健锻炼能改善主观躯体不适感，减轻精神分裂的症状，提高生活的兴趣和愿望。

李军则专门就抖空竹锻炼对老年人心理健康的影响进行了研究，心理量表测试结果显示，抖空竹对焦虑、抑郁有着非常显著的影响。空竹运动操作特有的技巧，诸如流星赶月、金鸡上架、彩云追月、青云直上等动作能够使练习者在身体得到锻炼的同时，更能使精神得到放松，在一定程度上起到缓解老年人的孤独感和落寞感的作用。此外，分析认为，老年人在空竹练习过程中的各种动力性动作和对空竹位置、声音的判断，能促使老年人本体感觉、位觉、听觉等功能高度兴奋，从而提高老年人思维的敏捷性和中枢系统的灵活性，同样，老年人在空竹练习过程中体验到激动、兴奋、喜悦等丰富的情感，对大脑和紊乱的情绪都具有有益的调节，从而有效地改善了老年人的心理健康水平[64]。这篇文章是专门针对抖空竹进行的研究，可以说对老年人参与这项运动所获得的心理效益有着较强的理论价值，同时也丰富了传统体育项目所特有的健身意义。田春兰运用焦虑自评量表对曲阜市 50～70 岁的共 100 名老年人进行了研究，研究通过 6 个月的健身气功五禽戏锻炼后，练习者各项测试指标在锻炼前、后比较均呈显著性差异[65]，即反映焦虑水平的各项分值均得以降低，说明短期的锻炼对降低中老年人的焦虑水平具有较好的健身效果；健身气功五禽戏锻炼对降低中老年人焦虑水平无性别差异。健身气功五禽戏是一项中小强度的有氧运动，在练习中注重调身、调心、调息的整体锻炼，符合养生理论的整体观。

体育锻炼方式多种多样，可供选择的项目很多，有的老年人心态年轻喜欢追求新兴体育项目，有的老年人对传统文化情有独钟而选择传统体育项目，可以说，这两类具有不同时间和空间向度的运动项目对老年人心理的积极影响是毋庸置疑的，然而，不同的项目对老年人产生的心理效益却并不等同。从现有的研究资料来看，对于新兴体育项目学者们普遍认为对人际关系的改善及乐观心态的培养意义更大，传统体育项目对抑郁的改善，情绪、心境等状态的提高有着特殊意义。但是，对于何种项目能够产生怎样的心理效应，现有的研究有着明显的不足，现有资料虽然能够指出大的方向，却不能提出具体措施，例如，有抑郁倾向的老年人该选择什么运动，以及如何运动能够改善等，现有资料大多进行了实证研究，却没有从运动处方层面教会老年人如何运动，因此，理论的实际意义稍显苍白。此外，在研究方法上，现有资料对不同运动方式的健心效应研究主要以量表和问卷研究为主，其中描述性统计占有绝大部分，实验研究明显不足，且在问卷的信效度上，以及问卷的结构中，除了 SCL-90 量表被学者们普遍认可外并没有认可度较高的标准，从而在不同程度上影响了研究结论，同样的研究目的，却得出了不同的研究结论。因此，在以后的研究中，应将不同运动方式进行长期系统的比较实验研究作为主要研究手段。最后，目前对于不同运动方式的“健心”效应到底是内在机制本身还是其特有的练习方式产生的影响还无法确定，这同样也需要在往后的研究中以量化的实验研究为主。

第五节　体育锻炼的“健心”效应研究展望

我国老龄社会的到来在某种程度上加大了社会转型的难度，处理不好老年人群体的健康问题，尤其是心理健康问题，则会给社会发展带来消极的影响。由于我国正处于发展阶段，和发达国家较为完备的养老体系相比较为落后，但是我国一直以来通过政府层面改变这一现状，我国老年人可以说在一定程度上有了老有所依、老有所靠的支持，其中，体育锻炼作为支持之一正得到党中央与老年人自身的重视，体育锻炼的健身意义无需赘言，老年人的心理问题通过体育锻炼的改善也得到了人们的注意，现在，正有越来越多的老年人参与体育锻炼不光是为了锻炼身体，更重要的是保持一个积极面对生活的心态。从我国当前的现状来看，老年人体育锻炼的“健心”效应研究将可能会在以下几个方面展开。

一、中国传统体育与国外新兴项目对老年人“健心”效应的比较研究

目前的研究资料对中国传统体育项目的研究相对于国外新兴项目来说较多，这一方面说明了我国传统文化对老年人的影响；另一方面也说明了我国传统体育项目所特有的“健心”效应。然而，随着国际交流的频繁及媒体的发达，国外流行的运动项目也在我国流行开来，与我国传统养生体育不同的是，西方体育重竞技，并且在当代科学技术的引领下使得西方体育进行了标准化和技术化的发展，什么项目具有什么样的功效已经得到了实验的验证。此外，中国传统体育与西方体育最大的不同在于，中国传统体育相对来说运动强度较小，大多适合老年群体，而西方体育强度稍大，这种不同强度的运动对老年人产生的心率效应必然也是不同的，这就需要进行实验研究。此外，由于中国传统体育大多从意念出发，直接就有“健心”效应，而西方体育一般是在锻炼带来生理健康的基础上，产生的心理效应。因此，作为两个不同文化土壤下孕育出的运动项目，其对老年人具有什么样的效应，如何选择适合不同老年人的运动项目应当是研究者们关注的一个话题。

二、研究方法的进一步优化

现有针对老年人体育锻炼的文献资料不可谓不多，但到目前为止该研究还不能跟上最新的心理学发展步伐。这一方面是由于方法的落后而致使研究者大多运用陈旧的心理量表进行研究；另一方面，一些研究没有严格界定概念致使研究出现了偏差。老年人健心效应研究主要有实验研究和非实验研究两种，其中非实验研究又包括调查研究、个案研究、相关研究等。实验研究有两大特征，一是可以选择随机样本，并将样本随机分配；二是可以在实验条件下进行精确的控制，以便获得研究变量之间的因果关系。因此，通常认为实验法是更为科学的研究方法。然而，在已有的实验研究中，尤其是在体育锻炼的长期心理效益方面，存在着含糊、不相一致的研究结果。导致这一现象的原因主要是在实验效度的控制、实验设计等方面存在问题[66]。因此，在今后的研究中，需要借鉴心理学的最新研究成果，丰富研究方法，设计合理的实验方案。

三、体育锻炼“健心”效益产生机制研究

体育锻炼究竟为何能够对心理产生积极影响，这是需要在未来深入探

讨的一个话题。已提出的几种假设机制如自我效能与自尊、期待效应、注意分散、神经传导内啡呔释放和体温变化，是否可用来解释老年人锻炼的心率效益还有待进一步研究[67]。此外，具体项目具有哪些具体的“健心”功效是需要进行实验研究的，例如，太极拳对情绪的改善是项目自身的作用还是锻炼的程度决定的，抑或是方法决定的。

四、体育锻炼的健心效益与我国社会转型的衔接研究

我国长期引以为豪的人口红利即将消失，人口老龄化随之不可阻挡地到来，在社会老龄人口集聚增加的社会转型时期，如果不处理好广大老年群体的不良心绪则会给社会带来诸多不利影响，相反，则对社会的发展产生积极的影响。因此，在今后的研究中，体育锻炼的健心效益要紧跟社会转型研究及老龄社会研究等课题的步伐，从体育所特有的价值出发为社会转型贡献体育的光辉。

关注和改善老年人心理健康，科学地探索老年人“健心”机制以指导老年人“健心”锻炼，进而提升老年人的生命质量，最大程度地为老年人提供心理健康指导服务是当前体育锻炼心理学的重要任务。

参考文献

[1] 张勇, 孙高峰. 体育锻炼对促进大学生心理健康的效能性研究[J]. 北京体育大学学报, 2006（1）: 56-57.

[2] 汤跃, 张正敏, 董惠娟. 师范学生心理健康状态与体育锻炼的干预效应[J]. 中国临床康复, 2006(6): 24-26.

[3] 苏荣海, 孙璞. 研究生心理障碍与体育锻炼的相关性研究[J]. 北京师范大学学报（自然科学版）, 2011（1）: 108-110.

[4] 安雅然. 辽宁省普通高校大学生心理健康现状及其与参加体育活动的相关研究[J]. 中国体育科技, 2003（3）: 36-38.

[5] 付奕, 于芳, 刘定一. 大学生心理健康水平与体育锻炼的相关研究[J]. 中国体育科技, 2006（5）: 120-122.

[6] 方敏, 孙影. 大学生锻炼行为阶段变化模式研究[J]. 天津体育学院学报, 2009（5）: 453-456.

[7] North TC,McCullagh P,Tran ZV.Effect exercise on depression[J].Exer Sport Scien Rev,1990(18):379-415.

[8] 林岩. 老年人运动的生理效应与心理效益[J]. 中国老年学杂志, 1986（2）: 52-53.

[9] 余询, 钱跃庭, 时蓉华. 上海市老年人参加体育活动心理效应的研究[J]. 中国老年学杂志, 1991(4): 212-215.

[10] 欧美珍. 太极拳锻炼对女性老年人心理健康影响的研究[J]. 运动, 2010（9）: 126-128.

[11] 何阳, 彭丽红. 体育锻炼项目对城市空巢老人心理健康的影响[J]. 湖南科技大学学报（社会科学版）, 2013（4）: 177-179.

[12] 吴前, 戴雅玲, 鲁芳. 老年人运动心理效应对高血压的影响作用分析[J]. 新西部（下半月）, 2010（3）: 226-227.

[13] 赫秋菊. 体育锻炼对老年人心理效益促进研究[J]. 沈阳体育学院学报, 2010（2）: 99-102.

[14] 李金平, 徐德均. 体育锻炼对老年人心理健康及幸福度影响[J]. 中国公共卫生, 2006（4）: 390-391.

[15] 卢三妹, 李薇. 体育锻炼对职业女性心理压力影响的研究——以广州市职业女性为例[J]. 广州体育学院学报, 2008（4）: 26-29.

[16] 蒋惠珍. 体育锻炼对高校教师主观幸福感和心理健康的影响[J]. 北京体育大学学报, 2009（10）: 69-72.

[17] 吕晓昌. 儿童身体锻炼与心理健康（综述）[J]. 山东体育学院学报, 2004（3）: 64-65.

[18] 季浏. 体育锻炼与心理健康[M]. 上海: 华东师范大学出版社, 2005: 5-9..

[19] 杜磊. 老年人参与体育活动的程度及其与心理健康的相关性[J]. 中国老年学杂志, 2011（11）: 4426-4427.

[20] 张力为, 毛志雄. 体育锻炼与心理健康的关系（综述）[J]. 广州体育学院学报, 1995（4）: 42-47.

[21] 马行风, 江宇. 体育锻炼的心理健康效应分析[J]. 南京体育学院学报（社会科学版）, 2005（6）: 146-148.

[22] 季浏. 体育锻炼与心理健康[M]. 上海: 华东师范大学出版社, 2005: 56.

[23] 徐霞, 姚家新. 大学生身体自尊量表的修订与检验[J]. 体育科学, 2001（2）: 78-81.

[24] 薛林峰, 徐金尧. 不同体育锻炼对身体自尊的影响[J]. 北京体育大学学报, 2006（7）: 916-920.

[25] 王洪礼, 胡寒春. 贵州省高师本科大学生学业自我效能感与心理健康水平研究[J]. 心理科学, 2005（3）: 675-677.

[26] 张兰君, 李娜, 王颖. 大学生强迫症状的体育运动干预实验[J]. 中国心理卫生杂志, 2002（7）:478-479..

[27] 季浏. 体育锻炼与心理健康[M]. 上海: 华东师范大学出版社, 2005: 118.

[28] 季浏. 体育锻炼与心理健康[M]. 上海: 华东师范大学出版社, 2005: 129.

[29] 孙荣辉. 西安市老年人身体锻炼迷瘾现状调查[J]. 价值工程, 2012（7）: 266-267.

[30] Fgorov A Y, Szaho A.The exercise paradox: an enterctional model for a clearer conceptualization of exercise addiction[J]. J Behav Addict ,2013(4):199-208.

[31] 张力为, 毛志雄. 运动心理学[M]. 上海: 华东师范大学出版社, 2005: 377-378.

[32] 司琦. 锻炼心理学[M]. 杭州: 浙江大学出版社, 2008: 79-80.

[33] 姒刚彦, 黄志剑. 关于老年人参加体育锻炼的心理前因及心理效益的初步研究[J]. 西安体育学院学报, 1995（3）: 69-74.

[34] 李靖, 陈耕春. 老年人参加体育锻炼的心理效应[J]. 西安体育学院学报, 1999（1）: 87-89.

[35] 陈作松. 身体锻炼对高中学生主观幸福感的影响及其心理机制的研究[D]. 上海: 华东师范大学, 2004: 7-8.

[36] 张力为, 毛志雄. 运动心理学[M]. 上海: 华东师范大学出版社, 2003: 364.

[37] 司琦. 锻炼心理学[M]. 杭州: 浙江大学出版社, 2008: 79-80.

[38] 谢蓓芳, 方永年. 坚持体育锻炼老年人的心理健康状况调查[J]. 中国公共卫生管理, 2010（5）: 546

[39] 傅健, 缪茂森. 长期游泳锻炼对老年人心理健康与生活质量的影响[J]. 沈阳体育学院学报, 2006（6）: 44-46.

[40] 邢亮, 董大勇. 体育锻炼与老年人心理健康关联性的调查分析[J]. 体育成人教育学刊, 2007（3）: 38-39.

[41] 张冬雪, 张志峰. 体育锻炼对老年人心理情绪影响初探[J]. 河北体育学院学报, 2001（3）: 75-77.

[42] 孙有智，张云华. 太极拳锻炼对中老年人抑郁症的预防治疗效应[J]. 湖北体育科技, 2004（4）: 493-496.
[43] 张冬雪，张志峰. 体育锻炼对老年人心理情绪影响初探[J]. 河北体育学院学报, 2001（3）: 75-77.
[44] 肖建原. 老年人心理健康与体育锻炼行为坚持性的关系[J]. 四川体育科学, 2005（3）: 43-45.
[45] 杨波，张亚峰. 体育锻炼对老年人整体自尊与心理幸福感的影响研究[J]. 成都体育学院学报, 2011（7）: 70-73.
[46] 崔熙芳. 体育锻炼对保持老年人身体能力和心理健康的积极影响[J]. 天津体育学院学报, 1997(3): 59-62.
[47] 张力为，毛志雄. 运动心理学[M]. 上海: 华东师范大学出版社, 2003: 374.
[48] 季浏. 体育锻炼与心理健康[M]. 上海: 华东师范大学出版社, 2005: 177.
[49] 何阳，彭丽红. 体育锻炼项目对城市空巢老人心理健康的影响[J]. 湖南科技大学学报（社会科学版）, 2013（4）: 203-206.
[50] 吕仙利. 体育锻炼类型对老年人心理健康的影响[J]. 中国老年学杂志, 2012（5）: 1020-1024.
[51] 徐海波. 不同体育锻炼方式对老年人短期心理效益影响的研究[J]. 丽水学院学报, 2005（2）: 112-118.
[52] 周成林，于晶. 不同身体锻炼方式对老年人心理效益的实验研究[J]. 天津体育学院学报, 2003(1): 51-53.
[53] 马力，薛鹏. 健走运动对农村空巢老年人心理健康的影响[J]. 中国老年学杂志, 2012（13）: 2813-2814.
[54] 吕晓标，卫志强. 太极拳对老年人心理健康状况影响的实验研究[J]. 中国体育科技, 2006（5）: 112-115.
[55] 王利，王森. 太极拳锻炼对中老人心理因素影响分析[J]. 中国临床康复, 2004（6）: 1128-1129.
[56] 罗兴华，陈昆明. 二十四式太极拳对女性老年人健康的影响——不同锻炼周期的心理健康和生活质量的研究[J]. 广州体育学院学报, 2008（5）: 68-71.
[57] 李世光，魏孟田. 太极拳运动对提高中老年人生活质量的作用探析[J]. 搏击·武术科学, 2008(9): 38-39.
[58] 印罗观. 江苏省城市老年妇女体育参与的心理需求特征调查与分析[J]. 南京体育学院学报(社会科学版）, 2006（5）: 117-119.
[59] 李林，罗丹. 不同运动方式对老年人心境状况影响的研究[J]. 社区医学杂志, 2012（11）: 50-52.
[60] 朱家新. 太极拳对老年人心理健康的影响研究[J]. 湖北体育科技, 2007（3）: 356-357.
[61] 孙有智，张云华. 太极拳锻炼对中老年人郁郁症的预防治疗效应[J]. 湖北体育科技, 2004（4）: 493-495.
[62] 方慧. 参加武术锻炼对老年人心理健康影响的研究[J]. 中州体育·少林与太极, 2011（5）: 13-16.
[63] 沈鹤军. 5 种传统保健体育项目对中老年人多维心理及免疫功能影响的对比研究[J]. 中国中医药信息杂志, 2013（2）: 17-20.
[64] 李军. “空竹”运动对老年人情绪、睡眠健康的影响[J]. 中国体育科技, 2005（3）: 37-39.
[65] 田春兰. 健身气功·五禽戏锻炼对中老年人焦虑水平的影响[J]. 山东体育科技, 2011（6）: 96-98.
[66] 季浏. 体育锻炼与心理健康[M]. 上海: 华东师范大学出版社, 2005: 31.
[67] 姒刚彦，刘皓. 当代老年锻炼心理研究述评[J]. 天津体育学院学报, 1999（2）: 4-8.

第六章　老年人锻炼健身气功“健心”效应研究进展

为满足广大群众日益增长的健身需求和整顿、规范“气功”的市场，在世纪之初到目前，国家体育总局健身气功管理中心在挖掘、整理优秀传统养生健身功法基础上，组织有关体育部门的相关专家创编了健身气功·五禽戏、健身气功·易筋经、健身气功·八段锦、健身气功·六字诀、健身气功·太极养生杖、健身气功·十二段锦、健身气功·马王堆导引术、健身气功·大舞和健身气功·导引养生功九种国字号功法。这些功法在反复比较、认真吸收传统功法不同流派优点的基础上编创而成，经过在全国各地的试点和推广，目前，较为流行，也得到了广大群众的热烈响应和积极参与，其强身健体的效果已明显显现，尤其是健身气功·五禽戏、健身气功·易筋经、健身气功·八段锦、健身气功·六字诀四种健身气功功法。这四套功法都是以自身形体活动、呼吸吐纳、心理调节相结合为主要运动形式，其中六字诀强调要调息；八段锦是横向拉伸；易筋经是螺旋拉伸脊椎；五禽戏更加活跃，总体上都表现出功法内涵丰富、动作简单易学、形态优美、安全可靠及群众认可度高等特点，自推广以来，受到了人们的广泛欢迎，尤其受到老年健身人群的青睐。

第一节　健身气功·五禽戏的“健心”效应

五禽戏，古代又称为五禽气功、百步汗戏，是古人模仿自然界五种动物的姿势而创造的一套强身健体的动作，即中国汉代名医华佗根据上古的导引术、吐纳术和《黄帝内经》中阴阳五行学说，模仿虎猛、鹿敏、熊稳、猿智、鸟和这五种动物的动作和特性，结合人体脏腑、经络、气血的运行规律，创编的一种健身术。健身气功·五禽戏是国家体育总局国家气功管理中心组织专家在继承了传统五禽戏的风格特点，吸取了各流派的精华，将中医学、形体美学、现代人体运动学有机结合的基础上，依照《三国志·华佗传》所载顺序：虎、鹿、熊、猿、鸟，每个戏两个动作，前后分别增加了起势调息和收功引气归元动作，改进编创而成。自 2003 年国家体育总局把重新编排后的五禽戏向全国乃至世界推广以来，大量相关理论和实践研究表明，健身气功·五禽戏对锻炼者的生理功能、身体素质及心理状态等方面都有积极影响。习练者的心血管功能、呼吸功能都有所改善，关节灵活性和体力也有所提高，精神状态和自信心不断增强。其成为适合于不同年龄、不同体质的人群习练的具有中国民族特色的仿生类功法。

一、健身气功·五禽戏发展概述

“五禽戏”是人们模仿五种动物的运动。“五禽”是指五种禽兽——虎、鹿、熊、猿、鸟；“戏”是指游戏和玩耍之意。在我国民间，人们模仿自然界禽兽的运动进行身体锻炼，有很久的历史。早在先秦（战国）时期伟大的思想家庄子在《庄子·刻意》文中写道：“吹呴呼吸，熊经鸟申，为寿而已矣。此导引之士，养形之人，彭祖寿考者之所好也”，表明“熊经鸟申”已是流传于春秋战国时期的一种保健体操。1973 年湖南长沙马王堆三号汉墓出土的 44 幅帛书《导引图》中也有不少模仿动物的姿势，如“龙登、鹞背、熊经”，有的图虽然注文残缺，但仍可看出模仿猴、鹤、猫、犬、燕及虎豹扑食等形状。1983 年张家山汉墓中出土的竹简中又发现专门讲解“导引”的《引书》，对“导引术”动作的要领有详细的介绍。

受古代“导引术”的影响，即在继承前人导引疗法实践经验的基础上，借鉴了西汉刘安《淮南子》的六禽戏，华佗最早编创了五禽戏。西晋时陈寿的《三国志·华佗传》中记载“吾有一术，名五禽之戏，一曰虎，二曰鹿，三曰熊，四曰猿，五曰鸟。亦以除疾，并利（蹄）足，以当导引。体中不快，起作一禽之戏，沾濡汗出，因上‘著粉’，身体轻便，腹中欲食”。南北朝时范晔在《后汉书·华佗传》中的记载与此基本相同，只是对个别文字略做修饰，全段并没有太大出入。这些史书证明了华佗确实对繁杂导引术加以整理，使其更加系统化、规范化，也使其更易操作。遗憾的是仅有以上文字，未留下任何图示和动作要领进行详细说明。

从现有文献资料看，南北朝时期名医陶弘景所著的《养性延命录》一书最早用文字记述和描绘了“虎戏、鹿戏、熊戏、猿戏、鸟戏”五禽的具体动作。由于南北朝距东汉末年不过 300 年，因此，可以认为该套五禽戏动作可能比较接近华佗创编的五禽戏，但是习练起来动作难度较大。此后，在明清时期的《夷门广牍·赤凤髓》、《万寿仙书·导引》和《五禽舞功法图说》等著作中，都以图文并茂的形式，比较详细地描述了五禽戏的习练方法。

五禽戏发展至今，已经历了 1700 余年历史，经过历代的继承、创新和发展已形成不少流派。从实际演练来看，有模仿五禽动作、偏重肢体运动、意在健身强体的；有仿效五禽神态、以内气运行锻炼为主、重视意念锻炼的；有以刚劲为主，通过拍打、按摩来治疗疾病的；还有以柔劲为主，讲究动作姿势优美矫健，以舞蹈形式出现的；等等。尽管每个流派都有着各不相同的风格和特点，但总体来看，各流派都是根据“五禽”动作来创编的，均要求外动内静，动中有静，刚柔相济，内外兼备，既要求活动筋骨、疏通气血，又重视精、气、神的锻炼，都追求防病治病、健身延年。

五禽戏新功法（健身气功·五禽戏）的动作编排按照《三国志·华佗传》的记载，顺序为虎、鹿、熊、猿、鸟，在动作开始阶段要求进行调匀呼吸和人体松静的诱导（起势调息），在每一戏结束时又增加了一个过渡动作来转换意境，在五戏结束配以收功过程（引气归元），起到静养宁神的作用；整套功法动作的数量沿用了陶弘景《养性延命录》的描述，为10 个动作，每戏两动。动作素材来源于传统动作设计考虑与形体美学、现代人体运动学有机结合，体现时代特征和科学健身理念。

二、健身气功·五禽戏功法的习练特点

健身气功·五禽戏是根据古代引导、吐纳、熊经、鸟伸之术，研究了虎、鹿、熊、猿、鸟的活动特点，并结合人体脏腑、经络和气血的功能，编成的一套具有民族特色的健身气功功法[1]。这套健身功法体现了形、意、气的合一，其功法特点主要体现在以下几个方面[2, 3]。

1. 动作简单，安全易学

健身气功·五禽戏是国家体育总局健身气功管理中心于 2003 年组织专家学者，在挖掘整理传统五禽戏功法的基础上编创而成的，整套功法的动作内容编排按照《三国志·华佗传》的文字记载顺序，即“虎、鹿、熊、猿、鸟”的顺序，每一戏有两个动作，整套功法在开头和结尾分别增加了起势调息和引气归元。与传统的华佗五禽戏的“不同分支与流派的五禽戏动作和套路不尽相同，动作难度不一，让习练者很难适从”[4]相比，整套功法内容完整、规范、简便、易学；另外，从该功法推广至今，尚未出现习练者有不良反应或练功“偏差”，没有异常现象出现，表明习练该功法是安全的。

2. 以腰为主轴，注重整体

华佗曾说过“是以古之仙者，为导引之事，熊颈鸱顾，引挽腰体，动

诸关节，以求难老”。也就是说，人要像熊那样晃动脖子，像鸟儿一样转动眼睛，让腰身关节经常活动，才能长寿。健身气功·五禽戏功法充分体现这一养生思想，在动作设计上，体现了全方位运动，既包括躯干的侧屈、拧转、前俯、后仰，又有肢体的提落、缩放、开合等。通过这些动作姿势的变化来牵拉各关节韧带和肌肉，对腰椎、胸椎、颈椎等脊柱各部都进行了有效的拉伸运动。总的来看，新功法以腰为枢纽和主轴，带动上、下肢向各个方向运动，以增大脊柱的活动幅度，尤其是对平时不太运动的关节、部位进行锻炼，增强了健身的功效。每一戏既有特定功效，又有整体的健身作用。

3. 以形引气，意气相随

在习练五禽戏每个戏时，要根据动作的名称，做出与之相适应的姿势和造型，要求动作到位，做到“行、展、寻、转”等外向性行为特征的形象逼真，而且要求蕴含五禽的神韵，意气相随，内外合一。在动作和呼吸上，依据姿势的变化或劲力的需要，做到“起吸落呼，开吸合呼，先吸后呼，蓄吸发呼”，总体上，要力求蕴含“五禽”的神韵，意气相随，内外合一，使肢体运动与自然、社会环境相联系，强化意识对整个习练过程的控制，做到以形引气，气贯全身；意气相随，以气养神，气血通畅。

4. 外动内静，动中求静

五禽戏发扬了古代人倡导的“阴阳平衡”理论，全套功法以动为主，是一种“外动内静、动中求静”的功法，模仿每一禽的动作和姿势时要求肢体舒展，在功法开始和结束及每一戏练习前的静功站桩时，要调整气息、宁心安神，进入相对平稳的状态和“五禽”的意境。这种有动有静、动静相兼的动姿与静态的有机结合，相互交替，起到练养相兼的互补作用。

5. 五禽神韵，功效各异

五禽戏是中国民间广为流传的，也是流传时间最长的健身方法之一，其健身效果被历代养生家称赞，健身气功·五禽戏不拘泥于象形动作，力求蕴含“五禽”的神韵，做到神似形似。在练习五禽戏时，通过意会各禽的神韵而使意念得到内在转化，即习五动，守五意，练五形，学五视。如五视讲的就是眼法：虎——强视、鹿——斜视、熊——直视、猿——动视、鸟——环视，即所谓“戏”就在于此。

另外，根据脏腑学理论，从“五禽五脏对应图”来看，五禽戏中每一禽归属某一脏，主一脏之调养。具体来讲，虎戏——主肝，通督脉，祛风邪，益肾强腰，壮骨生髓，防止腰肌劳损、腰椎小关节紊乱，能使周身肌腱、骨骼、腰髋关节功能加强，使精力旺盛；鹿戏——主肾，通经络，行血脉，舒展筋骨，能引伸筋脉，能增进行走能力，强腰补肾，美体；熊戏——主脾，治偏瘫、下肢无力、脑血栓后遗症，强化脾胃运化功能；猿戏——主心，强心益智，外练治颈脊椎疾病，使肢体灵活轻盈，内练抑制思想活动并能使思维敏捷；鸟戏——主肺，调理气血，疏通经络，活动筋骨关节，加强肺呼吸功能，增强大脑与身体的平衡能力，健身美体，使肢体灵活、协调。

三、健身气功·五禽戏的“健心”功效研究进展

“体育锻炼不仅能够对人们的精神状态起到调节与改善作用，如对心理疲倦，紧张感觉，自信心丧失等起到良性调节作用，而且还在一定程度上对临床心理问题，如抑郁症、焦虑症起到治疗效应”。健身气功·五禽戏属于中国民族传统体育项目，与其他体育项目一样，长期练习对人的感觉、知觉、记忆、智力、情绪、情感等都有影响，健身气功·五禽戏通过模仿虎、鹿、熊、猿、鹤五种动物的动作、神态和意境，其中，模仿动物的意境可以使意念专一，有效地排除不利于身心健康的杂念，创造良好的内心环境，使练习者心神安宁。健身气功·五禽戏健心功效的相关研究主要有以下几个方面。

1. 对心理疾病的治疗功效

金宏柱教授认为传统的导引术（气功），通过其调身、调气、调心的“三调”作用，对抑郁症有良好的治疗作用。学者邱添莹也对此做了实验研究，实验结果表明[5]：连续经过 8 个周，每天 1 次，每次 40 分钟的健身气功·五禽戏练习，既能改善患者抑郁症精神病理学各症状及患者的自觉症状，又能有效地改善由抑郁导致的睡眠障碍。这一研究结果拓宽了健身气功·五禽戏防治病种的范围，为健身气功·五禽戏进一步推广提供了科学依据。

2. 对情绪、认知的改善功效

健身气功·五禽戏因其自身的运动特点，自推广以来深受广大中老年群众的喜爱，在中老年健心方面的研究有崔永胜等采用许军等编制的自测健康评定量表（SRHMS）和自制健身气功·五禽戏锻炼者自觉效果评价表，对 118 名 55～70 岁中老年女性进行了试验研究，该研究结果发现经

过3个月，每周锻炼3次，每次60分钟的有组织的健身气功·五禽戏新功法锻炼后，中老年女性的正向情绪、心理症状与负向情绪、认知功能指标与锻炼前比较增高趋势明显，具有显著性差异（$P<0.05$）；心理健康子量表总分与锻炼前比较有统计学意义（$P<0.01$）。自觉效果评价显示，在记忆力指标上，锻炼者觉得有所改善的占55.8%；在精神状态指标上，锻炼者觉得有所改善的占51.7%；在自信心指标上，有增强与提高的习练者占57.5%；在练习后身体变得轻快的占58.5%；有练习后心理年轻化的感觉占76.7%。实验得出：“3个月健身气功·五禽戏锻炼对改善和调节锻炼者的心理状态具有一定作用”，并认为这可能与健身气功·五禽戏在锻炼时强调“身体放松”并“要求入静”，尤其是在意念的运用上独具特色（意念都会通过意会各禽的神韵而得到内在转化）有关[6]。吴家舵等也采用类似的研究方法，对55～70岁的社区323名中老人进行2个半月左右的实验，也得出上述研究结果，并且研究还表明，五禽戏锻炼者练习前后不存在明显的性别差异，不同年龄组锻炼者中，55岁以下组与56～65岁组在注意集中测试的出错时间上少于66岁以上组，66岁以上组练习者练习前后身心因素方面无明显变化，而55岁以下组在正、负情绪度上有显著差异，得出对大多数练习者来说，在改善和稳定情绪方面，该功法有一定效果的结论[7]。陈玲丽等也采用相同方法，得出上述研究结果，该研究还得出“不同性别和不同年龄段锻炼者对五禽戏练习功效的发挥无显著差异，五禽戏练习未显著改善被试者的注意力集中能力”的结果[8]。但王言群研究显示[9]：长期进行健身气功·五禽戏锻炼对中老年人的注意力集中能力的改善具有积极意义，这种改善作用有性别差异，对女性的改善作用可能更为显著。另外，田春兰、虞定海等学者还专门就健身气功·五禽戏锻炼对中老年焦虑水平的影响进行了实验研究，得出持续6个月的健身气功·五禽戏锻炼能显著降低中老年人的焦虑水平，且健身气功·五禽戏锻炼对降低中老年人焦虑水平无性别差异。其认为健身气功·五禽戏是一项中小强度的有氧运动，在练习中注重调身、调心、调息的整体锻炼，符合养生理论的整体观是降低中老年人焦虑水平的心理机制[10]。

除对中老年人的研究外，为使健身气功·五禽戏能在高校中推广和普及，学者们也对健身气功·五禽戏改善大学生心理健康方面做了一些研究，如向斌以160名在校大学生为研究对象，采用国内外通用的心理卫生调查问卷SCL-90量表测量健身气功·五禽戏对大学生心理健康水平的影响，结果显示[11]，经过16周的健身气功·五禽戏的练习，实验组大学生前后躯体化、抑郁因子得分有非常显著性差异（$P<0.01$）；强迫症状、焦虑因

子得分有显著性差异（$P<0.05$）；人际关系敏感、敌对、恐怖、偏执、其他因子得分差异不显著，但有积极性变化，进而得出健身气功新功法（健身气功 · 五禽戏）能有效地提高大学生的心理健康，并且认为，这一效果与健身气功 ·五禽戏要求练功者在练功前和习练每一戏时都要进行心理调节及属于中低强度的有氧运动有关。芦翠莲也使用心理卫生问卷 SCL-90 量表对习练健身气功 ·五禽戏不同年限(练习五禽戏 1 年以内者为第一组，1 年以上 2 年以内者为第二组，2 年以上者为第三组）的三组大学生进行心理健康测量，结果显示[12]，练习五禽戏的大学生心理健康水平高于普通常人，各组总均分和阳性项目数随练习年限增长而降低，得出锻炼年限越长对大学生心理健康良性影响效果越明显的结论。郭勤就健身气功 · 五禽戏对大学生身体自尊的影响进行专门研究，得出健身气功 · 五禽戏能明显提高大学生身体自尊（$P<0.05$）的结论[13]。

第二节　健身气功 · 易筋经的“健心”效应

“易筋经”是传统气功的重要功法之一。“易”有改变、变换、代替之意；“筋”指筋骨、筋膜。人身之筋络，中医学认为“筋及人身之经络，骨节之外，肌肉之间，四肢百骸，无处非筋，无处非络，联络周身，通行血脉而为精神之辅。如人肩之能负，手之能摄，足之能履，通身之活泼灵动者，皆筋之挺然者也”。

“经”乃经典之意，带有指南、法典之意。易筋经就是活动肌肉、筋骨，使全身经络、气血通畅，从而增进健康、祛病延年的一种传统健身法。为推动气功在新时期的规范发展，国家组织一批各学科相关专家，在充分继承传统易筋经的功理、功法的基础上，运用现代健身科学、中医学和相关科学知识，使传统与现代的健身理论及方法相结合创编了“健身气功 · 易筋经”。实践研究已表明，健身气功 · 易筋经自推广以来，适应不同年龄层次及不同健康状况人群的需要，对习练者的呼吸系统、柔韧性、平衡、肌肉力量均有良好的影响；同时对骨关节病、消化系统和中老年人的常见病如尿频尿急、头痛头晕、失眠多梦等也有显著康复效应。大部分人认为新功法易学、易练，且练功后精神愉悦，全身舒畅，能起到改善人体肌肉、神经系统的灵活性、协调性和伸展性的作用，以通行血脉，调达脏腑，达到外练筋骨、内壮脏腑、调节人体生理平衡、促进身体健康之目的。

一、健身气功·易筋经发展概述

易筋经是我国古代流传下来的健身养生方法,功法名称最初见于明代天启年间的同名书《易筋经》,后世又称为《内功图说》。易筋经在我国传统气功功法和民族体育发展中有着较大的影响,千百年来深受广大群众的欢迎。

易筋经为何人所创,历来众说纷纭。归纳起来,大致有两种。第一种,易筋经、洗髓经和少林武术等为南北朝时期印度高僧菩提达摩所传。达摩于公元526年来我国,后驻河南嵩山少林寺并开创了中国佛教的最大流派——"禅宗",人称是我国禅宗初祖。据《指月录》记载"越九年,欲返天竺,命门人曰:时将至矣,汝等盍言所得乎?有道副对曰:如我所见,不持文字,不离文字,而为道用。祖曰:汝得吾皮。尼总持曰:我今所解,如庆喜见阿闷佛国,一见更不再见。祖曰:汝得吾肉。道育曰:四大本空,五阴非有。而见处,无一法可得。祖曰:汝得吾骨。最后,彗可礼拜,依位而立。祖曰:汝得吾髓"。另外,六朝时流传的《汉武帝内传》等小说中也载有东方朔"三千年一伐毛,三千年一洗髓"等神话,这大概就是"易筋经、洗髓经"名称的由来。但也有学者认为,达摩只有《楞伽经》四卷传世,并无其他著作流传,所以易筋经的出现与达摩无关。其依据是从达摩东来,到明代易筋经的出现,千余年间未见有关易筋经的记载,但承认少林寺僧侣在易筋经流传过程中起重要作用。第二种[14],认为《易筋经》实为明代天启年间的天台紫凝道人所创,原系道家导引之术。依据主要是明抄本《易筋经义》、述古堂本《易筋经》和周中孚的《郑堂读书记》中提及的"紫凝道人"的3份资料。马济人先生也认为《易筋经》是明代天启年间天台山紫凝道人托名而编写的,其依据是清代凌廷堪在《校礼堂文集·与程丽仲书》中提及,认为易筋经功法系紫凝道人所创。

从现有文献看,易筋经在后世流传、演化过程中少林寺僧侣起到了重要作用,易筋经是谁所创目前还暂无定论。总的来看,传统易筋经侧重于从宗教、中医、阴阳五行学说等视角对功理、功法进行阐述,并且形成了不同流派,仅少林寺《易筋经》版本就有60多种,收录于不同的著作中。健身气功·易筋经继承了传统易筋经十二势的原始名称,注重脊柱的旋转屈伸,融科学性与普及性于一体,其格调古朴,蕴涵新意,是内外兼练的体育保健养生功法,常练具有强身健体、修身养性的功效。

二、健身气功·易筋经功法的习练特点

易筋经是通过脊柱的旋转屈伸运动,带动四肢、内脏的运动,其精髓在

于调整五脏平衡、启动人体潜能，在松静自然、形神合一中完成工作，达到健身防病、延年益寿的目的。其功法习练特点主要体现在以下几个方面[15~17]。

1. 对称贯通，整体协调

各种版本的传统易筋经，大多是以单个动作表达每一势，势与势之间未说明连接动作，健身气功·易筋经弥补了这一定势动作的不足，对传统易筋经十二势做了连接和编排，每势动作变化过程清晰、柔和，形成了整套动作。在连接动作中，以腰带动四肢，以肘带臂，以关节为轴的自然活动角度做旋转划弧的前后、左右、上下运动；习练中要求上下肢与躯干之间，肢体与肢体之间的左右上下，以及肢体左右的对称与非对称，都应上下贯通，左右对称，彼此相随，密切配合，整体协调运动。

2. 身心并练、内外兼修

魏伯阳《参同契》记载“易筋者欲坚其外，如果能内清静、外坚固，登寿域在反掌之间耳”，表明易筋经功法是整体性身心并练、内外兼修的一套养生功法。动者外动以易筋强骨，静者内静以攻心纳意，集内外兼修之长，静中求动、动中求静为宗旨。通过炼形、炼气来疏通经络、活跃气血、协调脏腑、平衡阴阳，达到抵御外邪、祛病强身、延年益寿的目的。健身气功·易筋经习练时要求心静体松，情绪平和内敛，意随形走，呼吸自然，注重呼吸与动作的结合。

3. 注重脊柱的旋转屈伸

新编易筋经十二式继承传统，取其精华，用动作导引的方法，以脊柱旋转屈伸为主要运动形式。脊柱是由“椎骨、韧带、脊髓”等组成，具有支持体重、运动、保护脊髓及其神经根的作用，是人体的支柱。而神经系统是由脑和脊髓及周围神经组成，控制和协调各个器官系统的活动，使人体成为一个有机整体以适应内外环境的变化。因此，本功法通过脊柱的旋转屈伸运动的“九鬼拔马刀势”、“打躬势”、“掉尾势”动作的练习，有利于对脊髓和神经根的刺激，以增强其控制和调节功能，在松静自然、形神合一中完成动作，达到健身、防病、延年、益智的目的。

可见，健身气功·易筋经是以强筋健骨为目的，通过脊柱的旋转屈伸，带动四肢、内脏运动，从而调整五脏平衡、启动人体潜能，在松静自然、形神合一中达到健身防病、延年益寿的目的。

三、健身气功·易筋经的"健心"功效研究进展

健身气功·易筋经在传统十二势的基础上进行创编，以健身为主，治疗为辅，对不同需求的个体或群体，健身气功·易筋经通过不同架势、意守部位、调息次数等的变化来适应其需求，使其在轻松、愉快的练习中达到强身健体的目的。在健身气功·易筋经创编完成初期的实验研究表明[18]：易筋经锻炼对锻炼者的情绪有着积极的影响，可以降低焦虑和抑郁水平。有无锻炼史对于易筋经锻炼者的心理效应有着显著的影响，有锻炼史的锻炼者练习易筋经后心理变化与无锻炼史的人有着显著的差异。其后相关研究主要有以下几个方面。

1. 对习练者感知觉的提高

张勃欣对 56 位中老年人进行每周 3 次，每次 40 分钟的连续 12 周易筋经锻炼实验，结果发现[19]，12 周的集中训练后，中老年人的静态及动态的平衡能力均有改善，其数据变化与对照组相比具有统计学意义（$P<0.05$）。结果表明坚持易筋经锻炼对延缓中老年人的平衡功能减退有积极作用。分析认为健身气功·易筋经能延缓中老年人的平衡功能减退的机理在于，易筋经新功法的动作编排，融入了大量强化本体感觉、视觉及前庭觉的输入的元素，如头眼的配合、支持面的变化及重心的升降转移等设计上，体现变化的灵活性、难易适中性，同时在维持平衡的动作输出过程中也兼顾动态调整（动作调节）与静态调整（肌群协调）的巧妙转化，特别是在最大程度减小支持面的情况下，限制肢体的辅助平衡作用，转而强化肌群间的微观协调力。贾为宗在其硕士论文《易筋经对脑卒中偏瘫患者运动功能、平衡能力及情绪的影响》中报道练习 3 个月健身气功易筋经前后评价脑卒中偏瘫患者的平衡能力变化，实验组经过 3 个月的每周 5 次，每次 30 分钟的易筋经练习，患者的平衡功能改善明显优于对照组（$P<0.05$），且对脑卒中偏瘫患者抑郁和焦虑情绪有积极改善作用[20]。

2. 对习练者心理症状的改善

症状自评量表（SCL-90）是世界上最著名的心理健康测试量表之一，是当前使用最为广泛的精神障碍和心理疾病门诊检查量表，该量表从 10 个方面来了解人的心理健康程度。健身气功·易筋经作为我国优秀传统体育项目，在改善人的心理健康方面具有较好效果。钟志兵等以 50～70 岁中老年人为实验对象，经过每天早晨练习 1 个小时，连续 6 个月及 1 年的

健身气功·易筋经的功法套路后，症状自评量表（SCL-90）各因子在实验 6 个月时均有不同程度的减少，其中强迫、抑郁、焦虑、其他 4 个因子减分非常明显，有显著性差异（$P<0.01$）；人际关系、敌对、偏执和精神病性 4 个因子减分明显，有显著性差异（$P<0.05$）；在实验 1 年时，SCL-90 各因子得分均有进一步减少，与实验前比较均有显著性差异（$P<0.01$）[21]。可见，健身气功·易筋经锻炼对中老人的心理健康都具有很好的调节作用。除此之外，王超等以大学生为观察对象，经过每周锻炼 6 个学时，分 3 次课完成的经 4 个月健身气功·易筋经锻炼后，运用症状自评量表（SCL-90）调查显示[22]，躯体化、强迫、抑郁、焦虑、恐怖及偏执 6 个因子表现出非常显著性差异（$P<0.01$），敌对因子症状亦有显著性差异（$P<0.05$），提示易筋经功法对大学生心理活动有积极的影响，能帮助缓解心理紧张。张彩琴等对普通大学生的研究也得出[23]，4 个月健身气功·易筋经锻炼后躯体化、强迫、人际关系、敌对、偏执、精神病等指标也均有显著性差异（$P<0.05$），抑郁、焦虑因子指标有非常显著性差异（$P<0.01$），恐怖和睡眠饮食因子平均分值有下降的趋势。上述实验研究结果都证实了健身气功·易筋经能促进习练者的心理健康水平。

3. 对习练者智力的促进

章文春等选取江西省老年大学和江西省委老干部活动中心的年龄在 50～70 岁的 63 名中老年学员为实验对象，了解健身气功·易筋经对老年智能老化程度的影响。智能生理年龄测试软件测试结果显示[24]，练功组在实验 6 个月后的 7 个单项（心算速度、数字符号、动作反应、计数、2 位数记忆广度、跟踪操作、无意义图形再认）测试成绩均好于实验前，差异有显著性，得出通过健身气功·易筋经的锻炼能够明显提高老年人的动作灵活性、思维敏捷性、注意品质和短时记忆力，能够起到延缓中老年人智能衰退的作用。顾一煌等以 18 岁以上 150 名成年人为研究对象，也得出健身气功·易筋经锻炼对其认知能力有影响，即健身气功锻炼能够有效提高人体的认知能力，且发现锻炼健身气功的时间长短与人的认知能力的高低也有明显的关系，从事健身气功锻炼时间较长的认知能力水平就高，反之则较低[25]。

4. 对习练者情绪的影响

石爱桥等研究表明[26]，中老年人参加健身气功·易筋经 6 周的锻炼，对其心理活动有着积极的影响，可以降低焦虑和抑郁水平。章崇会等研究也得出[27]，老年人参与健身气功·易筋经对其焦虑自评有较好的良性影响，与其他传统健身功法相比，简编易筋经十二式有着相当大的优越性，特别是对有太极拳锻炼史的进行简编易筋经十二式锻炼的老年人，焦虑自评效果最为明显。另外，王薇等对 120 例患失眠症的大学生进行易筋经治疗观察，发现实验 4 个月后，大学生的抑郁、焦虑评分较治疗前均有明显下降（$P<0.01$），得出易筋经练习能够改善青年失眠患者焦虑情绪[28]。

5. "健心"作用原理

中国古代医学认为"夫病之为害大矣哉，有病于身者，有病于心者。病于身者药可疗，病于心者药不能疗也。人知身之为病，足以杀身，而不知心之为病足以害理。杀其身，身犹可复，害基理，理难再得也。心之疾，莫大于欲，欲之为害，甚于风寒暑湿燥火，此六气为外疾，而眼、耳、鼻、舌、身、意六为贼媒，自窃家宝，乃内疾也。治外疾易，治内疾难"。可见，心平气和是有效防治心病的良方。孙宗懿研究指出[29]，易筋经通过积聚精气，修炼眼耳鼻舌身意，能使人达到无欲的境界。易筋经功法练习要求是"调身、调息、调心"的"三调"合一，在习练过程中呼吸的调整和躯体的放松，能缓解或消除心理紧张；肢体姿势的不断调整锻炼能改善躯体器官的功能，从而能缓解躯体不适症状；而调心（意念）的训练又可使锻炼者的注意力能有效集中，并分散了对负性情绪与行为的关注。最终经过"三调"合一的不断实现，达到心静体松，情绪处于平和内敛，意随形走，呼吸自然，使习练者视而不见，听而不闻，心静精止，这就是易筋经防病抗衰的奥妙之处。侯志鹏研究认为[30]，易筋经是一种以"伸筋拔骨，以形引气"的健身方法，练习易筋经可通过调治肝胆来改善身体功能。肝所主之筋膜构成三焦，组成了人体气血流通的道路，如肝的疏泄功能发生改变，则气、血、津、精、液的流通就会因筋膜发生痉挛、松弛、阻塞，而导致不通或逆行产生情绪低落、抑郁寡欢、急躁易怒、心中懊恼、焦虑紧张、睡眠不佳、记忆力减退、兴趣及精力下降等表现。练习易筋经可以充分舒展体内脏腑周围的筋膜，使紧张的三焦通道得以舒缓、使闭塞的通道得以畅通，并且可以使连接关节的筋肉在一张一弛之间得以放松，通过治疗肝之所主之"筋"恢复肝之所用。使肝气通，情志畅，肝气疏泄的功能恢复常态，肝气郁结的症状得以消除，改善习练者心理健康状态。

第三节　健身气功·八段锦的“健心”效应

八段锦，是我国古代流传下来的一种导引术，其历史源远流长，因其由八节组成，体势动作古朴高雅，故名八段锦。传统八段锦既有坐着练的“坐式八段锦”（文八段锦），也有站着练的“站式八段锦”（武八段锦）。健身气功·八段锦是在传统站式八段锦的基础上，增加了预备势和收势，遵循套路完整规范，动作编排次序符合人体运动规律创编而成。自 2002 年推广以来，因其运动强度适中、动作简单、易学易练、安全可靠和健身效果明显，深受人民群众的喜爱。通过健身气功·八段锦的习练，不仅可以达到祛病强身的目的，更可以对不同人群的健康状况起到良好的调节作用。

一、健身气功·八段锦发展概述

八段锦的起源可以追溯到远古时代的导引术。早在 4000～5000 年前，中国中原大地自然环境恶劣，百姓身体多有病疾，有贤能者发明了“舞”，用来改善这些病痛，这种“舞”后来就演变成了“导引者，导气令和，引体令柔”的导引术。人们通过这种导引术的锻炼，使机体气机流畅，骨正筋柔，从而很好地激发自身调理能力，消除病痛，增进健康，延缓衰老。

八段锦之名，杨红光依据前人有关考证，认为“八段锦”这一名词的最早记载[31]，首见于东晋葛洪《神仙传》，比“一般认为八段锦之名最早出现在南宋洪迈所著《夷坚志》一书”要早。《夷坚志》一书中记载的“政和七年，李似矩为起居郎……似矩素于色简薄，多独止于外舍，仿方士熊经鸟伸之术，得之甚喜……尝以夜半时起坐，嘘吸按摩，行所谓八段锦者”，称之为“长生安乐法”。可见，尽管该书未记载八段锦的具体功法，但这些记述表明了八段锦在北宋已流传于世，如“嘘吸按摩”就表明当时已用此法来理疗养生。

据南宋初年著名道教学者曾慥的《修真十书·杂著捷径》中记载：“钟离先生八段锦，吕公手书石壁上，因传于世。其后又有窦银青八段锦，与小崔先生临江仙词，添六字气于其中，恨其词未尽，予因释诸家之善，作临江仙一阕，简而备，且易行。普劝遵修，同证道果。绍兴辛未（1151 年）仲春，至游居士曾慥记”，可见，宋时八段锦有四家，其中钟离八段锦和曾慥八段锦记载较为详细，其中曾慥在《道枢·众妙》篇中详细记载了“八段锦”：“仰掌上举以治三焦者也，左肝右肺如射雕焉；东西独托所以安其脾胃矣；返复而顾所以理其伤脏矣；大小朝天所以通其五脏矣；咽津补气，左右挑其手，摆鳝之尾所以祛心之疾矣；左右手以攀其足所以治其腰矣”。

在其后的发展过程中还有一些比较有影响的著作对其有较为详细的记载，如宋元时期许逊所编的《灵剑子引导子午记·引导诀》、明代高濂著《遵生八笺》中的“八段锦导引法”、清代席锡蕃集《八段锦内功图说》、清代娄杰集《八段锦坐立功图说》中的“八段锦坐功”等。清乾隆年间徐文弼将此法收入其所编的《寿世传真》，易名十二段锦，咸丰年间潘霨据徐氏本并略为增删，编入《卫生要术》，光绪年间王祖源改《卫生要术》书名为《内功图说》，流行于世。

新中国成立后，党和政府对民族传统体育项目非常重视，先后出版了唐豪、马凤阁等编著的《八段锦》和国家体育总局健身气功管理中心编的《健身气功·八段锦》。可见，健身气功·八段锦渊源于魏晋南北，形成于宋代，发展于明清，规范于当代，目前已是广大人民群众喜闻乐见的体育锻炼项目，对于增强体质、延年益寿起着重要的作用。

二、健身气功·八段锦功法的习练特点

健身气功·八段锦在传统站式八段锦的基础上增加了预备势和收势，由八节动作组成，全套动作精炼，运动量适度，每节动作的设计都针对一定的脏腑或病症的保健与治疗需要，有疏通经络气血、调整脏腑功能的作用，编排次序符合运动学和生理学规律，属于有氧运动。整套功法由两臂或单臂上举、马步左右开弓、头部左右旋转、摇头摆臀、弯腰两手攀足、马步左右出拳、足跟上提等 8 个动作组成，具有“柔和缓慢，圆活连贯；有松有紧，动静相兼和神与形合，气寓其中”[32]的特色。

其中柔和缓慢的特点要求习练时动作不僵不拘，轻松自如，舒展大方，身体重心平稳，虚实分明，轻飘徐缓；圆活连贯特点要求习练时动作路线带有弧形，不起棱角，不直来直往，动作的虚实变化和姿势的转换衔接，无停顿断续之处；松紧结合特点要求习练时肌肉、关节及中枢神经系统、内脏器官放松，但适当用力，紧在动作中只在一瞬间，而放松需贯穿动作的始终，松紧配合要适度；动静相兼特点要求在意念的引导下，动作轻灵活泼、节节贯穿、舒适自然。在动作的节分处做到沉稳，特别是在前面所讲 8 个动作的缓慢用力之处，在外观上看略有停顿之感，但内劲没有停，肌肉继续用力，保持牵引抻拉；神与形合特点要求神与形是相互联系、相互促进的整体，做到内示精神、外示安逸，虚实相生、刚柔相济，意动形

随、神形兼备；气寓其中是指通过精神的修养和形体的锻炼，促进真气在体内的运行，以达到强身健体的功效。

在实际练习中，要求动作力量上要做到柔和、刚柔相兼和劲力内蓄，像克服某种阻力似地进行活动；动作轨迹上要使动作呈弧状，节节贯穿，由外引到内导；动作节奏上体现在动作的伸展阶段应略有停顿，达到动静结合；动作速度上要求动作缓慢；动作呼吸上要求用腹式呼吸法，呼吸与动作密切配合，开吸合呼，鼻吸口呼，轻吸轻呼，呼吸应该深、长、细、缓、匀；动作意念上需集中在运动部位，排除杂念。

三、健身气功·八段锦的“健心”功效研究进展

1. 对有关心理疾病辅助治疗的效果

自健身气功·八段锦推广以来，一些学者围绕八段锦功法对一些心理疾病的辅助治疗效果展开较为深入的研究。例如，钟爽川以健身气功·八段锦为实验手段，观察 20 名中年亚健康患者 3 个月的健身气功·八段锦练习后心理亚健康方面的变化发现[33]，对压抑、疲惫和焦虑三个方面的改善达到显著性水平（$P<0.05$），健身气功·八段锦对于亚健康状态的调节作用是积极的，能够改善并减轻亚健康状态，是预防及治疗亚健康的有效手段之一。张容瑞、张林、姚秋丽、张鑫、王芳等诸多学者就健身气功·八段锦对 2 型糖尿病患者伴有的相关心理疾病的辅助治疗效果进行了相关实验研究，张容瑞以 SCL-90 为评定工具，实验得出伴有失眠患者练功 4 个月后，SCL-90 的总分、强迫、抑郁、焦虑、敌对、精神病性因子有显著改善[34]；张林对伴有心理疾病的患者临床观察发现，八段锦集中锻炼，对 2 型糖尿病患者心理指标具有一定的影响，糖尿病患者心理状态得以改善，强迫、抑郁、焦虑、敌对状态有所改善和减轻，并且随着练功时间的延长，生存质量得到提高[35]；姚秋丽等观察伴有抑郁患者经 12 周八段锦锻炼干预，结果显示，规律练习健身气功·八段锦可有效减轻患者的抑郁症状，提高其生活质量[36]。张鑫以蒙哥马利抑郁评定量表和汉密尔顿焦虑量表为评定工具，对伴有抑郁或焦虑患者的短期临床疗效研究也发现，30 例 2 型糖尿病伴抑郁或焦虑患者经 6 个月八段锦锻炼后，抑郁或焦虑有显著改善（$P<0.01$），八段锦对 2 型糖尿病伴抑郁或焦虑患者的抑郁或焦虑有一定的改善作用[37]，王芳实验也得出上述结果[38]。可见，健身气功·八段锦对 2 型糖尿病患者伴有的相关心理疾病，有较好的辅助治疗效果。

除此之外，马素慧、陈长香、周会兰等学者对八段锦用于改善妇女围绝经期综合征及抑郁症状的效果进行系列研究，研究结果发现健身气功·八段锦对围绝经期综合征及抑郁评分有改善作用（较治疗前有明显下降），差异有统计学意义（$P<0.01$），时间越长效果越明显，且与步行辅助治疗效果相比，八段锦效果较好[39~41]。

2. 对改善智力的影响

中老年人随着年龄的增长，各系统功能逐渐衰退，心理健康程度也受到不同程度的影响，学者们围绕通过何种运动方式来改善中老人心理健康做了大量的研究，就健身气功·八段锦锻炼对中老人心理健康效应而言，主要集中在对中老年人认知能力的影响研究。如刘涛等对存在轻度认知障碍患者治疗实验发现[42]，6个月，每周习练6天，每天1小时的健身气功·八段锦锻炼后，老年人蒙特利尔认知评估量表（MoCA，是一个用来对认知功能异常进行快速筛查的评定工具，包括注意与集中、执行功能、记忆、语言、视结构技能、抽象思维、计算和定向力8个认知领域的11个检查项目）得分明显提高，与对照组相比，结果有显著性差异（$P<0.05$）。另外，孙革对老年男性的实验也发现[43]，每次40～50分钟，每周5次，3个月锻炼后，反映老年人智能生理年龄的动作反应、计数、跟踪操作平均误差等指标改善显著（$P<0.05$），数字符号、两位数字广度指标改善非常显著（$P<0.01$），老年男性智能生理年龄下降非常显著（$P<0.01$），且明显优于慢跑组（$P<0.01$）。结果提示练习健身气功·八段锦可以改善或推迟老年人认知功能衰退。王松涛也对老年人参与健身气功·八段锦及一般性晨练做了比较研究发现[44]，实验3个月、6个月后，八段锦组老年人的心算速度、数字符号、计数和智能生理年龄的变化值与对照组比较，差异明显（$P<0.01$），认为长期有规律地进行健身气功·八段锦锻炼可以延缓老年人的智能衰退。健身气功·八段锦可以作为老年人养生保健、延年益寿的一种有效方式。另外，王松涛等还就健身气功·八段锦锻炼对中老年人心理健康的影响进行了相关研究得出[45]，八段锦锻炼6个月后，SF-36量表测试显示老年人的心理健康总评（MCS）的得分明显提高（$P<0.05$），且健康水平在老年男女受试人群中均表现出随着锻炼时间延长，得分逐渐增加的趋势。

除对老年人的研究外，近年来，随着就业压力的加大，大学生在学业、情感、人际关系和就业压力面前，出现了不同程度的心理问题，诸如焦虑症、强迫症、恐惧症、抑郁症及神经衰弱、情感危机等。为了促进大学生身心健康发展，弘扬我国优秀的民族传统体育，学者们以八段锦为教学内容，来了解传统养生锻炼对大学生心理健康的影响，大多数研究表明，通过练习八段锦，可以增强自我控制能力，调整心态，对躯体化、焦虑、强迫症状、抑郁症状等有较为明显的影响；坚持习练八段锦在增进大学生心理健康方面具有积极效果。例如，宋晓洁以长春市六所高校的600名大学生为研究对象，通用的SCL-90症状自评量表，对为期18周的八段锦练习实验组前后的数据进行比较发现[46]，敌对和偏执两项因子有显著性差异（$P<0.05$），躯体化、人际关系敏感、抑郁、焦虑四项因子和总均分有非常显著性差异（$P<0.01$），得出健身气功·八段锦对大学生心理健康的影响是十分显著的。万瑜通过自编大学生心理幸福感问卷、自我形象问卷、心理悲伤感问卷和心理应激水平问卷，对实验组（习练健身气功·八段锦8周，每周学习3次，每次约60分钟）和控制组（维持正常的生活与活动，不参与健身气功·八段锦练习）大学生施测结果表明[47]：实验组心理幸福感水平未出现显著变化，而对照组学生心理幸福感水平下降，其中心理悲伤感和心理应激水平下降显著；同时实验组在实验后自我形象与实验前无显著差异，但有改善的倾向，而对照组自我形象在实验前后无显著变化，也得出健身气功·八段锦训练对学生的心理健康有显著的促进作用。刘洪福等也进行了上述类似的系列研究，结果也都证实了八段锦练习在改善、提高大学生心理健康水平方面的确具有显著的功效[48]。

3. “健心”作用的机制

大多数研究分析认为健身气功·八段锦之所以能取得上述心理功效，与其具有“调神、调息、调形”运动特点是分不开的。万瑜认为[49]，健身气功·八段锦训练能够提高学生的心理健康水平是，在进行练习时，人的身体要进行较为细腻的极其注重细节的动作，此时人的思维活动一定要连续地集中于每一个细节动作，这就需要人的大脑在处理这些信息时要精神集中，有条不紊地进行，久而久之，必然使练习者一旦进行八段锦练习，就能暂时把与练习无关的精神活动全部排除在大脑的思维活动之外。由于这种效应的连续累加，渐渐地人们在平常的生活、工作中阻挡或排除不良心理刺激的能力就会得到增强。马素慧等认为[50]，八段锦对心理健康疾病具辅助治疗效果，是由于八段锦的运动特点是在自然、松静的状态下进行的，能使习练者形成自然、轻快、宁静、专一的心境，也没有剧烈运动的疲劳感、紧张感和不适应感，八段锦的8个动作的每一个动作都充满了对称与和谐之美，在习练中体现了内示精神，外示安逸，虚实相生，刚柔相济，做到了意动形随，神形兼备。以肢体开合寓于阴阳运动之中，养形怡神，明显提高锻炼者的注意力，并建立有效神经系统与肢体动作的和谐一致，从而使锻炼者对信号的反应能力及动手操作能力得到协同发展，有利于保持良好的精神状态。其中“以心行气”的练意活动，可以直接调整大脑皮质兴奋与抑制的转换，使大脑得到调节和休息，纠正由于大脑皮质高度兴奋产生的焦虑和失眠现象，运动中大脑皮质处于兴奋状态，又可有效抵制不良思想意识的侵入，为创造良好的心理状态奠定基础。姜敏、耿元卿等认为[51，52]，八段锦功法能强健五脏，通过改善五脏功能，起到调整人体不良情绪，调节心理亚健康状态的作用。如“两手攀足固肾腰”有补肾固精、调理脏腑的作用。《灵枢·本藏》曰：“志意者，所以御精神，收魂魄，适寒温，和喜怒者也”，志意对情志有支配和调节的作用，通过充沛肾气而志意和，调节异常的情志活动；“双手托天理三焦”一势通过躯干和四肢的伸展运动，上举时吸气，因胸膛位置提高，减小内脏对心肺的挤压，加大呼吸深度，使大脑获得更多含氧血液供给，使头脑清楚，解除疲劳，对心情抑郁、急躁易怒表现的亚健康状态有很好的调理作用；再如“左右开弓似射雕，攥拳怒目增气力”，可补心肺之气，增强心肺功能，有利于抒发胸气，消除胸闷。肺主气，肺气虚弱，机体不能很好地耐受外界不良刺激，易产生悲忧的情绪，故通过该式运动可补心肺之气，达到畅情志的效果。攥拳怒目能兴奋大脑皮质，从而可以对抗抑郁症状。另外也有研究认为[53]，运动缺乏与抑郁存在一定关系，运动能对改善情绪产生积极的作用，大多数人坚持运动困难，导致运动缺乏，而八段锦动作简单易学、功理科学、运动强度适中、可随时练习，能使习练者长期坚持。大多数学者认为，八段锦习练中“调意”的过程可改变神经系统的控制功能，是其健心效应产生的重要原因。可见，健身气功·八段锦习练有助于改善心理健康，其机制与八段锦自身的运动特点有关。

第四节 健身气功·六字诀的“健心”效应

六字诀，又称为六字气诀，是运用呼吸吐纳配合默念嘘（xū）、呵（kē）、呼（hū）、呬（sī）、吹（chuī）、嘻（xī）6种字音，来分别调整肝、心、脾、肺、肾、三焦等脏腑及全身的气机，起到调理脏腑、外壮筋骨、强身健体、养生康复、益寿延年作用的一种独特健身方法。其功法流传广泛、历史久远。南北朝时期梁代陶弘景所著的《养性延命录》中就有较为完整的记载“纳气一者，谓吸也；吐气六者，谓吹、呼、嘻、呵、嘘、呬，皆出气也……委曲治病，吹以去热，呼以去风，嘻以去烦，呵以下气，嘘以散寒，呬以解极"。之后，历代都有关于六字诀的记述，许多医家和养生家，从方法、理论和应用等方面对六字诀都给予了补充和发展。健身气功·六字诀就是在六字发声吐气的基础上，每个字诀都配以典型而简单的导引动作，加上起势和收势，以及预备势在内共9个动作，整套功法习练时强调"以形导气"和"意随气行"。

一、健身气功·六字诀的发展概述

把呼吸配合吐音作为养生祛病的方法，历史十分久远，早在春秋战国时期老子所著的《道德经》中记载"故物或行或随，或嘘或吹"。庄子所著的《刻意》篇中也记载"吹呴呼吸，吐故纳新，熊经鸟伸，为寿而已矣"。而到了南北朝时期，在陶弘景所著的《养性延命录·服气疗病》篇中较为完整地记载了"凡行气，以鼻纳气，以口吐气，微而引之，名曰长息。纳气有一，吐气有六。纳气一者，谓吸也。吐气有六者，谓吹、呼、唏、呵、嘘、呬，皆出气也。凡人之息，一呼一吸，元有此数。欲为长息吐气之法，时寒可吹，时温可呼。委曲治病，吹以去风，呼以去热，唏以去烦，呵以下气，嘘以散滞，以解极。凡人极者，则多嘘。道家行气，率不欲嘘，嘘者，长息之心也"，同时指出"心脏病者，体有冷热，吹呼二气出之；肺脏病者，胸膈胀满，嘘气出之；脾脏病者，体上游风习习，身痒痛闷，唏气出之；肝脏病者，眼疼愁忧不乐，呵气出之"。可见，这些记载都表明了"六字诀"或"六字气诀"在很早以前就被作为一种有效的健身养生方法或手段而被广泛应用。

自南北朝之后，历代都有关于六字诀的记述，其中较具代表性的有：隋代佛教天台宗高僧智在其《童蒙止观》中将六字诀收于《修习止观坐禅法要》一书中"心配属呵肾属吹，脾呼肺呬圣皆知，肝脏热来嘘字治，三焦壅处但言嘻"，这是最早六字诀开始配以口诀的形式；唐代著名医学家孙思邈在《备急千金要方》中对六字诀吐纳法进行了发挥，使呼吸的深度有了较大的改变，"大呼结合细呼"即"若患心冷病，气即呼出；若热病，气即吹出；若肺病，即嘘出；若肝病，即呵出；若脾病，即唏出；若肾病，即呬出"；又指出具体吐气方法"冷病者，用大呼三十遍，细呼七遍"；呼法"鼻中引气入，口中吐气出，当令声相逐呼字而吐之。热病者，用大吹五十遍，细吹十遍，吹如吹物之吹，当使字气声似字。肺病者，用大嘻三十遍，细嘻十遍。肾病者，用大呬五十遍，细嘻三十遍"。

宋代邹朴庵的《太上玉轴六字气诀》对六字诀理论与方法的论述是历史上最详细的，尤其是对呼吸和读音方法做了具体要求“低头开口念呵字，以吐出心中废气。念时耳不得闻声，闻即气粗，反损心气也。念毕低头闭口，以鼻徐徐吸天地之清气，以补心气。吸时耳亦不得闻吸声，闻即气粗，亦损心气也”，同时，还增加了叩齿、搅海、咽津等预备和辅助动作。

到了明代，之前的六字诀不配合肢体动作，只是单纯的吐纳功夫的功法得到了改变。高濂的《遵生八笺》、胡文焕的《类修要诀》等著述中都有记载“肝若嘘时目睁睛，肺知呬气手双擎，心呵顶上连叉手，肾吹抱取膝头平，脾病呼时须撮口，三焦客热卧嘻宁”。可见这一时期，六字诀开始有了肢体的导引动作，将吐纳与导引结合起来。

从当代有关功法流派来看，易筋经、峨眉庄、形意拳、八卦掌、大雁功等虽有六字诀的相关应用，但与原始独立的六字诀功法已不完全相同，在武术功夫中大多已变为助力练气的声法练习。今人马礼堂在研究养气功时，根据传统的六字诀文献，编创了“养气功六字诀”，用于临床治病，在社会上有广泛影响。

健身气功·六字诀是在对传统六字诀进行挖掘整理的基础上，运用相关现代科学理论与方法编创而成的。为使功法更为科学合理，编创时对“嘘、呵、呼、呬、吹、嘻”6字的顺序、发音和口形进行了调整和规范。

二、健身气功·六字诀的功法特点

健身气功·六字诀是运用“嘘、呵、呼、呬、吹、嘻”6个字不同的发音吐气达到吐故纳新、平衡脏腑、疏通经络、调和气血养生的目的。各字诀之间既是一个统一的整体，又各具独立性，在吐气发声时，辅以简单的导引动作，分别治疗风、热、烦、气、滞、急等多种病症，达到治病祛邪、健身延年的目的，其功法动作特点主要体现在以下几个方面[54~56]。

1. 注重口形，强调读音

健身气功·六字诀是中国中医科学院西苑医院根据传统六字诀重新创编的，是以“嘘、呵、呼、呬、吹、嘻”6个字的发音，调节身体内气体的运行，形成对人体肝、心、脾、肺、肾、三焦的调理，即嘘字功养肝，呵字功补心，呼字功健脾，呬字功润肺，吹字功益肾，嘻字功理三焦。正确的口形是发声的关键，只有有了正确的口形，发出来的声才是圆润的，才能达到调整脏腑气机平衡的作用。在20世纪末上海市气功研究所对“嘻”发声的实验研究表明，不同发音法治疗上、中、下三焦不同脏腑的疾病，这可能与发音的能量和频率有关，从上到下，能量逐渐向高频部分移动，共振峰频率也有升高的倾向。故本功法在呼吸吐纳的同时，通过特定的读音口形来调整与控制体内气息的升降出入。

2. 以调息为主，动作为辅

健身气功·六字诀在注重呼吸吐纳、吐气发声的同时，配以动作导引来调节身体的不适，内调脏腑，外练筋骨，共同达到内壮脏腑、外健筋骨的养生康复作用。习练中要求“以调息为主，动作为辅；动作影响经络；动作和意念相联系”，做到“吐纳”与“导引”的有机结合。

3. 动静结合，松柔舒缓

健身气功·六字诀练功时总体要求是要做到松静自然。每一个动作，都是在肢体、关节、肌肉及心态等身体和精神充分放松的状态下进行，动作要柔和、舒缓，动作的快慢要与呼吸节律协调一致，以不破坏呼吸吐纳和吐气发生的匀细柔长为标准，不做作，不僵硬，不紧张，以自我感觉舒适为度。动作导引舒缓圆滑，加上开始和结束时的静立养气，动中有静、静中有动，动静结合，练养相兼，既炼气，又养气。

4. 动作简单，易于习练

健身气功·六字诀是在传统六字诀“嘘、呵、呼、呬、吹、嘻”6个字发声吐气基础上，增加起势和收势，每个字诀都配以典型而简单的导引动作创编而成。习练中强调“以形导气、意随气行”。整套功法中既没有复杂的意念观想，也没有高难度、大幅度、超负荷的动作；习练时既不需要道具，也不需要较大空间。动作少而精，容易习练。

三、健身气功·六字诀的“健心”功效研究进展

相对其他三种健身气功功法研究而言，健身气功·六字诀的已有研究主要集中在练功对习练者的身体形态、身体素质、生理功能等健身效果研究上，而对健身气功·六字诀的健心方面研究较少，归纳起来主要集中在以下几个方面。

1. 六字诀对有关疾病的心理辅助治疗效果的研究

六字诀功法偏重于对呼吸的调整，更加容易使练习者的情绪等心理因素得到放松，促使练习者的机体内环境趋于平稳，有助于机体各项功能的恢复和提高。加之，功法简便易行、操作方便，以及不受时间和地点等外

因的限制，不少研究者选用六字诀功法对患者进行心理干预研究。如王芳对六字诀功法对2型糖尿病伴失眠患者抑郁、焦虑和睡眠质量的影响进行研究，结果表明[57]，患者练六字诀2个月和4个月后，焦虑症状得到了一定的改善（但练功前后比较均无显著差异）。王旭等让具有失眠情况的529例患者进行六字诀的习练，习练前后比较发现，习练健身气功六字诀对改善不同年龄层失眠患者的睡眠时间、失眠各项相关症状均有显著作用[58]；郑信团等也采集病例217人，采用随机数字表将失眠患者分为两组，进行每次30分钟，每周组织习练1次，每周习练不少于5天，疗程为6个月的试验，采用焦虑自评量表（SAS）、抑郁自评量表（SDS）及症状自评表（SCL-90）进行心理状态评定，结果显示习练组SAS和SDS指数下降，与习练前和对照组比较，差异有统计学意义（$P<0.05$），得出六字诀新功法能使中老年人情绪得到改善，提高老年人社会适应的能力，对中老年人的心理状态有着积极的影响，是一种能促进老年人心理健康的运动方式[59]。可见，尽管健身气功·六字诀对患者的心理辅助治疗效果存在研究结果的不一致，但在心理辅助治疗上已表现出具有较大临床运用价值。

2. 对生存质量的影响

随着社会的进步，人们的健康观已由简单的对长寿的追求，变为对存活质量的追求，生存质量能够从多维的角度反映个体或群体的健康状况，既包括生命活力等生理健康，也包括情感角色、精神健康等心理健康方面。尤杏雪就健身气功·六字诀对老年人生存质量的影响进行了研究，结果发现[60]，为期3个月健身气功·六字诀可提高老年人的生存质量，生存质量的生理健康水平和心理健康水平都有较大提高，特别是在心理健康方面提高更大（$P<0.01$）。其认为在习练健身气功·六字诀过程中，要求人们保持心境的安宁、愉快和达到虚怀若谷的精神境界，以及在练功过程中要人气合一，人在气中、气在人中，精神内守的状态是健身气功·六字诀健心作用的机制，有待进一步探索和研究。涂人顺也对六字诀对中老年练功人群生存质量的影响进行了研究，得出试验前后受试人群的心理方面有改善趋势，但差异不显著[61]，只注意力集中子项的改善有显著性差异（$P<0.05$），说明练习健身气功·六字诀可提高练功者的注意力集中能力，认为可能与健身气功·六字诀练习中身心放松、精神专注有关。可见，六字诀在改善练功人群的生存质量方面是有效的，具有实践推广价值。

总体而言，目前，健身气功·六字诀在健心理论和实践方面的研究还不够完善，气功功法形式各异，流派众多，根据入手方法和侧重角度的不同，归纳起来，通常可以把气功分为三大类，一类以肢体动作练习为主的导引类功法，如八段锦、五禽戏、易筋经等，古人说："知屈伸之法者，谓之导引，可以难老矣"；另一类以呼吸吐纳为主功法，如六字诀等，古人说："明吐纳之道者，则为行气，足以延寿矣"；还有一类则以意念活动、心理调节为主的存思、观想功法，如老君内视法、黄帝内视法等，古人说："存谓存我之神，想谓想我之身。闭目即见自己之目，收心即见自己之心。"但这些功法都用以调节身体、呼吸、意念，并使之协调一致，进而趋于自然和谐，达到健身强体、养生康复的目的。健身气功 · 六字诀作为一种独特的健身气功功法，以"吐纳为主、导引为辅"有别于其他功法，我们应加强这一功法健心价值的研究。

第五节　四种功法"健心"效应与原理的比较

1996 年，在中共中央宣传部等七部委联合下发的《关于加强社会气功管理的通知》中，首次给出了"健身气功"概念释义，2000 年，《健身气功管理暂行办法》中总则又进一步给出释义，即"健身气功是以自身形体活动、呼吸吐纳、心理调节相结合为主要运动形式的民族传统体育项目，是中华悠久文化的组成部分"。2001 年，国家体育总局健身气功管理中心成立，在随后出台的《健身气功管理办法》的第二条再次指出"健身气功是指人民群众通过气功锻炼，从而强身健体、养生康复的活动"，2003 年，推出"健身气功 · 八段锦、健身气功 · 五禽戏、健身气功 · 易筋经和健身气功 · 六字诀"四套健身气功功法，俗称"一五六八"，以后（2009 年之后）又陆续推出了健身气功 · 大舞等五套健身气功功法。这些都属于健身气功中的具体项目，都是在各种相应传统功法基础上延伸和发展而来，既具有传统功法的精要，又具有时代特征；既具有健身气功的共性，又具有各自的特点，尤其是最早推出的四套健身气功功法表现得更为突出。

一、四种健身气功功法的共性

1. 以整体观为其主要思想基础

张岱年先生说："中国传统思维方式有一个特点，就是整体思维。"健身气功作为广大劳动人民智慧的结晶，在其发展过程中深受儒家、道家、佛家、墨家、法家、理家、医学及诸子百家思想的熏陶，同样也具有古代哲学的特征。整体观思想认为，人与自然是一个整体，人与社会是一个整体，人本身也是一个整体。就具体人而言，其一，形体结构上，外见头颅、五官、躯干、四肢，内则有五脏六腑，在结构上是不可分割，相互关联的；其二，其生命物质，气、血、精、津、液是组成人体生命活动的基本物质，以经络系统沟通上下，以气血、津液为介质，各司其职，互相联络、配合，共同维持和促进生命活动，维持机体处于稳定、和谐的健康状态之中。传统气功养生强调整体，把人体看成是一个整体，它要求练功者顺应自然四时的变化，调和生理与精神的关系，沟通人体各部的联系，使人体处于天人相应、内外一致的最佳状态，做到天人整体、心身整体、人身整体，其中天人整体指人是自然界的一部分，天地大自然，人体小天地，人禀天地之气以生，自然万物也都是天地之气所化，故天人一也。《太平经》曰：“夫天地人，本同一元气。分为三体，而各有始祖。”心身整体是指人的身与心是一个整体，并形成了形、气、神三位一体；人身整体是指人身是一个有机整体，人体的四肢百骸、五脏六腑等各部，通过遍布全身的经络联系在一起，互相制约，互相作用，构成一个以脏腑为核心、经络为通道的稳态系统。这就要求我们参与各种健身气功锻炼要把握整体功能状态、把握运动强度调整，追求形神、气血、表里、阴阳的协调统一，适量运动，动静结合，循序渐进，持之以恒，反对急于求成或贪功冒进。

2. 动静相兼为其主要运动特点

尽管各类健身气功都是以自身形体活动、呼吸吐纳、心理调节相结合为主要运动形式的民族传统体育项目，但从动静的角度（锻炼形式），健身气功可以分为以动为主的动功和以静为主的静功。《类经附翼 · 医易》称：“天下之万理，出于一动一静。”可见，动、静是对事物动态表现形式的高度概括。汉代名医华佗说：“人体欲得劳动，但不当使极耳。动摇则谷气得消，血脉流通，病不得生，譬犹户枢终不朽也”，认为人体各种形式的外动对促进人的生命体内外物质、能量交换，促进人体的血气流转有重要作用。现代医学也证明[62]，运动能够对人体组织器官的功能起到很好的锻炼效果，促进机体的新陈代谢，使体质增强、充满活力，防止出现早衰现象。健身气功 · 八段锦、健身气功 · 五禽戏、健身气功 · 易筋经和健身气功 · 六字诀都强调了健身气功的动功性质，即气功的肢体导引与吐纳、心理（意念）相结合的特性，也就是在练习中要将意念活动，各种调整呼吸的方法与肢体运动结合起来，做到外动内静，动中求静，以调身导引为主。“动”表现在意念的引导下，动作轻灵活泼，节节贯通、舒适自然；“静”表现在练习中动作的节分处做到沉稳，特别是在每个动作的缓慢用力之处，从外观上看要略有停顿，但内劲没有停顿，肌肉继续用力，保持牵引拉伸。整体上表现出动作柔和、缓慢、松紧结合、虚实相间的以动为主、动静相兼的运动特点。

3. 以“健身”为其主要功能

中国的气功有几千年的历史，这类锻炼方法或因其强调姿势、呼吸、意念的不同，或因其来源于医、儒、道、佛、武之差异等，有很多称呼。直到新中国成立后的1957年，刘贵珍著的《气功疗法实践》一书出版后，“气功”一词才开始为人们所注意。该书指出气功是用调整呼吸的方法，来帮助入静以达到祛病强身的目的。1996 年 8 月 5 日，由中共中央宣传部、国家体育运动委员会、卫生部、民政部、公安部、国家中医药管理局、国家工商行政管理局七部委联合下发的《关于加强社会气功管理的通知》，第一次提出了“健身气功”；2003 年 2 月，国家体育总局将健身气功正式确立为我国第 62 个体育运动项目。在 2006 年 12 月国家体育总局正式颁布的《健身气功管理办法》中，将健身气功定义为：“健身气功是以增进身心健康为目的，以自身形体活动、呼吸吐纳、心理调节相结合为主要运动形式的民族传统体育项目，是中华悠久文化的组成部分”。这些都明确了锻炼健身气功的目的，是为了强身健体，为了养生及病理康复，而不是为了“成仙”“得道”。“健身”修饰“气功”，将“气功”限定为以健身为目的、有健身意义的气功，舍去了气功目的中发掘人的潜能的其他作用等。“健身气功”作为气功的一个分支，是“体育化”了的气功，具有了一定运动强度和运动时间的身体活动的体育活动特征，表现出以身体练习为手段，以人的自身运动为形式，以强身健体、增强体质为目的等共同属性。通过搜集四种健身气功自创编以来的相关研究成果显示，通过健身气功自我锻炼能够对人体的功能产生良好的影响，并可以预防、治疗多种身心疾病。这就更进一步证明了健身气功以健身性为本质属性。只不过这种“健身”不同于一般健身操、有氧操之健身，而是通过“身心的相互作用”，“优化”人体的各种功能来达到人的健康状态。

4. 以“调心”为其根本手段

西汉淮南王刘安说：“形者，生之舍也；气者，生之充也；神者，身之制也”“头为身之元首”等，表明形、气、神三者形成统一的整体是以脑为核心；晋代魏华存说：“人有七窍权归脑”，这里所说的“脑”实为“心”。可见古人强调养生中大脑（心）对全身的调控作用。健身气功作为一种养生方法，也强调调身、调息、调心的作用，但健身气功区别于其他一般身体锻炼技能，“调心”是核心环节，不论是身体的姿势动作，还是呼吸的长短深浅，都可以通过心神来控制。一般而言，调心就是指练功过程的意识、意念活动，即运用调整身心的方法，简化思维活动，诱导思想入静，进行心理调节，维护心理平衡，达到练功的要求。既包括“意守”“存想”“观相”等形式，又涵盖着价值观念体系的建构和健康人格的塑造，一般要求修炼者守“静”念“松”，或一念代万念，如意守丹田、呼吸时意守在身体某一部位或穴位，也可以意守在体外某一事物或想象某一事物等，达到心无杂念、情绪安定、精神愉悦的状态。有学者对健身气功锻炼者“调心”过程中脑电活动的变化进行了研究。结果发现[63]，“健身气功锻炼时脑电波积分值明显增加，且从枕叶向额部扩散，左右半脑之间脑电相关性提高，不同区域脑电活动呈现同步现象，声光刺激引起 α 波强度变化减小，脑电波活动抗干扰能力有所提高”，表明健身气功锻炼正是通过“调心”对大脑皮质功能进行调整优化的一种自我“身心”锻炼法；也有学者从健身气功作用的心理生理学过程，将健身气功定义为：“主要是通过使用自我暗示为核心的手段，促使意识进入到自我催眠状态，通过心理-生理-形态自调机制调整心身平衡，达到健身治病目的的自我锻炼方法”。可见“调心”是健身气功最具特色的内容，形式多种多样，这就要求我们在三种健身气功修炼过程中通过直觉体悟，“对待外界干扰，既不用耳去听，也不用心去思考”，而是用“虚无”去感受，达到涵养道德的“调心”最高境界。

5. 整体运动风格绵缓

柔和绵缓是健身气功运动的一个显著特征。不仅表现在肢体外形和动作演练上不拘不僵、动作圆活、轻松自如、舒展大方、轻飘徐缓，而且在呼吸调控上应做到深、细、匀、长，就是在意念上也要求精神放松、意识平静、用意要轻、似有似无，体现了中低强度的运动特点，可避免大强度运动后给人体生理带来的各种负效应，有利于在节能的情况下均匀地提高机体的各种生理功能。古人所言：“体育常劳，劳无过极。”

6. 养生健身作用明显

养生，就是“治未病”，人的身体素质如何，疾病的发生与否，主要取决人的身心状况。我们知道，行健身气功锻炼时，强调呼吸、放松机体，控制大脑思维活动，进而调节中枢神经及自主神经系统功能，维持人体内环境的相对稳定，达到改善或增进健康的目的。如有研究报道[64]，“经常进行健身气功锻炼可以增强大脑功能，在练功放松入静时，练功者脑电图中α波波幅增高，并由枕叶逐渐向颞叶扩散，从而可减轻或消除大脑皮质各种不良刺激，调节中枢神经，促进大脑皮质和全身脏器得到调养，提高记忆力和开发智力”；也有研究报道[65]，参加健身气功 6 周锻炼，对练功者的心理调节能力改善显著，焦虑和抑郁水平下降显著，对心血管系统、呼吸系统、柔韧、平衡、肌肉力量等均有积极的影响。总体而言，当前心理学、生理学、临床学等研究都表明，通过健身气功锻炼能改善人体机体状态，增进健康。

二、四种健身气功功法的特点

1. 功法内容不同

健身气功·五禽戏是在对传统五禽戏“取其精华，去其糟粕”的基础上编创而成。整套功法动作按照《三国志·华佗传》记载的虎、鹿、熊、猿、鸟顺序编排，动作数量上沿用了陶弘景的《养性延命录》的每戏两动，共 10 个动作，技术动作规格、方法等主要是依据《养性延命录》《夷门广牍》《万寿仙书》《五禽舞功法图说》《导引图》等文献资料的记载，整理改编。整套功法的具体内容[66]是虎戏（第一式，虎举；第二式，虎扑）；鹿戏（第三式，鹿抵；第四式，鹿奔）；熊戏（第五式，熊运；第六式，熊晃）；猿戏（第七式，猿提；第八式，猿摘）和鸟戏（第九式，鸟伸；第十式，鸟飞）；外加预备势（起势调息）和收势（引气归元）。其要求习练者每种动作都是左右对称地各做一次，并配合气息调理。健身气功·易筋经是在基本保留传统易筋经十二势精要，在传统十二势的基础上进行创编的。整套功法[67]基本沿用十二势原始名称，即第一式，韦驮献杵第一势；第二式，韦驮献杵第二势；第三式，韦驮献杵第三势；第四式，摘星换斗势；第五式，倒拽九牛尾势；第六式，出爪亮翅式；第七式，九鬼拔马刀势；第八式，三盘落地势；第九式，青龙探爪势；第十式，卧虎扑食势；第十一式，打躬势；第十二式，掉尾势；外加预备势和收势。功法技术动作的结构上应上下贯通，左右对称，内外结合，刚柔相济，柔缓适宜。健身气功·八段锦也是以传统八段锦为依据，对传统八段锦加以编创而成的，整套功法包括：第一式，两手托天理三焦；第二式，左右开弓似射雕；第三式，调理脾胃须单举；第四式，五劳七伤往后瞧；第五式，摇头摆尾去心火；第六式，两手攀足固肾腰；第七式，攥拳怒目增气力；第八式，背后七颠百病消；外加预备势和收势。整套功法的运动强度和动作编排次序符合运动生理学规律。健身气功·六字诀是以呼吸吐纳为主，导引为辅的有别于其他三种功法的独特的健身气功功法，是在对传统六字诀6个字发声吐气的基础上，运用相关现代科学理论与方法，每个字诀都配以典型而简单的导引动作，加上起势和收势，以及预备势在内共9个动作编创而成的。

2. 运动形式不同

王震等对中国养生功法流变的研究得出[68]，中国养生功法主要围绕以“八段锦”为代表的治病养生主线（主要作用是防病治病）；以“五禽戏”为代表的仿生养生主线（主要作用是保健健身）；以“六字诀”为代表的吐纳呼吸养生主线（主要作用是行气理气）和以“易筋经”为代表的壮力养生主线（主要作用是强身壮体）发展的。这些不同的发展主线（功能）决定了相应的运动形式。“易筋经”的强身壮体作用，决定了健身气功·易筋经具有伸筋拔骨、注重脊柱旋转屈伸的功法特点。其主要运动形式是以腰为轴的脊柱旋转屈伸运动，以脊柱的旋转屈伸以带动四肢和内脏的运动，在松静自然、形神合一中完成动作，从而达到调整五脏平衡、启动人体潜能，起到健身、防病、延年、益智的作用；“五禽戏”的保健健身作用，决定了健身气功·五禽戏具有模仿虎、鹿、熊、猿、鹤五种动物的动作、神态和意境的功法特点。运动中需仿效虎之威、鹿之安舒、熊之沉稳、猿之灵巧、鸟之轻捷，力求蕴含“五禽”的神韵，形神兼备，意气相随，内外合一；“八段锦”的防病治病作用，决定了健身气功·八段锦讲求左右对称和全身运动的功法特点，功法练习时要注重松与紧、动与静的结合，即要求肌肉、关节及中枢神经系统、内脏器官的放松，同时要松而不懈，在习练中又要适当用力，且缓慢进行，达到有助学习者适应压力，改善神经体液调节功能，加强心肺功能的目的；“六字诀”调心保健作用，要求其以“嘘、呵、呼、呬、吹、嘻”6个字不同的发音的呼吸吐纳为主，强调“以形导气”和“意随气行”，达到平衡脏腑、疏通经络、调和气血养生的目的。

三、四种功法的“健心”功效比较

1. 四种健身功法之间的比较

魏胜敏以石家庄市区中老年人120人为研究对象，将中老年人随机分成五禽戏、易筋经、六字诀、八段锦四组，每组30人。经每周5次，每次约1小时的3个月锻炼后，通过四组中老年人群练习四种健身气功前、后，各组健身效果的纵向研究和各组之间横向对比研究发现[69]，各组中老年人在老年抑郁、焦虑和自测健康方面，易筋经受试者在三个方面表现有显著性差异（$P<0.05$）；五禽戏、六字诀受试者在焦虑和自测健康方面有显著性差异（$P<0.05$）；八段锦受试者在自测健康方面有显著性差异（$P<0.05$）。但四组受试者在心理情感方面组间横向比较无显著性差异（$P>0.05$），研究发现，练功 3 个月后，中老年人心理情感均有积极的改善，四种健身功法之间的效果没有差异。张晓燕以成都市 60 岁以上的老年人共 300 人为调查对象，通过幸福感量表测量得出[70]，健身功法对舒适体验、支持体验、人际适应、自主充实、人格成长、自我价值及幸福感总体影响都较强。健身气功锻炼的各个项目对幸福感的平均值总分的影响比较显著，其中五禽戏和八段锦项目的幸福感的平均值总分较高，易筋经、六字诀的幸福感较低，进而推断出不同功法对幸福感的影响是不同的。

2. 与其他健身手段的比较

章崇会等对太极拳、鹤翔庄、形神庄、易筋经锻炼的老年人进行焦虑、抑郁情绪的效果的实验研究发现[71]，太极拳、易筋经、鹤翔庄、形神庄的锻炼都对改善老年人的焦虑、抑郁情绪有积极作用，其中以太极拳和易筋经的效果最为显著。在改善负性情绪的效果上，易筋经锻炼对降低抑郁情绪的积极影响是最大的，其次是太极拳锻炼组，并且易筋经的锻炼时间较短，但结果显示其仍然比太极拳在抑郁情绪改善方面的效果更佳。孙革、王安利就健身气功 · 八段锦锻炼与慢跑锻炼对男性老年人智能生理年龄的影响进行比较研究显示[72]：慢跑组老年人锻炼后，智能生理年龄指标变化不显著，而健身气功锻炼组老年人智能生理年龄下降非常显著（$P<0.01$），与慢跑组相比，健身气功在降低男性老年人智能生理年龄方面明显优于慢跑（$P<0.05$）。其认为健身气功 · 八段锦锻炼可以有效改善或推迟男性老年人的智能生理年龄，是一种适合老年人锻炼的健身手段。金晓强就健身气功、太极拳和健身秧歌锻炼对老年人健身的功效进行了对比研究发现[73]，经锻炼 12 周后，焦虑水平，三组在锻炼前后有非常显著性差异（$P<0.01$）；抑郁水平，健身气功组和健身秧歌组在锻炼前后有显著性差异（$P<0.05$），太极拳组无差异（$P>0.05$）；三组的自测健康水平在锻炼前后没有差异（$P>0.05$）。三组之间的心理指标横向比较没有明显差异（$P>0.05$）。周成林等对骑自行车、游泳、慢跑的锻炼方式和中国传统的气功、太极拳锻炼方式对老年人所产生的心理效益的问题的研究得出[74]：健身气功与慢跑、骑自行车、游泳、太极拳对于促进老年人的身心健康的总体效果是相同的，但由于每个项目锻炼的方式不同，对老年人不同心理方面的影响效果也有所不同，其中健身气功锻炼对调节老年人的情绪状态效果更佳。

另外，林颖娜还就动功八段锦（动功）与放松功（静功）辅助治疗心理疾病的效果进行了比较研究，结果显示[75]，动功、静功和动静结合的功法作用效果有一定差异，八段锦对2型糖尿病患者部分伴有情志障碍的临床表现，如躯体化、强迫症状、抑郁等有较好的改善作用；放松功则对部分人格特征，如癔病、精神病态、偏执狂等有一定的改善作用。

总体来看，自2003年健身气功（易筋经、八段锦、五禽戏、六字诀）创编推广以来，尽管相对于现代锻炼方式的健心研究而言，其研究成果数量还不算多，但从学者们已取得的研究成果来看，我们基本可以得出[76]，健身气功保留了传统功法的精华，又博采各流派之长，安全可靠。在动作设计上，合理、科学，符合传统气功“三调”原则，又与现代形体美学、人体运动学有机结合，体现了时代特征和科学理念；在“健心”作用上，对改善和调节老年人的心理状态具有积极作用，对某些心理慢性疾病也具有一定的辅助治疗作用，“健心”效果显著；同时，也显示出健身气功对不同年龄、不同职业习练人群的健心作用。当前，我国已进入老龄化国家的行列，老年人都面临着家庭、事业、人际关系及角色转换等诸多社会因素的变化，智力、体力逐渐衰退，生理功能等生理因素不断变化，都使得老年人经常出现如焦虑、抑郁等负性情绪，严重威胁老年人的心理健康。在全社会正面临着如何实现健康老龄化的新压力下，如何提高老年人的身心健康是实现健康老龄化的关键。健身气功作为广大老年人喜爱和易参与的健身项目，我们应进一步全面揭示健身气功对老年人心理健康影响的方式和程度。

参 考 文 献

[1] 邱丕相. 中国传统体育养生学[M]. 北京：人民体育出版社, 2007: 237-238.

[2] 国家体育总局健身气功管理中心. 健身气功·五禽戏[M]. 北京：人民体育出版社, 2003: 7-11.

[3] 虞定海, 陈文鹤, 张素珍, 等. 五禽戏新功法的编创及实验效果[J]. 上海体育学院学报, 2003, （2）: 54-59.

[4] 张庆武. 华佗五禽戏传承研究. 体育文化导刊, 2015, （4）: 190-194.

[5] 邱添莹. 健身气功·五禽戏结合药物治疗轻中度抑郁症的研究临床研究[D]. 南京：南京中医药大学, 2011: 18-19.

[6] 崔永胜, 虞定海. “健身气功·五禽戏”锻炼对中老年女性身心健康的影响[J]. 北京体育大学学报, 2004, （11）: 1504-1507.

[7] 吴家舵, 虞定海, 吴红权, 等. 五禽戏新功法锻炼者心理健康效应分析[J]. 上海体育学院学报, 2003, （2）: 59-65.

[8] 陈玲丽, 刘文, 吴家舵. 关于五禽戏新功法对中老年人的健身功效的实验研究[J]. 山东体育科技, 2010, （3）: 88-91.

[9] 王言群. 新编健身气功的理论构建[D]. 上海：上海体育学院, 2007: 170-178.

[10] 田春兰. 健身气功 · 五禽戏锻炼对中老年人焦虑水平的影响[J]. 山东体育科技, 2011, （6）: 96-99.

[11] 向斌. 健身气功 · 五禽戏对大学生身心健康影响的研究——以西安科技大学为例[D]. 西安: 西安体育学院, 2010: 27-29.

[12] 芦翠莲. 五禽戏锻炼对大学生心理健康的影响研究[J]. 甘肃联合大学学报（自然科学版）, 2010, （2）: 123-124.

[13] 郭勤. 健身气功 · 五禽戏对高校大学生身体自尊影响的研究[J]. 运动, 2009, （1）: 98-101.

[14] 周伟良. 易筋经的作者及主要内容述评[R]. 2015 年中国健身气功科学论坛论文集, 2015: 323-328.

[15] 国家体育总局健身气功管理中心. 健身气功 · 易筋经[M]. 北京: 人民体育出版社, 2003: 7-8.

[16] 石爱桥, 项汉平, 张明亮, 等. 健身气功 · 易筋经新功法的编创及其成效初探[J]. 武汉体育学院学报, 2005, （4）: 47-50.

[17] 梅凯, 谭克理, 陈晓柳. “心自主神明”理论与易筋经“调心”作用的探讨[J]. 湖南中医杂志, 2015, （7）: 136-137.

[18] 爱桥, 项汉平. 健身气功 · 易筋经新功法的编创及其成效初探[J]. 武汉体育学院学报, 2005, （4）: 47-50.

[19] 张勃欣. 易筋经对中老年人平衡功能的试验研究[D]. 北京: 北京中医药大学, 2009: 23-25.

[20] 贾为宗. 易筋经对脑卒中偏瘫患者运动功能、平衡能力及情绪的影响[D]. 石家庄: 河北师范大学, 2008: 13-14.

[21] 钟志兵, 章文春. 健身气功易筋经对老年人心理健康状况的影响[J]. 中国行为医学科学, 2001, （9）: 850-851.

[22] 王超, 李江山. 筋经锻炼对推拿专业学生心理及 PFI 指数、心率的影响[J]. 中国中医药信息杂志, 2008, （2）: 110-111.

[23] 张彩琴, 于玲玲. 健身气功 · 易筋经与大学生心理健康关系的研究[J]. 内蒙古师范大学学报（教育科学版）, 2010, （9）: 140-144.

[24] 章文春, 钟志兵, 伍庆华, 等. 健身气功易筋经延缓中老年人智能老化的研究[J]. 中国行为医学科学, 2006, （9）: 827-828.

[25] 顾一煌, 张仕年, 郭爱松. 健身气功锻炼提高心理健康作用的研究分析[J]. 中外医疗, 2008, （5）: 5-6.

[26] 石爱桥, 李安民, 王广兰, 等. 参加健身气功 · 易筋经锻炼对中老年人心理、生理影响的研究[J]. 成都体育学院学报, 2005, （3）: 95-98.

[27] 章崇会, 宋爱桥, 邱宜均, 等. 简编易筋经十二式锻炼对老年人焦虑自评的影响[J]. 中国运动医学杂志, 2005, （3）: 340-344.

[28] 王薇, 李旗, 马树祥, 等. 观察“易筋经”治疗大学生失眠症的疗效及机理[J]. 中医药信息, 2011, （5）: 91-93.

[29] 孙宗懿. 刍议《易筋经》防病抗衰老[J]. 中医学报, 2010, （8）: 175-176.

[30] 侯志鹏. 易筋经治疗亚健康状态的机理探讨及展望[J]. 辽宁中医药大学学报, 2009, （2）: 69-70.

[31] 杨红光. 八段锦源流及其文化内涵探析[D]. 郑州: 郑州大学, 2011: 12-18.

[32] 国家体育总局健身气功管理中心. 健身气功 · 八段锦[M]. 北京: 人民体育出版社, 2003: 9-20.

[33] 钟爽川. 健身气功八段锦对亚健康的调节作用研究[D]. 北京: 北京体育大学, 2009: 23-27.

[34] 张容瑞. 中医养生功法对 2 型糖尿病伴失眠患者糖代谢和 SCL-90 因子的影响[D]. 北京: 中国中医

科学院, 2008: 69-76.

[35] 张林. 八段锦对 2 型糖尿病患者生理与心理作用的临床观察[D]. 北京: 中国中医科学院, 2005: 35-41.

[36] 姚秋丽, 陈彩云, 陈岩, 等. 健身气功·八段锦对社区 2 型糖尿病伴抑郁患者抑郁症状及生活质量的影响[J]. 中国运动医学杂志, 2012, （3）: 212-218.

[37] 张鑫. 健身气功八段锦对 2 型糖尿病患者生理和心理的作用研究初探[D]. 北京: 北京中医药大学, 2011: 19-33.

[38] 王芳. 不同养生功法对 2 型糖尿病伴失眠患者抑郁、焦虑和睡眠质量的影响[D]. 北京: 中国中医科学院, 2008: 99-100.

[39] 马素慧, 窦娜, 陈长香, 等. 八段锦对围绝经期综合征及抑郁康复效果的研究[J]. 中国全科医学, 2010,（9）: 1864-1865.

[40] 马素慧, 窦娜, 陈长香. 步行与八段锦对围绝经期综合征伴抑郁症状的康复效果[J]. 中国康复医学杂志, 2011,（8）: 738-742.

[41] 周会兰, 陈长香, 马素慧. 八段锦用于改善妇女围绝经期综合征及抑郁症状的效果观察[J]. 护理研究, 2011,（6）: 1448-1449.

[42] 刘涛, 白石, 黄悦. 健身气功·八段锦对轻度认知障碍患者认知功能和血液指标的影响[R]. 2015 年中国健身气功科学论坛论文集, 2015: 129-133.

[43] 孙革. 健身气功·八段锦对男性老年人智能生理年龄和某些生理指标的影响[D]. 北京: 北京体育大学, 2004: 26-27.

[44] 王松涛. 新编健身八段锦功法对老年人智能生理年龄的影响[J]. 中国组织工程研究与临床康复, 2007,（39）: 7910-7914.

[45] 王松涛, 朱寒笑, 张禹, 等. 新编健身气功八段锦锻炼对中老年人生存质量的影响[J]. 北京体育大学学报, 2007,（2）: 203-205.

[46] 宋晓洁. 健身气功·八段锦对大学生心理健康状况影响的研究[D]. 长春: 东北师范大学, 2011: 6-18.

[47] 万瑜. “健身气功·八段锦”练习对大学生心理健康的影响[J]. 北京体育大学学报, 2011,（12）: 102-105.

[48] 刘洪福, 安海燕, 王长虹. 健身气功·八段锦健心功效实验探讨[J]. 武汉体育学院学报, 2008,（1）: 55-61.

[49] 万瑜. “健身气功·八段锦”练习对大学生心理健康的影响[J]. 北京体育大学学报, 2011,（12）: 102-105.

[50] 马素慧, 窦娜, 陈长香. 步行与八段锦对围绝经期综合征伴抑郁症状的康复效果[J]. 中国康复医学杂志, 2011,（8）: 738-742.

[51] 姜敏, 王琦, 刘铜华. 浅谈八段锦对亚健康状态的调治[J]. 世界中西医结合杂志, 2010,（6）: 461-462.

[52] 耿元卿, 王旭东. 从五脏主情志论八段锦对心理亚健康的调节作用[J]. 中华中医药杂志, 2008,（4）: 348-249.

[53] 刘宇, 霍然, 来毅, 等. 健身气功·八段锦对社区 2 型糖尿病伴抑郁患者抑郁症状及生活质量的影响[J]. 中国运动医学杂志, 2012, （3）: 212-218.

[54] 邱丕相. 中国传统体育养生学[M]. 北京: 人民体育出版社, 2007: 269-271.

[55] 孙磊. 陶弘景六字诀中“呬”的发音[J]. 中医文献杂志, 2015,（3）: 9-12.

[56] 国家体育总局健身气功管理中心. 健身气功·六字诀[M]. 北京: 人民体育出版社, 2003: 21-32.

[57] 王芳. 不同养生功法对 2 型糖尿病伴失眠患者抑郁、焦虑和睡眠质量的影响[D]. 北京: 中国中医科学院, 2008: 1-3.

[58] 王旭, 张向前. 江苏地区人群失眠情况与健身气功干预作用的研究[J]. 中医研究, 2010,（3）: 27-31.

[59] 郑信团, 孙淑菊, 涂人顺. 六字诀新功法对中老年人心理干预的研究[J]. 中国中医药信息杂志, 2012,（4）: 68-69.

[60] 尤杏雪. 健身气功·六字诀对老年人生存质量影响因素的研究[D]. 北京: 首都体育学院, 2009: 20-23.

[61] 涂人顺. 六字诀对中老年练功人群生存质量影响的研究[R]. 第四次全国中西医结合养生学与康复医学学术研讨会论文集, 2004: 89-92.

[62] 王燕平. 中医运动养生的理论与实践[J]. 陕西中医学院学报, 2011,（6）: 9-10.

[63] 张柳青. 经络的本质是人体大脑信息控制系统[J]. 光明中医, 2009,（8）: 1560-1564.

[64] 陶胜国, 杨义. 论老龄化社会背景下新编健身气功的价值[J]. 吉林体育学院学报, 2012,（5）: 137-140.

[65] 爱桥, 李安民, 王广兰, 等. 参加健身气功·易筋经锻炼对中老年人心理、生理影响的研究[J]. 成都体育学院学报, 2005,（3）: 95-98.

[66] 虞定海, 崔永胜. 论“健身气功·五禽戏”编创理念[J]. 上海体育学院学报, 2005,（5）: 83-87.

[67] 石爱桥, 项汉平, 张明亮, 等. 健身气功·易筋经新功法的编创及其成效初探[J]. 武汉体育学院学报, 2005,（4）: 47-51.

[68] 王震, 邱王相, 李志明. 从导引图与养生功法的流变探研中国健身气功的本质特征[J]. 体育科学, 2005,（7）: 28-31.

[69] 魏胜敏. 四种健身气功锻炼对中老年人健身功效的实验研究[D]. 石家庄: 河北师范大学, 2007: 24-27.

[70] 张晓燕. 老年群体健身气功锻炼与幸福感的关系研究[D]. 成都: 成都体育学院, 2012: 30-32.

[71] 章崇会, 马红宇. 四种健身气功锻炼对老年人焦虑、抑郁情绪的影响[J]. 中国临床心理学杂志, 2011,（3）: 407-411.

[72] 孙革, 王安利. 两种不同健身方式对男性老年人智能生理年龄的影响[J]. 北京体育大学学报, 2008,（10）: 1378-1380.

[73] 金晓强. 健身气功、太极拳和健身秧歌锻炼对老年人健身功效的对比研究[D]. 石家庄: 河北师范大学, 2010: 33-35.

[74] 周成林, 于晶, 谢虹. 不同身体锻炼方式对老年人心理效益的实验研究[J]. 天津体育学院学报, 2003,（1）: 51-53.

[75] 林颖娜. 不同气功功法对 2 型糖尿病患者心理、生存质量及糖代谢的影响[D]. 北京: 中国中医科学院, 2007: 1-2.

[76] 周荔裳. 四种健身气功的编创及其健身效果的研究[R]. 中国反邪教协会第十一次报告会暨学术讨论会论文集, 2009: 42-50.

第七章　老年人锻炼健身气功"健心"效应的调查研究

心理效益是社会生活当中较常见的心理现象和规律，是人们在从事某项事情时所获得的有利于心理健康发展的内在体验。体育锻炼不仅有促进心血管和内分泌系统的功能，而且还能促进精神和身体的统一，产生心理效益。体育锻炼心理效应是指参与体育运动的行为，引起心理状态产生相应变化的因果反应或连锁反应，包括积极的反应和消极的反应，时间上也可分为短期心理效益和长期心理效益，并非任何形式的体育锻炼都能产生相同的心理效益，只有科学的体育锻炼才与一定的心理效应相联系。越来越多的研究表明，体育锻炼的心理效应受到体育锻炼的项目、坚持年限、每次持续时间、运动强度及锻炼频率等因素的影响，具体到各因素的影响也不尽相同。目前有关体育锻炼对心理效应影响研究的内容，主要涉及体育锻炼对自尊、抑郁、焦虑、自我效能感、人格及应对方式等方面的影响。为使老年人参与健身气功锻炼产生最大的心理效益，我们在已有研究成果的基础上，选择老年人智力、人格、焦虑、应对方式、心境及自尊等研究指标，探索健身气功锻炼年限、每次锻炼持续时间、每周锻炼次数（频率）和锻炼形式等因素对老年人心理健康的影响。

为此，我们采用调查研究的方法进行研究，其中调查对象，我们选取全国开展健身气功运动较好的无锡市锡山区长期参与健身气功锻炼的老年人。无锡市是全国试点和推广新编健身气功最早的城市之一，其中锡山区总人口 39.8 万人，60 岁以上老龄人口占常住总人口的 19.8%，平时参加健身气功活动的老年人占老年人总数的 78.9%，近几年健身气功在锡山区得到了蓬勃的开展，形成了"百村、千组、万人"习练健身气功的特色规模。为研究需要，我们设置健身气功组和普通组，健身气功组为江苏省无锡市锡山区长期有规律参与健身气功（易筋经、五禽戏、八段锦、六字诀）锻炼的老年人 133 名（各部分样本有出入），健身气功组老年人入选标准为：有规律地参与健身气功八段锦、易筋经、五禽戏或六字诀锻炼 1 年以上，每周至少锻炼 1 次，且不参加其他体育项目锻炼；普通组选取南京市栖霞区、玄武区、鼓楼区 18 所老年公寓及社区部分老年人 108 名，普通组老年人入选标准为：无健身气功锻炼经历，无体育锻炼或偶有少量体育锻炼。两组在性别、年龄、退休前职业及文化程度等人口学指标上，经 χ^2 检验，P 均＞0.05，无显著差异。健身气功组：在性别上，男性占36.09%，女性占 63.91%；在年龄上，60～65 岁占 27.82%，66～70 岁占52.63%，71 以上占 19.55%；在文化程度上，大专以上文化占 8.20%，中专或高中文化占 15.50%，初中文化占 41.20%，小学文化占 30.90%，文盲占 4.10%;在离退休前的职业上,体力为主占 68.15%,脑力为主占 31.85%。普通组：在性别上，男性占 38.21%，女性占 61.79%；在年龄上，60～65 岁占 25.94%，66～70 岁占 55.09%，71 以上占 18.97%；在文化程度上，大专以上文化占 7.94%，中专或高中文化占 14.13%，初中文化占 43.02%，小学文化占 27.08%，文盲占 7.83%；在离退休前的职业上，体力为主占71.13%，脑力为主占 28.87%。调查对象都无严重视力、语言和肢体障碍。

使用的调查问卷包括：①一般状况调查表，内容包括年龄、性别、职业、文化程度、每周锻炼次数、每次锻炼时间、锻炼年限等。②瑞文标准推理测验简化量表，以“推理能力”代替“智力”的测量，考虑到老年人的特点，为简化测试，本研究借鉴已有研究所取得的效果，从图集各模块选取奇数样题，共计 30 题，组成施测量表，量表满分为 30 分，测试时间为 30 分钟。③状态-特质焦虑问卷（state-trait anxiety inventory，STAI），由 Spielberger 等编制（简称 STAI），问卷由两个分量表，共 40 道题组成。前 20 题（SAI）（状态焦虑分量表）描述一种不愉快的情绪体验，用于评定即刻或最近某一特定时间或情境的焦虑体验,反映受试者当前焦虑症状的严重程度。后 20 题（TAI）（特质焦虑分量表）描述相对稳定的、作为一种人格特质具有个体差异的焦虑倾向，用于评定人们经常的情绪体验，反映一种较稳定的或持续存在的焦虑倾向,反映受试者一贯的或平时的焦虑情况。④“大五”人格问卷，由美国心理学家科斯塔（Costa）和麦克雷（McCrae）在 1987 年编制成，后来经过两次修订；该测验的中文版由中国科学院的心理学家张建新教授修订，共由 25 个条目构成，从适应性、社交性、开放性、利他性和道德感五个方面描述一个人的人格。适应性表明个人情绪和行为的稳定程度，分值越高，情绪越不稳定；社交性表明个人的内外倾向及程度，分值越高，外倾的程度越高；开放性分值越高，表明对外界和自我内心的开放及接受程度越高；利他性分值越高，表明个人的社会生活取向和环境认同程度越高；道德感分值越高，反映个人的责任心、本分及道义感越强。⑤简式 POMS 问卷,是美国学者 McNair 等于 1971 年编制的一种情绪状态评定量表,该量表中文版由华东师范大学祝蓓里教授 1995 年修订，量表全文共有 40 个条目，包括 7 个分量表：紧张、愤怒、疲劳、抑郁、精力、慌乱和自尊感。其中紧张、愤怒、疲劳、抑郁和慌乱 5 个分量表评分越高，心境干扰程度越大；同时精力和自尊感分量表评分越高，心境干扰程度越低。⑥简易应对方式问卷（simple coping style questionnaire），由解亚宁等制订，由积极应对和消极应对两个维度组成，包括 20 个条目；其中积极应对由条目 1～12 组成，消极应对由条目 13～20 组成。问卷为自评量表，采用多级评分，在每一应对方式后列有不采用、偶尔采用、有时采用和经常采用四种选择（相应的评分为 0、1、2、3），结果为积极应对方式得分与消极应对方式得分，得分越高，相应的应对方式就越频繁。问卷重测相关系数为 0.89，内部一致性系数为 0.90。⑦整体自尊问卷（SES），是由 Rosenberg 于 1965 年编制，共 10 道题，每题 1～4 级评分（考虑到中西方文化差异，将第 8 题改为正向记分），分数越高，表明自尊水平越高，该量表在国内外都得到了广泛的应用，具有良好的信、效度。⑧身体自我知觉量表（PSPP），测量人们在自己身体各方面所获得的主观身体能力，该量表是由徐霞等依据 Fox 等编制的量表修订的，量表共 5 个维度 30 个题目，为避免社会期待效应，量表采用四点计分法，所有题目都给被试者两种陈述，让被试者选择其中一种符合自己的陈述，然后决定符合程度“完全符合”或“有些符合”。每题的得分范围为 1～4 分，主量表和每个分量表的总分范围为 6～24 分，得分越高表示身体自尊感体验越强烈。其中身体价值感主量表主要测量人们一般的整体身体自满意感，运动能力、身体状况、身体吸引力和身体素质 4 个分量表主要测量更低一级的身体各领域所获得的主观身体能力。修订后的主量表及各分量表的克隆巴赫系数为 0.75～0.82，内部一致性信度都比较理想，已在体育锻炼领域广泛使用，具有良好的信、效度。本研究中对量表各条目的指导用语，根据老年人的身体、心理特征和实际需求进行了修订，如将“与多数人相比”均改成了“与多数老年人相比”等，可用于老年人身体自尊的评价研究。

各量表都通过了预调查，符合统计学要求。调查前统一培训调查员（在读研究生），开始正式调查时先用各量表规定指导语对被试者进行一致、准确的讲解至被试者完全领会，同时，要求测试环境安静，测试者情绪稳定。实施团体测验和个别测验相结合，对填写问卷有困难的老年人专门进行了个别测试，以保证数据的可靠性。在统计处理上，我们对合格问卷进行数据录入，采用 SPSS PASW Statistics 18.0 统计软件建立数据库，进行数据管理与分析，分析方法包括描述性分析、χ^2 检验、T 检验和 F 检验等，显著性水平 α=0.05。

由于本章使用的是横断调查研究，在被试者的选择上，实验组和对照组的同质性存在缺憾，如两者的生活环境、人口学相关因素。除上述因素外，可能还有其他因素影响研究结果或结论的科学性，因而本章的结论存在或然性，不是确切的因果关系，只能得出结果或结论与健身气功锻炼有关，结论运用需谨慎。

第一节 锻炼健身气功与老年人智力

当前，人口老龄化是全世界面临的一个重大社会问题，已经引起国际社会的普遍关注。为防止和延缓老年人衰老过程的到来，实现健康老年化，心理健康作为衡量老年人衰老的重要标准之一，许多学者开展了改善或促进老年人心理健康的相关研究，其中智力因素作为老年人生活、工作与学习最基本的心理条件，在诸多心理因素中，对老年人健康的隶属等级影响最大[1]。我们知道，人过中年之后，随着年龄的增长，体质逐渐下降，其认知功能开始逐渐衰退，表现为信息加工速度、反应速度减慢，信息加工容量、记忆力下降，注意功能衰减等脑组织功能退化症状。据原卫生部疾病预防控制局副局长孔灵芝说，我国 60 岁及以上人群老年期痴呆患病率为 4.2%；北京市 65 岁及以上人群抑郁症患病率为 4.4%；广州地区每 100 名 65 岁及以上老人中就有近 5 名老年痴呆病患。因而，有效延缓老年人智力衰退无疑是老龄化问题中的首要问题。有研究表明[2]，行为训练可能改善脑内的生理生化过程，延缓脑的衰老。大部分学者认为[3]，适当的体育健身运动对老年人智力有正面影响。人体研究与动物实验也证明[4]，运动会影响脑的多种功能，对脑的健康有着重要作用，包括提高认知能力的改善，延缓由衰老引起的认知能力下降。Laurin D 的一项前瞻性研究也发现[5]，高水平有氧运动有助于减少老年人痴呆症发生的风险。我国学者钟兴明等对 126 例 60～69 岁的老年人进行不同体育项目锻炼的实验，结果发现进行体育锻炼的老年人智力水平高于不进行体育锻炼的老年人，且运动项目的不同也对老年人智力水平有所影响[6]。健身气功作为我国民族传统体育项目的代表，近几年来，在中共中央宣传部、国家体育总局的大力推广下，健身气功已经成为广大健身人群，尤其是中老年健身人群喜爱的一种传统体育项目，顺势应起的是国内许多学者开展了健身气功与老年人身心健康关系的相关研究，尤其是健身气功对老年人健身作用的研究[7~10]。由于“在我国，长期以来，比较重视体育锻炼对身体健康的影响，而忽视了身体锻炼对心理健康的作用研究”[11]，健身气功的研究也不例外，相比健身作用研究现状而言，只有少数学者涉及健身气功锻炼对心理健康作用的研究[12]。就健身气功锻炼对老年人智力影响的研究而言，通过 CNKI、百度、谷歌、维普等检索发现，目前还尚未有学者进行此类的专门研究。为深入了解新编健身气功锻炼对延缓或改善老年人智力衰退的影响，本节采用瑞文标准推理测验量表，对长期有规律性参与健身气功锻炼的老年人进行了测试，以了解新编健身气功锻炼与老年人智力变化之间的关系。

一、老年人智力的人口学特征

为了解不同性别与年龄对老年人智力变化的影响，以健身气功组老年人智力总得分为因变量，以性别、年龄为自变量，作 2（男、女）×3（60～65 岁、66～70 岁、71 岁～）ANOVA 分析，结果显示（表 7-1）：性别、年龄及其交互作用，对健身气功组老年人智力总得分没有显著影响（$P>0.05$），表明人口学变量对健身气功组老年人智力总得分影响不大。进一步比较分析发现，女性老年人的智力总得分均值高于男性老年人，且随着年龄的增长，男女老年人智力总得分均值都有下降趋势，且离散程度随增龄而逐渐增大的趋势。

表 7-1　性别与年龄对老年人智力总得分的影响

变异来源	平方和	*df*	均方	*F*	*P*
性别	136.850	1	68.425	1.900	0.154
年龄	4.016	2	4.016	0.112	0.739
性别*年龄	14.081	2	7.041	0.196	0.823
误差	4573.625	127	36.013		
总和	4874.286	132			

二、是否参与健身气功锻炼与老年人智力衰退的关系

瑞文标准推理测验量表共由五组题目组成，每组题都有一定的主题，对思维操作水平要求不同，其中 A 组反映知觉辨别能力；B 组反映类同比较能力；C 组反映比较推理能力；D 组反映系列关系能力；E 组反映抽象推理能力，总得分为各组题得分之和，反映总体智力水平。两组老年人瑞文标准推理测验结果显示（表 7-2）：健身气功组老年人与普通组老年人智力得分在各组题上没有达到显著差异水平，但在总得分上，健身气功组老年人的智力得分明显高于普通组老年人，达到非常显著性差异水

平（$P<0.01$）。可见，健身气功锻炼对老年人智力结构变化影响不显著，但对老年人总体推理能力（智力）影响显著，表明老年人长期有规律地参与健身气功锻炼可能有利于延缓其智力衰退。

表 7-2 健身气功组与普通组老年人智力得分的比较

组别	总分	*SET A*	*SET B*	*SET C*	*SET D*	*SET E*
锻炼组	16.62±6.52	4.63±1.42	3.85±1.90	3.68±1.79	2.94±1.99	1.52±1.98
普通组	13.51±5.63	4.21±1.63	3.10±1.99	2.87±1.99	2.30±1.93	1.03±1.98
T 检验	3.978**	1.050	1.501	1.356	1.832	1.724

注：**为 $P<0.01$。

三、健身气功锻炼量与老年人智力得分的关系

为了解健身气功锻炼年限和每周锻炼量是否对延缓老年人智力衰退产生影响，以健身气功组老年人智力总得分为因变量，将健身气功组老年人锻炼年限，按照≤2 年、2～4 年、≥4 年分为三个水平，将每周锻炼量（每周锻炼次数×每次锻炼时间），按照≤150 分钟、151～300 分钟、≥301 分钟分为三个水平，进行 3（≤2 年、2～4 年、≥4 年）×3（≤150 分钟、151～300 分钟、≥301 分钟）ANOVA 分析，结果显示（表 7-3）：每周锻炼量对老年人智力总得分有显著影响（$P<0.01$），锻炼年限对老年人智力总得分影响不显著（$P>0.05$），每周锻炼量与锻炼年限对老年人智力总得分的交互影响不显著。进一步比较发现，在锻炼年限上，老年人智力总得分均值，随着锻炼年限的增长依次递增，参与健身气功锻炼年限越长的老年人智力总得分越高。在每周锻炼量上，老年人智力总得分均值，随每周锻炼次数、每次锻炼时间的增加而增加，表现出较好的累积效应，表明健身气功锻炼量对延缓老年人智力衰退可能产生影响。

表 7-3 锻炼年限与每周锻炼量对健身气功组老年人智力总得分的影响

变异来源	平方和	*df*	均方	*F*	*P*
每周锻炼量	428.265	2	214.132	6.450	0.002
锻炼年限	64.407	2	32.203	0.970	0.382
每周锻炼量×锻炼年限	246.225	4	61.556	1.854	0.123
误差	4050.364	122	33.200		
总和	4696.000	130			

四、健身气功锻炼形式与老年人智力得分的关系

为考察老年人健身气功锻炼形式是否对老年人的智力变化产生影响，本研究依据老年人参与健身气功锻炼的形式，将老年人健身气功锻炼形式划分为“单独锻炼”“与朋友一起”和“社区或协会组织”三种形式。以健身气功组老年人瑞文标准推理测验智力总得分为因变量，以锻炼形式为自变量进行单因素方差分析，结果显示（表 7-4）：锻炼形式对老年人智力总得分有显著影响，显著性水平达到 0.039。进一步 LSD 检验结果表明，“单独锻炼”（9.83±4.71）与“与朋友一起”（16.38±7.09）和“社区或协会组织”（16.61±6.41）的锻炼形式老年人智力总得分之间存在显著差异，其中“与朋友一起”和“社区或协会组织”的多人一起的锻炼形式老年人智力总得分之间差异不显著。在智力得分均值上，总体呈现出社区或协会组织＞与朋友一起＞单独锻炼的趋势，表明老年人参与健身气功锻炼形式与老年人智力得分之间也存在一定的关系。

表 7-4　锻炼形式对健身气功组老年人智力总得分的影响

变异源	平方和	*df*	均方	*F*	*P*
组间变异	256.321	2	128.160	3.020	0.039
组内变异	4370.622	130	42.433		
总变异	4626.943	132			

五、讨论与分析

1. 老年人智力的人口学特征

性别和年龄是两个基本的人口学变量，就性别对老年人智力的影响而言，尚有争论。有些学者认为不同性别老年人之间智力存在差异，如蔡晓领对国内外智力与性别关系的研究表明[13]，老年期智力性别差异是明显且稳定存在的；杨凤姣等采用中文简易智力状态量表对老年人进行调查表明[14]，性别与 MMSE 得分有显著性差异，男性得低分比例少于女性；任艳峰等对 60 岁及以上老年人进行认知功能评定表明[15]，男性的各认知测验得分均高于女性；周建初等对影响老年人智力得分相关因素的回归方程显示[16]，性别因素影响 MMSE 得分，且女性比男性差。这些研究结果都表明老年人智力的性别差异是明显的，并且男性老年人的智力得分高于女性老年人的智力得分。也有些学者认为不同性别老年人之间智力不存在差异，如学者陈国鹏等用瑞文测验结果显示[17]，各年龄组男女老年人智力得分均数

差异不显著；崔金才等对 58 名老年人进行了思维概括的心理实验研究，结果也得到老年组 58 例中，男性与女性得分相比较，差异不显著[18]。本研究结果支持后者，不同性别健身气功组老年人之间的智力得分差异不显著。

随着年龄的增加，老年人智力的变化国内外报道基本相一致，即老年人的智力随着增龄而逐渐下降[19~22]。Lyketsos 等对某城市社区成年人的认知功能进行 11.5 年的追踪研究发现[23]，所有年龄段成人智力随年龄增大均有不同程度减退，年龄越大，减退程度越重。我国学者陈国鹏等用瑞文测验联合型中国版对中老年人智力进行测验，随着年龄增加，IQ 呈下降的趋势，尤其是 50 岁以后下降的速度加快。可见智力衰退是一种必然现象，本研究通过对健身气功锻炼的不同年龄组老年人瑞文测验得分比较结果显示，不同年龄组老年人瑞文智力测验得分之间差异不显著，这与 Weehsler（1955）用 WAIS 标准化样本测验结果一致，即 60 岁以上老人的智力无差异[24]，或因研究对象数量不够大、年龄差距较小所致。

2. 长期健身气功锻炼与老年人智力变化的关系

Hom 和 Donaldson 等研究表明[25]“如果一个人活得够长久，至少在一些重要的智力能力上会发生衰减”，即随着年龄的增长，智力的衰退是不可避免的。一些老年人智力衰退干预研究表明[26~28]，影响老年人智力衰退的因素诸多，既有躯体的，又有心理的、社会的，其中“不坚持日常运动”就是影响老年人智力衰退的重要因素之一。Singh-Manoux 等观察了体育运动对 10 308 名国家公务员智力的影响，发现缺乏体育运动是引起智力衰退的一个危险因素[29]。我国学者的多项研究结果也表明[30~32]，长期进行运动的老年人智力水平高于不进行体育锻炼的老年人，如谢姣等对长春市社区 400 名老年人的调查发现，进行体育锻炼的老年人认知功能的健全率要显著高于不进行体育锻炼的老年人，进行体育锻炼的老年人在调查中定向力、记忆力、注意力和计算力均高于未进行体育锻炼的老年人；沈鹤军等对经常参加户外运动锻炼和不锻炼的老年人进行对比，结果表明锻炼组与不锻炼组在瑞文测验得分上存在显著差异，锻炼组显著高于不锻炼组，经常参加锻炼的老年人，其智能状况和日常生活能力要明显好于不参加锻炼的老年人。许淑莲等也曾对 60 岁、70 岁、80 岁三个年龄组老年人体育锻炼对其智力的影响进行研究，发现经常锻炼的老年人不但健康状况良好，智力测验成绩也高于无锻炼的老年人，两者差异显著[33]。本研究结果与上述研究相符，健身气功组老年人智力总得分明显高于普通组老年人，差异达到显著水平，说明长期参与健身气功锻炼能有效延缓老年人的智力衰退。这可能是健身气功锻炼增强了老年人的体质，防止了慢性病的发生，自然可以防止脑动脉硬化，保证大脑有良好的血液供应，使大脑功能得到改善，从而延缓脑细胞的衰老进程。因此，从某种程度上表明长期参与健身气功锻炼是有效延缓老年人智力衰退的重要干预措施。

3. 健身气功锻炼年限、每周锻炼量与老年人智力变化的关系

在体育锻炼与智力的关系研究中，研究者除关心锻炼是否能改善智力外，还会关心锻炼量和智力之间的关系，即锻炼的形态（长期还是短期）、时间、频度等问题。在锻炼的时间长短研究中，1997 年，Etnier 等对 200 多项了解短期或长期锻炼对智力可能产生影响的研究元分析表明[34]，短期参与锻炼后智力发生的变化效果量为 0.16，而长期参与锻炼后智力的影响效果量是短期参与锻炼的两倍多（效果量=0.33）。张楠楠等对不同锻炼年限（≤3 年、4～6 年、≥7 年以上）的 53 名太极拳锻炼者智力进行比较发现[35]，各项指标之间均存在显著差异，指标的均分随着锻炼年限的增长依次递增，锻炼年限长者的智力优于锻炼年限短者。本研究结果支持上述研究结论，不同健身气功锻炼年限老年人之间瑞文测验得分存在显著差异，参与健身气功锻炼年限越长，老年人智力得分越高，说明长期参与健身气功锻炼对老年人的智力是有积极效益的，“或许不在于提高，而在于保持和促进”[36]。这一结果也提示我们，老年人参加健身气功锻炼保持或改善智力以坚持性为前提。

对于长期坚持锻炼的个体而言，锻炼量也是一个重要变量，锻炼量既包括每周锻炼频次，或持续锻炼，又包括每次锻炼的持续时间。赫秋菊以沈阳市 60 岁以上男女老年人为研究对象，运用心理测量方法对每周锻炼频次与老年人心理健康指标的关系进行分析，结果发现老年人参加体育锻炼次数多者的智力指标优于参加体育活动次数少者，每周参加 5 次以上体育锻炼的老年人智力水平显著高于每周参加体育活动 3～4 次和 1～2 次的老年人，认为体育锻炼频次与智力有着密切关系[37]。但 Etnier 和她的同事对一些体育锻炼频次对智力可能产生影响的研究进行元分析，却没有发现锻炼的频次和智力的变化之间存在任何关系，每次活动持续时间多长才会产生良好的心理效果[38]。Steptoe 等研究每次活动时间与心理效应之间的关系指出，每次锻炼的持续时间在 20～30 分钟效果最为理想[39]；Kostrubala 等通过每次活动时间与心理效应之间的关系调查后，却指出每次锻炼的时间持续 60～90 分钟会产生理想的心理状态。赫秋菊研究发现每次参加体育锻炼持续时间越长，效应越明显[40]，但 Murphy 等研究指出，

每次锻炼持续时间过长不会产生良好的心理效果。本研究结果显示，每周参与健身气功锻炼量对老年人智力变化的影响非常显著，每周锻炼次数越多，每次锻炼时间越长，其累计效应越好[41]，支持赫秋菊等学者的研究结论，但是否会出现每周锻炼过频或每次健身气功锻炼时间过长，而造成疲劳、厌倦等，不利于有效延缓智力衰退，还需进一步量化研究，但每周参与健身气功达到一定量的积累是可以肯定的。

4. 健身气功锻炼形式与老年人智力变化的关系

体育锻炼的组织形式是体育锻炼行为的重要组织特征，体育锻炼可以是群体行为，也可以是个人行为，不同的体育锻炼组织形式，有不同的人际关系的质量，而绝大多数体育锻炼者更倾向于参与到某项集体活动中。因老年人离退休后，人际交往渠道不畅、社交面变窄等原因可能会导致老年人时常产生孤独、抑郁、焦虑等不良情绪，这些个体的负性情绪会对老年人的智力衰退产生重要影响。李淑杏等对 571 名认知障碍者的调查表明，经常交流与经常参加集体活动的老年人认知障碍均明显低于很少参加社会集体活动和很少与家人交流的老年人（$P<0.01$）[42]。就体育活动形式与智力关系的研究而言，目前资料较少。本研究为考察健身气功锻炼形式是否对老年人智力变化有影响，将长期参与健身气功锻炼的老年人的参与行为分为单独锻炼、与朋友一起和社区或协会组织三种形式进行单因素方差分析，结果显示老年人参与健身气功锻炼的形式对其延缓智力衰退有显著影响，呈现出社区或协会组织＞与朋友一起＞单独锻炼的特点。可见，老年人在选择参与健身气功锻炼形式上，应选择集体方式进行锻炼，减少个体独立锻炼。

综上所述，老年人长期有规律地参与健身气功锻炼，可能会有效延缓其智力衰退，其效果量受老年人参与健身气功锻炼的量和锻炼形式的影响。锻炼年限越久，每周锻炼量越大的集体形式参与锻炼效果较好。限于每个老年人身体条件和心理状况的不同，建议老年人参与健身气功锻炼要循序渐进、量力而行。在运动强度、持续时间和频率上都应根据个人的健康状况来确定，每次锻炼后以不留身体和心理疲劳为宜，并在此基础上逐步养成坚持参与健身气功锻炼的习惯。

第二节　锻炼健身气功与老年人人格

人格是心理学中的一个重要概念，其含义十分丰富。有人将它理解为人类思维、情感和活动的性质、特色和遗传基础；有人将它理解为情绪、智力和性格的混合；带有更多行为主义色彩的心理学家则认为，人格不是一种内在的东西，而是对人有组织的典型行为的外在观察模式；还有人将人格理解为一个人在社会实践中形成的、带有一定倾向的、稳定的心理特征的总和；等等[43]。尽管不同心理学家对人格概念有不同的理解，但对人格的测验研究一直未间断过。在我国体育界，从 20 世纪 80 年代开始，有一些心理学工作者使用 16PF、EPQ 或其他人格问卷就体育锻炼对人格的影响进行了相关研究。健身气功自推广以来，国内很多学者也对健身气功的健身作用做了积极的探索，并取得了一定的成效[44~46]，但对健身气功锻炼对人格的影响研究较少，在当前，随着科学发展、医疗设施的改善、医疗手段的不断进步，“身体疾病”已不再是人们健康的主要敌人。因此，开展健身气功锻炼对老年人人格影响研究就显得十分必要。

一、老年人人格的人口学特征

从不同人口学特征老年人之间人格维度得分来看（表 7-5），在年龄上，老年人大五人格的适应性、开放性维度不同年龄组老年人之间达到性显著差异。其他人口学变量上老年人人格维度得分差异不显著。

表 7-5　不同人口学变量老年人大五人格各维度得分比较（$M \pm SD$）

人格维度		适应性	社交性	开放性	利他性	道德感
年龄	≤65 岁	49.96±10.57	58.13±6.64	46.61±9.76	60.70±7.12	59.43±7.06
	66～70 岁	46.43±9.34	56.96±7.11	45.43±9.25	60.36±9.87	56.71±7.55
	≥71 岁	40.31±13.281	53.15±13.69	36.23±12.38	53.38±13.51	52.62±14.08
	F	3.40	1.41	4.88	2.71	2.49
文化	≥高中	45.58±10.31	58.00±8.69	45.95±10.38	61.95±8.61	58.84±8.33
	初中	45.90±11.98	56.38±10.27	42.31±12.52	57.55±11.10	56.55±9.60
	≤小学	46.60±7.63	54.93±5.15	44.33±7.18	57.53±9.56	54.13±8.31
	F	0.040	0.513	0.663	1.273	1.167
性别	男	46.33±10.71	56.28±5.06	42.67±11.90	56.83±8.87	58.06±8.20
	女	46.50±11.31	56.74±9.83	44.50±10.32	59.93±10.54	56.39±9.38
	T	−0.054	−0.189	−0.612	−1.103	0.660
职业	体力	48.05±11.37	56.18±9.333	45.51±10.696	58.00±11.503	56.08±10.258
	脑力	43.67±10.39	57.17±7.949	41.67±10.753	60.79±7.576	57.96±6.805
	T	1.568	−0.431	1.383	−1.055	−0.796

二、是否参与健身气功锻炼与老年人人格的关系

从实验组与对照组老年人大五人格的各维度得分（表 7-6）来看，总体上，长期从事健身气功锻炼能完善老年人的人格，尤其对老年人人格因素中的开放性维度改善明显（$P<0.01$）。

表 7-6 健身气功锻炼对老年人人格的影响（$M \pm SD$）

变量	维度	健身气功组	普通组	T
人格	适应性	47.41±8.51	46.02±10.87	0.980
	社交性	56.33±6.36	59.13±19.49	–0.427
	开放性	44.90±9.42	36.57±15.51	4.129
	利他性	60.17±9.56	56.55±10.26	0.278
	道德感	59.83±6.71	56.75±9.23	0.846

三、健身气功锻炼量、锻炼形式与老年人人格的关系

从表 7-7 开放性维度得分与健身气功锻炼构成要素的相关分析结果可见，健身气功锻炼年限和每周锻炼频次呈正相关，相关达到显著和非常显著性差异水平。

表 7-7 开放性维度与健身气功锻炼构成因素的相关分析

锻炼度	锻炼年限	锻炼形式	每周锻炼次数	每次锻炼时间
开放性	0.265	0.028	0.358	0.090

四、讨论与分析

1. 老年人人格的人口学特征

从影响老年人人格的人口学因素分析比较来看，在年龄上，老年人大五人格各维度得分表现出规律性特征，随着年龄的增长，各维度得分都呈现下降趋势，其中在适应性、开放性维度上，不同年龄组老年人之间达到显著性差异水平，表明随着年龄的增长，老年人倾向比较喜欢安静，不喜欢与外界过多接触；较少烦恼，较少情绪化；偏爱常规，比较传统和保守，以及不愿意卷入别人麻烦中去的人格特征。这与 Costa 和 McCrae 认为人格稳定性是成年期的特征[47]，即个体从青年至老年在人格基本维度上与不大可能发生系统性的显著变化不相符合。而与 Costa 的研究基本一致，Costa 曾直接使用五因素模式对美国全国范围内进行过一项近 10 000 对

35～84 岁夫妇进行研究，研究结果显示神经质、外倾性和开放性三个因素均呈现线性下降；在不同性别上，老年人大五人格各维度得分不存在显著差异，这一结论与荣格的理论十分符合，即个体进入中年以后，典型男子气或女子气的表现程度将会减弱，人到老年其人格的性别差异会变得模糊，趋向于双性化[48]，这也与我国学者许淑莲等的研究发现相符，即老年期个性的性别差异减少[49]，但与 Siegler 等的研究结论出入较大，即年老过程中人格特质个别项目的改变中，性别起了决定作用[50]。在文化水平和职业上，老年人大五人格各维度得分也不存在显著差异，这一结论与杨红对老年人人格特质的发展特点及相关因素研究结果有区别。杨红研究表明[51]，职业对老年人人格特质发展的影响较大，文化水平、身体健康状况、经济条件和婚姻状况等因素与老年人的人格特质的发展没有显著的相关性。

2. 健身气功锻炼与老年人人格的关系

心理学理论认为，人格不但具有稳定、持久的一面，同时，还具有动态、可调整的一面。长期从事健身气功锻炼的老年人在不断的行为选择中可能重塑人格，从实验组与对照组老年人大五人格的各维度得分来看，总体上，长期从事健身气功锻炼能完善或优化老年人的人格特点，尤其对老年人人格因素中的开放性维度改善明显（$P<0.01$）。可见，长期从事健身气功锻炼能有效提高老年人人格中开放性维度得分，使老年人表现出广泛生活兴趣和易接受新事物的人格特点。我们知道，人到老年已形成了自己的生活方式，对新鲜事物的接受能力也随着年龄的增长而日趋降低，生活节奏变慢，由于观念的改变，老年人和后代交流减少，容易使老年人产生孤单寂寞甚至产生心理疾病。有学者调查也发现[52]，常年在家的老年人缺乏兴趣爱好和体育锻炼，情绪状态比较差，记忆力较差，生活幸福感指数比较低。本研究结果与李静的研究结果基本一致，即无运动组老年人的人格特征可能会更容易出现“古怪、敌意、攻击行为等心理变态倾向”[53]，同时也表明长期健身气功锻炼能有效延缓老年人智力的衰退[54]（经验开放性是大五人格中唯一一个与智力有关的因素，有时这一特质也被称为聪慧性），使得老年人兴趣广泛，富于创造性、想象力。

研究健身气功锻炼对老年人人格的影响，除明确健身气功锻炼对老年人人格带来怎样的影响外，我们还会关心健身气功锻炼量、锻炼形式对老年人人格的影响，即参与健身气功锻炼年限、每周锻炼的频次、每次锻炼的时间及参与健身气功锻炼的方式等对老年人的人格产生影响。选择健身气功组与对照组老年人人格上具有差异的开放性维度作为因变量，在控制年龄因素的条件下，对开放性维度与锻炼年限、锻炼形式、每周锻炼次数、每次锻炼时间做偏相关分析。结果显示，开放性维度得分与参与健身气功锻炼的年限、每周锻炼的次数呈正相关，相关达到显著和非常显著性差异水平，表明老年人参与健身气功锻炼的年限及锻炼强度（量）与老年人的人格变化可能存在一定的关系。这一结果也告诉我们，老年人参加健身气功锻炼能起到完善人格的作用，需以坚持性为前提。我国学者邓雷、马兆富就体育锻炼对大学生人格影响的研究表明[55]，12 周体育锻炼对大学生人格的积极影响优于 6 周，中强度锻炼优于小强度，得出大学生参加持续时间较长且中强度的体育锻炼对人格塑造具有积极作用的结论。分析出现这一结果的原因可能是由于人格本身的稳定性和复杂性等特点决定了外界因素的短期干预对其影响有限。汤慈美等对不同气功练功时间的老年人 EPQ 得分的比较发现[56]，练气功 2～4 年与 6～7 年各分量表得分均无显著差别，表明练气功 2～4 年已足以对老年人 EPQ 得分起作用。但由于 NEOAC 模式（五因素模式）的测量工具开发较晚，尽管很多测试工具研究结果都高度支持五因素模式具有良好的结构效度[57]，但它在锻炼心理学领域内相关研究并不多见。

我们知道，开放性描述一个人的认知风格，表现为愿意随着环境和情况的变化调整自己的想法和行为，开放性得分高的人富有想象力和创造力，好奇，欣赏艺术，对美的事物比较敏感，具有想象、审美、情感丰富、求异、创造、智慧等特征。健身气功锻炼能提高老年人人格中开放性维度得分，表明长期参与健身气功锻炼可能会改善“老年人随着年龄的增长对新鲜事物的接受能力弱，而不愿意随着环境和情况的变化调整自己的想法和行为习惯性的生活方式”。健身气功对改变性格中的这种倾向可能与健身气功锻炼特点有关，气功在中国有悠久的历史，是一种调身、调息、调心融为一体的心身锻炼方法。中国古代文化强调“天人合一”“人社合一”的人与自然、与他人和谐相处，适应环境的变化。健身气功作为中华民族传统文化的重要构成，在练功时也要求练功者能够自觉遵从这一规律，涵养道德、加强修养，使之品格高尚、胸怀坦荡；树立起健康的个人生活方式，保持愉悦的心理状态及和谐的人际关系。这种高尚情操下的平稳心态，有助于健身气功的放松和入静，也可有效地适应和调整生活中的一些变化。同时，因为练健身气功要求心平气和、豁达乐观，练功时也要求祛除杂念、坦荡安稳，通过入静达到自我调整；在具体功法中的许多状态，如排除杂念、止念入静、导引内气、身体放松等，都需要练功者运用丰富的想象力才能达到。例如，习练健身气功五禽戏的“虎戏”时，要想象自己是一只深山丛林中的老虎，威风凛凛，正在伸腰磨爪，意欲捕食；练“鸟戏”时，要想象自己是江边的一只仙鹤，超凡脱俗，正在振翅起舞，马上就要展翅飞翔；练“猿戏”时，要想象自己是丛林中的一只猿猴，机灵活泼，正在攀岩荡藤，自由自在等。习练气功锻炼时要经常在头脑中进行这些想象的活动，可以丰富练功者的想象。

综上所述，长期有规律参与健身气功锻炼能优化老年人的人格特征，其优化程度受老年人参与健身气功锻炼年限、锻炼频率和每次锻炼持续时间的影响，尤其受锻炼频率和锻炼年限的影响，锻炼年限越长、锻炼频率越高锻炼效果较好。

第三节　锻炼健身气功与老年人心境

心境是由环境刺激而引起的情绪或情感的唤醒状态，有消极状态和积极状态之分。愉快的、恬静的心境起积极作用，而郁闷的、担心的、紧张的心境有消极影响。良好的心境有助于积极性的发挥，提高效率，克服困难，而消极的心境使人沉闷。由于心境状态是由环境刺激而引起的情绪或情感的唤醒状态，是具有感染力的微弱而持久，但并非永久的情绪状态，也是评价心理健康的情绪维度的重要指标。近年来，由于社会生活方式的变化，人们“经常体验到紧张、抑郁等恶劣心境，使人们迫切需要一种改善心境的方法，而这种方法必须对健康有良性作用，身体锻炼能改善心境状态，正是这样一种理想方法”，使得在锻炼心理学中有关心境的研究备受学者关注。本节选用由祝蓓里教授主持修订的简式 POMS 问卷为测量工具（被认为是一种研究情绪状态及情绪与运动效能之间的一种良好工具[58]），探讨长期健身气功锻炼与老年人心境状态的关系。

一、老年人心境状态的人口学特征

从表 7-8 影响老年人心境状态的人口学因素统计结果来看，不同年龄组老年人之间，在精力、自尊维度上存在显著差异；在文化水平上，情绪纷乱总分（TMD）存在显著差异，高中及以上文化水平的老年人情绪纷乱总分（TMD）较低；在性别上，男性老年人和女性老年人在不同心境维度得分方面不存在显著差异；在退休前所从事的职业对其心境的影响方面，从事脑力劳动的老年人积极情绪体验明显高于从事体力劳动的老年人，情绪纷乱总分（TMD）较体力劳动的老年人低。

表 7-8 不同人口学变量之间老年人心境状态得分的比较（$M\pm SD$）

人格	紧张	愤怒	疲劳	抑郁	精力	慌乱	自尊	TMD
年龄								
≤65岁	3.43±2.10	3.66±3.27	3.00±2.49	2.26±2.12	15.69±4.12	2.92±2.29	11.13±1.94	94.14±18.48
66～70岁	4.87±4.45	4.24±5.31	3.56±4.27	3.58±4.87	12.21±6.18	4.19±3.39	8.60±4.33	100.66±19.30
≥71岁	4.33±2.33	4.74±3.81	4.31±3.34	2.74±2.53	10.86±5.60	3.46±2.13	7.92±4.14	90.97±15.66
F	0.380	0.402	1.317	0.126	4.509	0.319	2.821	1.635
文化								
≥高中	3.53±2.36	2.03±3.02	2.97±2.65	1.30±2.27	14.33±7.12	2.07±3.52	8.50±4.19	87.47±20.07
初中	5.10±4.17	5.48±4.07	4.97±3.56	4.68±3.83	11.32±5.33	4.45±2.98	9.74±4.25	99.48±17.66
≤小学	3.42±2.14	4.16±3.53	3.37±3.53	2.00±2.18	10.11±5.92	3.37±2.14	7.68±4.64	101.21±13.20
F	2.152	1.336	1.275	1.645	1.077	0.131	0.306	5.495
性别								
男	3.68±2.47	3.51±3.32	3.89±3.13	2.74±22.78	13.40±5.58	3.75±1.78	9.94±3.43	93.98±14.81
女	4.34±3.61	4.24±4.24	3.33±33.60	2.95±3.86	11.86±65.91	3.49±3.08	8.39±4.21	97.10±19.69
T	−1.253	−1.090	1.022	−0.380	1.689	0.781	2.466	−1.071
职业								
体力	3.10±2.06	3.37±3.64	2.51±2.59	2.36±2.45	14.61±5.68	3.30±2.32	10.06±3.19	88.94±16.97
脑力	4.61±3.70	4.36±4.56	3.82±3.74	3.11±4.01	11.27±5.67	3.65±3.02	8.22±4.29	99.29±18.64
T	−1.655	−0.904	−0.710	−0.564	2.853	−0.489	2.349	−2.303

二、是否参与健身气功锻炼与老年人心境的关系

从表 7-9 健身气功组与对照组老年人心境状态的横向独立样本 T 检验结果可见，除自尊感维度外，其余 6 个维度及情绪纷乱总分方面（TMD）均有非常显著性差异（$P<0.01$），表明长期健身气功锻炼有助于改善老年人的心境状态。

表 7-9 长期健身气功锻炼对老年人心境的影响（$M\pm SD$）

心境维度	健身气功组	对照组	*T*	*P*
紧张	3.38±3.19	5.19±3.39	−4.262	0.000
愤怒	3.20±3.97	5.17±4.54	−3.578	0.000
疲劳	2.86±3.35	4.19±3.57	−2.973	0.003
抑郁	2.22±3.36	3.75±3.83	−3.307	0.001
精力	13.18±6.55	10.99±4.65	3.030	0.003
慌乱	3.05±3.00	4.18±2.53	−3.118	0.002

续表

心境维度	健身气功组	对照组	T	P
自尊	9.10±4.42	8.28±3.63	1.549	0.115
TMD	91.05±19.68	103.03±15.18	−5.335	0.000

三、健身气功锻炼量与老年人心境状态的关系

1. 锻炼年限与老年人心境的关系

从表 7-10 按照≤2 年、2～4 年、≥4 年分组的分析结果来看，不同锻炼年限老年人之间情绪纷乱总分（TMD）差异显著（$P<0.05$）。LSD 检验结果表明，≥4 年与 2～4 年、≤2 年老年人之间存在显著差异（$P<0.05$），表明健身气功锻炼对老年人心境状态起到改善作用需持续一定的锻炼年限。

表 7-10　健身气功锻炼年限对老年人情绪纷乱总分的影响

变异源	M	SD	F	DF	P
≤2 年	95.19	14.870	3.716	2	0.019
2～4 年	92.84	20.553			
≥4 年	84.96	21.023			

2. 锻炼频率与老年人心境的关系

从表 7-11 按照每周锻炼 2 次、3～4 次和≥5 次分组的分析结果来看，每周不同锻炼次数老年人之间情绪纷乱总分（TMD）差异显著（$P<0.05$）。LSD 检验结果表明，每周锻炼 2 次的老年人情绪纷乱总分（TMD）与每周锻炼≥3 次及上的老人有显著性差异。总体表现出锻炼次数越多，心境效果越好的特征。

表 7-11　每周锻炼的频率对老年人情绪纷乱总分的影响

变异源	M	SD	F	DF	P
≤2 次	111.33	15.573	3.780	2	0.048
3～4 次	92.05	8.083			
≥5 次	89.96	20.502			

3. 锻炼持续时间与老年人心境的关系

从表 7-12 按照每次锻炼持续时间≤30 分钟、31～60 分钟和≥61 分钟分组的分析结果来看，不同锻炼持续时间的老年人之间差异性水平达到临

界显著水平（P=0.078）。LSD 检验结果表明，每次锻炼持续时间≥61 分钟老年人心境状态明显好于每次锻炼持续时间在≤30 分钟和 31～60 分钟的老年人（P＜0.05）。可见，对于适宜运动强度的健身气功，每次锻炼的持续时间对锻炼的效果也是非常重要的。

表 7-12　每次锻炼的持续时间对老年人情绪纷乱总分的影响

变异源	*M*	*SD*	*F*	*DF*	*P*
≤30 分钟	94.07	13.333	2.944	2	0.078
30～60 分钟	95.97	23.803			
≥60 分钟	88.38	18.859			

四、健身气功锻炼形式与老年人心境的关系

从表 7-13 的分析结果可见，参与不同健身气功锻炼形式的老年人之间情绪纷乱总分（TMD）存在显著性水平（P=0.054），达到临界水平，参与不同健身气功锻炼形式对老年人心境状态有影响。LSD 检验结果表明，“与朋友一起”和“社区或协会组织”的锻炼形式与“单独锻炼”的锻炼形式之间存在显著差异（P＜0.05），“与朋友一起”和“社区或协会组织”的集体锻炼形式对改善老年人心境产生的影响明显好于“单独锻炼”的健身气功锻炼形式。

表 7-13　健身气功锻炼形式对老年人情绪纷乱总分的影响

变异源	*M*	*SD*	*F*	*DF*	*P*
单独锻炼	106.00	2.828	3.607	2	0.054
与朋友一起	90.13	24.535			
社区或协会组织	90.69	18.265			

五、分析与讨论

1. 老年人心境的人口学特征分析

不同人口学背景的老年人心境可能存在差别，本研究统计结果显示，不同年龄组老年人之间，在精力、自尊维度上存在显著差异，总体表现出随着年龄的增长，老年人的积极情绪方面有逐步下降的趋势；在文化水平上，情绪纷乱总分（TMD）存在显著差异，高中及以上文化水平的老年人情绪纷乱总分（TMD）较低，说明文化水平较高的老年人情绪压力较文化水平低的老年人要小，表现出较低的紧张、抑郁和慌乱的情绪反应；在性别上，男性老年人和女性老年人在不同心境维度得分方面不存在显著

差异；在退休前所从事的职业对其心境的影响方面，从事脑力劳动的老年人积极情绪体验明显高于从事体力劳动的老年人，情绪纷乱总分（TMD）较体力劳动的老年人低。老年人的心境是多维性和复杂的，不仅受生活的社会环境、家庭环境等多方面因素影响，而且还受个体健康状况、闲暇活动等影响。孟琛等通过 2 年纵向观察北京市 2703 例老年人的心境变化结果表明[59]，家庭生活、健康状况、闲暇活动等是影响老年人精神状况的重要因素，而其他一些因素，如生活条件、经济状况的影响相对较轻；多因素分析显示这些相对客观的指标本身的独立作用不明显，主要是通过影响主观的感受而产生间接作用。另外，研究还表明，老人心境的变化是受多种因素影响的，受当时的生活环境与躯体健康等因素的综合作用，有很大的即时性，至于增龄本身的作用似乎不明显。

2. 是否参与健身气功锻炼对老年人心境的影响

心境是一种较持久而又微弱的心理情绪状态，老年人的心境水平是复杂的、多维性的，心境状态是受多种因素影响的。McDonald 与 Hodgdon 在前人大量研究的基础上，就健身活动对心境影响做了元分析[60]，得出健身活动对心境都有积极影响，且不受性别、年龄等的制约，2007 年，Arent、Landers 和 Etnier 等对身体锻炼与中老年人心境状态研究的元分析也表明[61]，身体锻炼与中老年人的积极心境明显增加和消极心境的明显减少有关。刘先萍等对 80 名中老年女性进行为期 8 周的健身气功——马王堆导引术实验。实验结果表明[62]，紧张、愤怒、抑郁、疲劳、精力和自尊感等情绪方面均有非常显著性差异（$P<0.01$）；慌乱指数在实验前后有所下降，有显著性变化（$P<0.05$）；情绪纷乱总分（TMD）相应地发生非常显著性变化（$P<0.01$），得出健身气功·马王堆导引术锻炼能提高练习者的积极情绪状态，达到改善练习者心境状态的目的。黄志剑等对不同体育锻炼类型与心境效益的关系研究，结果表明[63]，健身锻炼活动可产生"情绪改善"现象，即愤怒、抑郁、激动性、疲惫和混乱降低，精力增加，此外在心境改善方面，愉悦性提高，愤怒性和抑郁性降低；在放松方面，平静性提高；在适当活跃性方面，活跃性提高，疲惫性降低，且这些结果与性别无关，不同的锻炼活动方式的效果基本相同。李林和刘永峰等就民间体育和东方传统体育锻炼对心境的影响进行了相关研究，结果表明[64,65]，参与民间体育和东方传统体育锻炼也能够改善心境状态，其中在精力和自尊感两个积极心境分量表上的得分高于其他体育项目锻炼效果，而在紧张、愤怒、疲劳、抑郁四个消极心境分量表上得分都低于其他体育项目锻炼的

被试者，中外研究结果都表明体育锻炼对心境改善具有较为显著的作用。

健身气功·八段锦、健身气功·五禽戏、健身气功·易筋经和健身气功·六字诀作为中国民族传统体育项目的典型代表，自推广以来相关研究都表明其对锻炼者的心理健康有不同程度的改善效果[66~68]。本研究的心境状态量表（POMS）测试结果再次表明健身气功·八段锦、健身气功·五禽戏、健身气功·易筋经和健身气功·六字诀新功法锻炼对老年人的心理健康具有积极作用，尤其是在心理健康的情绪维度上具有较好的改善效果。这可能与健身气功项目的运动特征有关，健身气功强调对身、心、行为、环境的整体调节，讲究充分利用意识对形、气的统帅和强化作用，积极主动地运用冥想、心理意象等导引气机的开合聚散，使之流通、升华，从而使人体生命运动朝着有序方向转化，而且也注意融合多种身心调节技术，如放松、腹式呼吸、调形。这不仅使人产生积极、自主的心理状态，同时也注重调身对调心的积极作用，对练习者的生理、心理状况进行调节和优化，比较符合现代健康和心理健康的观念。有些西方心理学家甚至认为健身气功是一种心理训练方法，具有暗示、松弛训练、催眠、表象训练的作用。健身气功在呼吸方面，多采用有自然呼吸、顺腹式呼吸、逆腹式呼吸、提肛呼吸和闭气等交替，这些呼吸本身是心理训练的重要组成部分，有调节情绪的积极效果。在意念运用上，主要有冥心法、默数法、意守法、观想法等，这些方法类似于西方学者所说的暗示训练、表象训练、注意力训练、放松训练等心理训练方法。老年人长期坚持健身气功锻炼必然会产生积极的心境效益。

3. 健身气功锻炼量对老年人心境的影响

统观已有体育锻炼与心境关系的相关研究成果，研究者们除关心活动种类、初始心境水平、运动经历和活动环境等因素对心境状态的影响外，也会关心活动强度、频度、持续时间和活动形式等对心境状态的影响。鉴于情绪纷乱总分（TMD）是从总体上反映心境状态的派生指标，TMD由心境状态的消极得分减去心境状态的积极得分后加100构成，即TMD=5个消极的情绪量表得分之和减去两个积极的情绪得分，再加常数100，得分越低越好。本研究以TMD为因变量，分别以健身气功锻炼年限、健身气功锻炼频次和每次锻炼持续时间为自变量做单因素方差分析。研究结果显示，参与健身气功锻炼≥4年老年人心境状态显著好于<4年以下的老年人，每周锻炼≥3次及以上的老年人心境状态显著好于每周锻炼2次的老年人，每次锻炼持续时间≥61分钟老年人心境状态显著好于每次锻炼

持续时间<60 分钟的老年人，表明健身气功锻炼改善老年人的心境状态影响需持续一定锻炼年限，并且每周锻炼次数越多，心境效果越好，每次锻炼的持续时间越长，心境状态也越好。

张楠楠等对不同体育锻炼年限（≤3 年、4～6 年、≥7 年以上）的 53 名太极拳锻炼者智力进行比较发现[69]，认知能力的各项指标在 3 个锻炼年限组之间均存在显著差异，指标的均分随着锻炼年限的增长依次递增，锻炼年限长者认知能力优于锻炼年限短者。Steptoe 等研究每次活动时间与心理效应之间的关系指出[70]，每次锻炼的持续时间在 20～30 分钟效果最为理想；Kostrubala 等通过每次活动时间与心理效应之间的关系调查后却指出[71]，每次锻炼的持续时间在 60～90 分钟会产生理想的心理状态。但 Murphy 等研究指出[72]，每次锻炼持续时间过长不会产生良好的心理效果。赫秋菊以沈阳市 60 岁以上男女老年人为研究对象，运用心理测量方法对每周锻炼频次与老年人心理健康指标的关系进行分析，结果发现老年人参加体育锻炼的次数多者各项心理指标优于参加体育活动次数少者，每周参加 5 次以上体育锻炼的老年人心理健康水平显著高于每周参加体育活动 3～4 次和 1～2 次的老年人，认为体育锻炼频次与心理健康指标有着密切关系[73]。可见，体育锻炼的心理效益受到锻炼强度、锻炼持续时间、锻炼频率等因素的影响，具体到各因素上作用也不尽相同。由于心境不同于激情，它是微弱、持久，具有沉浸性的情绪状态，某一种心境状态的出现可以保持较长时间，长达数年之久。当人处于某种心境状态时，他往往以同样的情绪状态看待一切事物，会在相当长的一段时间影响着人的行为。因造成人心境变化的因素有很多，既有客观环境方面的因素，也有个性特征方面的因素，健身气功锻炼量对老年人心境状态产生的影响也与其他因素密切相关。

4. 健身气功锻炼形式对老年人心境的影响

体育锻炼可以是群体行为，也可以是个人行为，而绝大多数体育锻炼者更倾向于参与到某项集体活动中。Heinzelmann 等对体育锻炼者能坚持参与一项体育活动的影响因素进行追踪调查，发现刚参与体育锻炼的个体会把增进身体健康看成是主要原因，而后来仍能坚持参与体育活动的主要原因依次是活动时的组织性、娱乐性和个体之间的友谊等[74]。Brawlcy 研究也同样发现[75]，个体之所以为群体性体育活动所吸引，主要是因为群体性体育活动的社会强化、群体认同、参与活动的机会和竞赛的刺激性等功能，坚持参与体育活动者比中途退出者更能与他人形成亲密的关系。这些研究都充分表明了体育活动形式在体育锻炼中的重要性。至于何种体育活动形式会产生良好的心理效果，目前而言，资料较少，从参与健身气功锻炼不同形式的老年人心境指标的单因素方差分析结果（表 7-13）可见，“与朋友一起”和“社区或协会组织”的锻炼形式老年人与“单独锻炼”的形式老年人之间心境得分存在显著差异（$P<0.05$），“与朋友一起”和“社区或协会组织”的集体锻炼形式对老年人心境产生的影响明显好于“单独锻炼”的形式。分析认为可能是小团体形式的健身气功锻炼便于老年人之间相互交往，相互帮扶，也便于其交流锻炼经验和心得体会，从而能更好地与他人进行情感交流，改善人际关系，使其获得离退休后的一种归属感，更有利于改善其心境状态。

综上所述，长期有规律地参与健身气功锻炼能有效改善老年人的心境状态，其改善程度受老年人参与健身气功锻炼年限、锻炼频率、每次锻炼持续时间及锻炼形式的影响，锻炼年限越长、每周锻炼 5 次及以上、每次锻炼时间持续 60 分钟以上的集体形式健身气功锻炼效果较好。

第四节　锻炼健身气功与老年人自尊

当前，人口老龄化是全世界面临的一个重大社会问题，已经引起国际社会的普遍关注，为防止和延缓老年人衰老过程的到来，实现健康老年化，身体自尊作为衡量老年人衰老的重要标准之一，许多学者开展了改善或促进老年人身体自尊的相关研究[76~78]。健身气功作为民族传统体育项目，有关健身气功锻炼对老年人身体自尊的研究较少，鉴于身体自尊是测量或预测身体锻炼的长期心理效益的有效心理指标[79,80]，为考察健身气功锻炼对老年人心理健康的影响，本节以身体自尊问卷为测量工具，对参与健身气功锻炼的老年人进行测量，明确健身气功锻炼与老年人身体自尊之间的关系。

一、老年人身体自尊的人口学特征

从表 7-14 的检验结果可见，老年人身体自尊及其各维度得分在不同年龄、性别、文化程度、原职业及婚姻状况之间差异不显著（$P>0.05$），表明老年人身体自尊受年龄、性别、文化程度和职业等人口学变量的影响不大。

表 7-14　老年人身体自尊得分的人口学特征（$M\pm SD$）

变量		身体价值感	运动能力	身体状况	身体吸引力	运动素质	总分
年龄	≤65 岁	15.5±3.6	15.9±3.5	16.7±3.5	15.8±3.3	16.5±4.0	80.4±14.6
	66～70 岁	15.2±3.0	15.1±3.6	17.5±2.8	15.2±3.2	15.7±3.5	78.6±11.9
	≥71 岁	15.1±3.8	15.5±3.6	17.8±2.8	15.3±3.7	16.8±3.1	80.2±12.7
F 值		0.141	0.660	1.555	0.414	1.237	0.280
性别	男	15.1±3.7	14.8±3.3	17.2±2.4	15.6±3.6	15.6±3.3	78.2±12.5
	女	15.4±3.4	15.7±3.6	17.5±3.2	15.6±3.3	16.5±3.6	80.3±13.1
T 值		−0.420	−1.212	0.138	0.299	−1.257	−0.642
文化程度	≥高中	14.6±4.9	15.9±3.5	17.3±2.8	15.3±3.7	15.9±3.0	78.4±14.2
	初中	15.5±3.3	15.5±3.7	17.2±3.2	15.4±3.6	16.5±3.7	80.0±13.2
	≤小学	15.4±3.1	15.4±3.3	17.2±3.1	15.4±3.2	16.5±3.0	79.4±11.9
F 值		0.316	0.109	0.557	0.074	0.238	0.142
职业	脑力劳动	15.1±4.0	15.9±3.5	18.1±2.4	15.9±3.7	16.6±3.2	81.4±13.4
	体力劳动	15.0±3.2	14.8±3.9	16.5±3.2	14.9±3.2	16.5±4.2	76.8±13.6
F 值		0.721	1.362	2.630	1.008	2.086	2.220

二、是否参与健身气功锻炼与老年人身体自尊的关系

从表 7-15 测试结果的比较来看，除身体吸引力维度两组老年人之间没有达到显著差异外（$P>0.05$），其余各项指标都达到显著差异水平（$P<0.05$），从各指标的均值来看，健身气功组老年人身体自尊各项指标都明显优于普通组老年人。可见，长期健身气功锻炼能有效提高老年人的身体自尊水平。

表 7-15　健身气功组与普通组老年人身体自尊水平的比较（$M\pm SD$）

指标	健身气功组	普通组	*T*	*P*
身体价值感	15.85±3.40	14.06±3.93	2.676	0.008
运动能力	31.11±6.04	27.66±6.82	2.927	0.004
身体状况	32.72±5.75	29.97±6.75	2.419	0.017
身体吸引力	30.16±6.52	27.80±7.57	1.685	0.098
身体素质	32.13±6.70	28.11±7.22	3.099	0.002
总分	141.97±25.00	127.60±30.31	2.397	0.021

三、健身气功锻炼量与老年人身体自尊的关系

1. 锻炼年限与老年人身体自尊的关系

表 7-16 显示，健身气功锻炼年限对老年人的身体自尊有一定程度的

影响，从方差分析结果来看，锻炼年限对运动能力维度和身体状况维度影响显著（$P<0.05$），LSD 检验结果发现，参与健身气功锻炼在 4 年以上的老年人明显优于 2 年以下的老年人（$P<0.05$）；从不同锻炼年限组别老年人身体自尊总得分来看，参与健身气功锻炼年限越长的老年人身体自尊水平越高，说明健身气功锻炼提高或改善老年人身体自尊水平的前提，是需要持之以恒地长期参与健身气功的锻炼。

表 7-16 健身气功锻炼年限对老年人身体自尊得分的影响（$M\pm SD$）

变异源	≤2 年	3～4 年	≥4 年	F	P
身体价值感	14.48±3.62	15.40±3.64	15.81±3.65	1.220	0.299
运动能力	27.96±4.74	30.15±6.14	31.66±6.78	3.264	0.041
身体状况	29.80±5.73	32.75±7.37	32.90±5.99	2.626	0.046
身体吸引力	27.60±6.69	30.83±6.54	30.35±7.03	1.928	0.150
身体素质	29.92±8.27	31.00±6.56	31.90±6.65	0.778	0.461
总分	129.76±26.54	140.12±27.60	142.62±28.89	1.932	0.149

2. 锻炼次数与老年人身体自尊的关系

表 7-17 显示，老年人每周参与健身气功锻炼次数对身体自尊中的运动能力维度有显著影响（$P<0.05$），LSD 检验结果发现，在运动能力上，每周锻炼次数在 3 次及以上的老年人运动能力得分明显优于每周锻炼次数在 2 次的老年人；3 次以上的老年人之间没有显著差异。从不同锻炼次数组别老年人身体自尊总得分来看，没有表现出每周参与健身气功锻炼次数越多，健身气功提高或改善老年人身体自尊水平越好的趋势，却表现出每周参与健身气功锻炼次数在 3～4 次的老年人身体自尊总得分较其他两组要好。由此可见，老年人每周参与健身气功锻炼 3～4 次效果较好。

表 7-17 每周锻炼的次数对老年人身体自尊的影响（$M\pm SD$）

变异源	2 次	3～4 次	≥5 次	F	P
身体价值感	13.83±4.43	15.39±3.63	16.05±3.36	1.728	0.182
运动能力	26.67±5.47	30.73±6.29	31.24±6.61	2.522	0.044
身体状况	29.42±6.64	32.60±6.06	32.85±6.19	1.480	0.231
身体吸引力	28.50±6.38	29.75±7.18	30.95±6.37	0.699	0.499
身体素质	31.32±6.50	31.08±6.87	32.25±9.11	0.148	0.863
总分	130.67±29.80	142.00±27.79	139.55±28.38	0.731	0.483

3. 锻炼持续时间与老年人身体自尊的关系

表 7-18 显示，老年人每次参与健身气功锻炼持续的时间，对老年人身体自尊有显著影响。从每次参与健身气功锻炼持续不同时间组的老年人身体自尊得分之间的比较结果来看，身体自尊各维度都达到显著性差异水平（$P<0.05$）。LSD 检验结果发现，在身体自我价值感得分上，每次锻炼时间持续在 31～60 分钟组老年人明显高于持续时间在≤30 分钟组，差值达到 2.139（P=0.020），≥61 分钟组与 31～60 分钟组、≤30 分钟与≥61 分钟组之间没有显著差异；在运动能力维度得分上，持续时间在≤30 分钟组的老年人明显低于持续在 31～60 分钟和≥61 分钟组的老年人，差值达到 4.522（P=0.005）和 3.630（P=0.011），31～60 分钟组和≥61 分钟组之间没有显著差异；在身体状况维度得分上，持续时间在≤30 分钟组老年人明显低于持续时间在 31～60 分钟和≥61 分钟组的老年人，差值达到 5.052（P=0.001）和 2.810（P=0.036），31～60 分钟组和≥61 分钟组的老年人之间没有差异；在身体吸引力维度得分上，持续时间在≤30 分钟组的老年人明显低于持续时间在 30～60 分钟组的老年人，差值达到 4.546（P=0.009），≥61 分钟组与 31～60 分钟组、≤30 分钟与≥61 分钟组之间没有显著差异；在身体素质维度得分上，持续时间在≤30 分钟组的老年人明显低于持续时间在 31～60 分钟组的老年人，差值达到 4.045（P=0.021），≥61 分钟组与 31～60 分钟组、≤30 分钟与≥61 分钟组之间没有显著差异；身体自尊总得分上，持续时间在≤30 分钟组的老年人明显低于持续时间在 31～60 分钟组的老年人，差值达到 20.30（P=0.004），≥61 分钟组与 31～60 分钟组、≤30 分钟与≥61 分钟组之间没有显著差异。总体来看，每次参与健身气功锻炼持续时间在 31～60 分钟组的老年人身体自尊各维度及总得分均较其他两组好。由此可见，老年人参与健身气功锻炼每次持续时间在 31～60 分钟对改善身体自尊效果较好。

表 7-18　每次锻炼持续时间对老年人身体自尊的影响（$M\pm SD$）

变异源	≤30 分钟	31～60 分钟	≥61 分钟	F	P
身体价值感	14.19±3.38	16.32±3.20	15.45±3.88	2.756	0.047
运动能力	27.37±4.76	31.89±5.66	31.00±6.97	4.556	0.012
身体状况	29.41±5.60	34.46±5.06	32.22±6.32	5.818	0.004
身体吸引力	27.48±6.54	32.03±5.67	29.86±7.32	3.569	0.031
身体素质	29.33±8.29	33.38±5.78	30.87±6.74	2.959	0.045
总分	127.78±26.09	148.08±23.88	139.39±29.93	4.219	0.017

四、健身气功锻炼形式与老年人身体自尊的关系

表 7-19 显示，健身气功锻炼形式对老年人身体自尊有非常显著的影响（$P<0.01$）。LSD 检验结果发现，参与健身气功锻炼不同形式组别的老年人身体自尊得分之间都存在显著差异。总体表现出，“与朋友一起”的健身气功锻炼形式改善身体自尊效益明显好于“社区或协会组织”的锻炼形式和“单独锻炼”的形式，“社区或协会组织”的锻炼形式改善身体自尊的效应又明显好于“单独锻炼”的锻炼形式。就老年人参与健身气功的三种锻炼形式相比较而言，“与朋友一起”的锻炼形式对改善或提高老年人身体自尊效果较好。

表 7-19　参与健身气功锻炼形式对老年人身体自尊的影响（$M\pm SD$）

变异源	单独锻炼	与朋友一起	社区或协会组织	F	P
身体价值感	11.33±2.94	17.42±3.08	15.21±3.56	8.362	0.000
运动能力	21.83±3.43	34.96±5.45	29.98±6.02	13.989	0.000
身体状况	23.33±3.93	36.08±4.58	31.90±5.82	13.642	0.000
身体吸引力	21.50±4.93	34.04±6.71	29.52±6.44	10.239	0.000
身体素质	22.67±6.25	34.50±6.04	31.00±6.73	8.068	0.000
总分	100.67±21.08	157.00±24.47	137.62±26.72	12.267	0.000

五、分析与讨论

1. 老年人身体自尊的人口学特征分析

青少年身体自尊研究发现[81]，随着年龄的增大，身体自尊得分呈下降趋势，分析认为可能是随着年龄的增大，个人的活动范围、人际关系及社会评价等都会被纳入到身体自尊概念中，因而对自己身体的要求更高所致；在性别与身体自尊的关系上，对青少年男女的研究大都显示[82~85]，女性比男性对自己的身体有更多不满，男性的身体自尊得分普遍高于女性，达到非常显著性差异水平。分析认为现代社会对女性的身体外貌要求比对男性要高，使得女性比男性承受了更多的来自于身体外表方面的压力，无形中让女性容易对自己的身体产生不满。陈炳阳调查发现[86]，不同文化程度的男性和女性在身体自尊各个维度上具有显著性差异，男性呈现出不同特点，女性学历越高，身体自尊的满意度越低；在职业上，不同的职业意味着经济收入的不同，基本的经济收入是保障老年人生活质量和自尊所必需的，因而有调查发现[87]，尽管老年人在经济上无过高的需求，但社会

经济地位相对较高，生活质量和自尊也相应提高，从事体力劳动者的身体自尊得分均值低于其他职业老年人。王欣对中产阶层人口学变量与身体自尊关系的调查结果也表明[88]，中产阶层人群的身体自尊与年龄、职业、社会地位、个人收入和家庭月收入等都存在显著的相关性。本研究关于老年人身体自尊与人口学变量关系的调查结果，与上述研究结论差别较大，反映出老年人身体自尊的一般人口学特征不明显，这与韩月清对包头市老年人调查的结果基本一致，即不同性别、年龄、文化程度老年人身体自尊得分均没有显著性差异[89]。

2. 是否参与健身气功锻炼对老年人身体自尊的影响

锻炼心理学的研究认为，身体锻炼的心理效益分为长期心理效益和短期心理效益，长期心理效益是指长期系统参加体育活动对个体的一些稳定心理特质的影响，如提高认知功能，建立心理自我观念（自尊）等。身体自尊作为个体的稳定心理特质，大多数研究表明，体育锻炼能够提高或改善身体自尊水平。田录梅等对 267 名运动员与非运动员大学生的身体自尊进行测量比较，结果发现[90]，运动员大学生的身体自尊水平均显著高于非运动员（$P<0.01$），且随着身体自尊水平的提高，整体自尊水平也相应提高。Gruber 等对 27 项关于儿童身体锻炼与自尊及其个性纬度变化之间关系的研究进行元分析，结果也表明[91]，身体锻炼对儿童的自尊有显著性影响。张俊利以城市中的中年人群为研究对象，发现城市中年锻炼人群的整体自尊水平段高于非锻炼人群，且差异显著（$P<0.05$）。江玉华等以普通大学生为研究对象，发现规律性锻炼大学生与不锻炼大学生在身体自尊和整体自尊变量上的评价得分差异非常显著，即规律性锻炼大学生的得分均显著地高于不锻炼大学生（$P\leqslant0.05$、$P\leqslant0.01$）[92]。韩月清以包头市 300 名 60 岁以上的人群为研究对象，发现不参与体育锻炼的老年人与参与体育运动的老年人在身体自尊方面均有显著性差异[93]。可见，体育锻炼对不同年龄、不同职业人群的身体自尊都有积极的显著影响。本研究结果显示：健身气功组老年人无论在身体自尊问卷的主量表得分（身体自我价值感），还是在分量表（运动能力、身体状况、身体吸引力、身体素质）得分都明显高于普通组。可见，老年人长期参与健身气功锻炼对提高老年人身体自尊的效益明显，这一结果支持以往研究结论。张俊利对体育锻炼能提高或改善自尊的原因分析认为[94]，一般人的自尊有两个主要来源，一个是他人的评价；另一个是自己的经历（成功的和失败的）。这两个主要来源都与老年人是否长期参与体育锻炼的情况有关。在体育锻炼过程

中，尤其是需要相互配合的体育活动中，首先个体之间相互交流增多，倾向于友善的相互对待，有利于锻炼人群获得好的评价与反馈；其次，在体育锻炼活动中更容易获得个体的成功经历，因为每个人选择的都是自己擅长的、喜欢的体育活动项目，所以在锻炼活动中个体更容易满足。另外，经常参与身体锻炼的人群，一般都较非锻炼人群有更多的兴趣，广泛的爱好也容易让个体感到自己值得骄傲的地方更多。同时，身体锻炼活动帮助个体形成更多的良好品质，如勇敢、坚强、持之以恒等。因此，老年人参与健身气功锻炼，尤其是集体健身气功锻炼，老年人较容易获得功友的积极评价和自己习练的满足感，促进了老年人身体自尊的改善或提高。

3. 健身气功锻炼量对老年人身体自尊的影响

在明确了健身气功锻炼能给老年人带来提高身体自尊的长期心理效益的基础上，为使广大老年人更好、更科学地参与健身气功锻炼，最大程度地获得身体自尊效益，需进一步考察健身气功锻炼量对老年人获得身体自尊效益的影响，即参与健身气功锻炼年限（持续锻炼的周数）、每周锻炼的次数、每次锻炼的持续时间等对老年人身体自尊的影响。已有研究结果显示，锻炼频率、锻炼时间及锻炼持续周数等是影响身体锻炼效果的主要因素，刘洋等以大学生为研究对象，考察锻炼频次、持续时间和持续周数与身体自尊之间的关系，结果显示[95]，锻炼频数、持续时间、持续周数与身体自尊之间相关系数都达到了非常显著性正相关，表明身体锻炼量影响健身者的长期心理效益。就锻炼量的具体影响而言，Leith 探测了体育锻炼持续时间的影响，发现长于 12 周的体育锻炼计划比 8 周及以下的锻炼计划更可能引起明显的自尊水平改变[96]；何颖对 444 名大学生进行实验研究，发现无论是每周锻炼 3 次还是锻炼 1 次，前 6 周之后两个组都未能有效改善身体自尊总分及各分量表的得分，12 周之后，每周活动 3 次的小组明显地提高了身体自尊的得分[97]；韩月清依据包头市老年人体育锻炼情况，将老年人分为从不运动、每周 1～2 次、每周 3～4 次和每周 5 次及以上组，对其身体自尊进行测试分析，结果发现[98]，每周锻炼次数多的老年人身体自尊均值高于每周锻炼次数少的老年人，且呈现依次递增；大多数研究认为，心理效应的产生至少需要 20～30 分钟。Steptoe 等研究每次活动时间与心理效应之间的关系指出[99]，每次锻炼的持续时间在 20～30 分钟效果最为理想；Murphy 等研究也指出[100]，每次锻炼持续时间过长不会产生良好的心理效果。张晓峰等以 100 名街头篮球爱好中学生为研究对象，全面考察运动年限（6个月内、6～12个月和12个月以上），每周运动次数（偶尔运动、1～2次和3次以上）及每次运动时间（30分钟以内、30～60分钟和60分钟以上）对中学生身体自尊和整体自尊的影响。结果显示[101]，运动年限对中学生身体自尊存在显著的主效应（$P \leq 0.01$），参加运动年限越长，身体价值感得分越高，参加街球运动1年以上中学生身体价值感的平均得分显著高于半年内运动者，而运动年限半年与1年之间、1年与1年以上之间的得分差异都不显著。每次运动的时间长短对中学生身体价值感的主效应作用非常显著（$P \leq 0.01$），即每次街球运动时间少于30分钟的学生身体价值感的平均得分均显著低于每次运动时间1小时以上学生组，1小时以内与1小时以上街球运动学生的身体价值感的主观评价不存在显著性差异；每周运动次数与每次运动时间在身体价值变量上存在显著的交互作用，每周规律运动（1～2次和3次以上）的学生身体价值得分均显著高于每周偶尔运动的学生。本研究结果也显示：健身气功锻炼量对老年人的身体自尊有一定程度的影响，在锻炼年限上表现出参与健身气功锻炼年限越长，健身气功的身体自尊效益越好的趋势，在锻炼次数上表现出每周参与健身气功锻炼次数在3～4次的老年人身体自尊得分均值较其他次数要好的特点，在锻炼持续时间上，持续时间在31～60分钟组的老年人身体自尊得分均值较其他两组好。这一结果与上述研究基本相符，但也表现出老年人参与健身气功锻炼量的自身特点，这可能与健身气功的运动特点和老年人的生理特点有关。

4. 健身气功锻炼形式对老年人身体自尊的影响

体育锻炼的组织形式是体育锻炼行为的重要组织特征，体育锻炼可以是群体行为，也可以是个人行为，不同的体育锻炼组织形式，有不同的人际关系的质量，而绝大多数体育锻炼者更倾向于参与到某项集体活动中。肖建原等研究表明[102]，群体体育锻炼的组织形式对老年人人际关系的改善有积极的促进作用，群体体育锻炼与其人际关系的改善有正相关关系，群体体育锻炼活动比单独进行体育锻炼更能促进老年人人际关系的改善。Brawlcy 研究也发现[103]，群体性体育活动比个体体育活动的社会功能要强。社会交互作用假说更指出[104]：体育锻炼中同朋友、同事等进行的社会交往是令人愉快的，具有改善心理健康的作用。这些研究都充分表明了体育活动形式在体育锻炼中的重要性。本研究结果显示，健身气功锻炼形式对老年人的身体自尊有非常显著的影响（$P<0.01$），表现出“与朋友一

起"的锻炼形式效益明显好于"社区或协会组织"的锻炼形式和"单独锻炼"的锻炼形式，"社区或协会组织"的锻炼形式效益又明显好于"单独锻炼"的锻炼形式。这一结果可能与老年人以"与朋友一起"或"社区或协会组织"等集体的形式参与健身气功锻炼有关，一方面，能更好地与他人进行情感交流，改善人际关系，使其获得离、退休后的一种归属感，改善其心理健康状态；另一方面，也更容易获得来自他人对其健身活动中表现的积极评价与反馈，提高其身体自尊水平。

综上所述，长期有规律地参与健身气功锻炼能有效提高老年人的身体自尊水平，其改善程度受老年人参与健身气功锻炼的年限、锻炼的频率、每次锻炼持续的时间及锻炼的形式等影响，尤其受每次锻炼持续的时间和锻炼的形式影响。长期坚持参与健身气功锻炼，每周锻炼 3～4 次、每次持续 31～60 分钟的"与朋友一起"的锻炼形式，对提高或改善老年人身体自尊水平效果较好。

第五节　锻炼健身气功与老年人应对

现代应激理论认为，应激是有机体对应激源（造成生理、心理功能紊乱的紧张性刺激物）应答反应的综合表现，是机体在环境适应过程中实际上或认识到的要求与适应或应对能力间不平衡所引起的身心紧张状态。有研究表明[105]，应对是压力过程的中介因素，应对方式在很大程度上也影响着压力的后果及其严重性，其质量优劣也影响着压力反应的性质和强度，并直接决定应对的效果，传递着压力与身心健康的关系。良好的应对方式（积极应对方式）"有助于缓解精神紧张，帮助个体最终成功地解决问题，从而起到心理平衡、保护精神健康的作用"；反之，不良的应对方式使个体感到不愉快，"总体精神水平较低，还常伴有'抑郁'、'焦虑'和某些'强迫症状'"等，使不良情绪不能得到宣泄与释放和及时转化，不利于其心理健康的发展。老年人是一个特殊的群体，正处于机体衰老加快，疾病增多，以及职业生涯、家庭结构、婚姻状况和经济境遇等方面发生变化的时期，这些自身和环境的变化，给老年人带来情感、经济、人际关系等诸多压力。长期处于压力和烦恼的老年人，不仅会产生抑郁、焦虑、多疑、敏感等消极心理反应，而且还会诱发各种疾病。如何让老年人顺利地应对各种心理压力，进而保持身心健康，是应对"健康老龄化"和"积极老龄化"应关注的问题。已有的研究初步表明："运动能通过作为一种积极有效的应对资源、应对策略和方式直接或间接影响应对过程，消除心理压力，促进锻炼者的身心健康发展”[106]，“体育锻炼作为应对策略属于一种积极的应对方式，具有情绪关注应对的作用”[107]，以及“应对倾向与体育锻炼有较高程度的相关关系”[108]等，这些研究结论都认为运动能够降低应激反应，消除心理障碍，促进锻炼者的身心健康发展。健身气功作为广大老年群体喜爱和积极参与的健身项目，随着推广的深入，有必要了解健身气功锻炼对老年人应对方式的影响，为科学地引导老年人参与健身气功锻炼、提高生活质量提供心理学依据。

一、老年人应对方式的人口学特征

从不同年龄、性别、文化水平及职业老年人之间应对方式得分的比较（表 7-20）来看，都没有达到显著性差异水平，但在年龄上，总体表现出随着年龄的增加，老年人的消极应对得分增加而积极应对得分减少；在文化水平上，总体表现出随着文化水平的提高，老年人遇事更倾向于积极应对。

表 7-20　老年人应对方式得分的人口学特征（$M\pm SD$）

变量		积极应对	消极应对	变量		积极应对	消极应对
年龄	≤65 岁	25.96±6.58	9.44±4.25	文化程度	≥高中	26.42±7.11	10.25±3.97
	66～70 岁	24.63±7.49	11.05±6.10		初中	25.14±6.62	9.80±4.49
	≥71 岁	23.75±7.12	11.13±7.18		≤小学	22.91±8.31	11.86±8.47
F 值		1.06	−1.67	F 值		0.05	1.52
性别	男	25.29±7.75	9.97±4.78	职业	体力	24.99±7.87	11.02±4.25
	女	26.74±5.76	10.65±4.19		脑力	25.30±6.89	9.37±6.03
T 值		1.69	0.61	T 值		−0.24	1.67

二、是否参与健身气功锻炼与老年人应对方式的关系

从表 7-21 的统计结果可见，两组老年人在积极应对维度上存在显著差异，在消极应对维度上也达到临界显著水平，表明长期从事健身气功锻炼能有效地改善老年人的应对方式，老年人更倾向于选择积极应对策略解决问题。

表 7-21　健身气功锻炼对老年人应对方式的影响（$M\pm SD$）

变异源	健身气功组	对照组	T	P
积极应对	26.03±6.31	22.22±5.97	2.267	0.018
消极应对	9.65±4.63	10.00±6.05	1.553	0.098

三、健身气功锻炼量与老年人应对方式的关系

1. 锻炼年限与应对方式的关系

在锻炼与心理健康的相关研究中，锻炼的时间长短是一个重要研究课题。从表 7-22 参与健身气功锻炼不同年限的老年人应对方式的单因素方差分析结果可见，尽管不同锻炼年限老年人之间得分没有达到显著性差异水平，但总体上表现出锻炼年限越长的老年人，积极应对方式得分越高，消极应对方式越低的趋势。可见，长期健身气功锻炼对老年人应对方式也有一定的积极影响。

表 7-22　锻炼年限对老年人应对方式的影响（$M \pm SD$）

变异源	≤2 年	3～4 年	≥4 年	F	P
积极应对	24.69±6.59	25.17±7.37	25.44±7.77	0.105	0.900
消极应对	11.39±6.70	10.00±3.82	9.36±4.30	1.953	0.146

2. 锻炼次数与应对方式的关系

从表 7-23 的统计结果可见，每周参与健身气功锻炼次数对改善老年人应对方式具有显著效应，尤其对老年人良性应激的改善（$P<0.01$）。但从均值来看，总体上没有表现出锻炼次数越多，效果越好的趋势。LSD 检验结果表明，每周健身气功锻炼 3～4 次对改善老年人应对方式的效果较好。

表 7-23　每周锻炼次数对老年人应对方式的影响（$M \pm SD$）

变异源	1～2 次	3～4 次	≥5 次	F	P
积极应对	18.08±8.29	27.65±5.43	26.78±7.16	10.360	0.000
消极应对	11.83±7.16	8.15±4.93	9.14±4.49	2.698	0.071

3. 锻炼时间与应对方式的关系

每次锻炼的持续时间也是一个重要的变量。每次活动持续时间多长才会产生良好的心理效果，国内外学者研究结果有较大差异。从表 7-24 的结果可见，每次参与健身气功锻炼持续不同时间的老年人之间不存在显著差异。

表 7-24　每次锻炼的时间对老年人应对方式的影响（$M \pm SD$）

变异源	≤30 分钟	31～60 分钟	≥61 分钟	F	P
积极应对	24.55±7.55	27.37±6.91	27.57±7.20	1.427	0.653
消极应对	11.15±6.04	10.27±5.50	9.09±4.11	1.648	0.196

四、健身气功锻炼形式与应对方式的关系

体育锻炼可以是群体行为，也可以是个人行为，何种健身气功锻炼形式对改善老年人应对方式效果较好，目前而言，资料较少，从参与健身气功锻炼不同形式的老年人应对方式的单因素方差分析结果（表 7-25）可见，在积极应对和消极应对维度上不同组别老年人之间存在显著差异。LSD 检验结果表明，在积极应对上，“单独锻炼”与“社区或协会组织”形式组之间存在显著差异，而“与朋友一起”与“社区或协会组织”的形式锻炼组之间不存在显著差异。在消极应对维度上，“单独锻炼”与“与朋友一起”的锻炼形式组之间不存在显著差异，但都与“社区或协会组织”的锻炼形式组之间存在显著差异。从各组别均值来看，“社区或协会组织”的健身气功锻炼形式对老年人应对方式改善效果较好。

表 7-25　参与健身气功锻炼形式对老年人应对方式的影响（$M \pm SD$）

变异源	单独锻炼	与朋友一起	社区或协会组织	F	P
积极应对	24.14±7.36	27.20±7.14	28.00±3.46	3.276	0.041
消极应对	12.768±2.77	12.37±8.88	10.21±4.34	2.871	0.040

五、分析与讨论

1. 老年人应对方式的人口学特征分析

个体在面对各种应激事件时都会表现出相对稳定的应对风格，即在应激过程中继认知评价之后所表现出来的具体的应对活动，这种应对活动既有积极的应对，又有消极的应对，其中消极应对主要包含幻想、易怒、自责、回避；积极应对主要包含淡化、面对、乐观等。人进入老年期不仅机体衰老加快，疾病增多，而且老年人的职业生涯、家庭结构、婚姻状况和经济境遇等方面都在发生变化，由于这些自身和环境的变化，必然促使老年人对应激源的应答反应也相应地发生变化，即老年人面对压力事件时所采用的认知调节和行为努力的方法、手段及策略发生变化。扈晓成研究发现[109]，相对于一般人群，老年人在处理问题时，积极应对方式减少，而消极应对方式增加，

说明老年人对外界环境的耐受性及适应力下降，在处理各种生活事件时，转化消极情绪等方面的能力减退。分析认为这可能与老年人年龄增加，面临较多的生活事件有关，如退休、丧偶、收入减少或患躯体疾病等事件的发生。许莎莎就老年人生活事件、应对方式与主观幸福感的关系进行研究，研究结果显示[110]，在应对方式上，老年人受教育水平越高越较多采用解决问题和求助的成熟应对方式，不同年龄阶段的老年人在应对方式各因子上不存在差异，而在不同职业上，老年人在解决问题因子上存在差异；陈立新等对不同性别、文化程度和年龄的老年人的应对方式进行检验结果表明[111]，在性别上，老年人的应对方式得分不存在显著差异；求助、解决问题和幻想因子得分在不同年龄的老年人之间存在显著差异，且随着年龄的增加，采用求助、解决问题和幻想应对方式的老年人显著降低；在文化程度上，不同文化程度的老年人之间在自责、解决问题、幻想和退避因子得分上存在显著差异，文化程度越高，采用解决问题的应对方式越显著，而采用幻想、自责和退避的应对方式显著减少。本研究结果基本与上述研究结论相一致，差异没有达到统计学上的意义，原因可能是由于本研究的样本量或老年人之间年龄差距不够大，使得应对方式分数差异不显著。

2. 是否参与健身气功锻炼对老年人应对方式的影响

应激医学研究发现，应对方式是影响心理压力反应的重要因素。体育锻炼作为现代人生活的一部分，长期参与体育运动不仅能使人们在健身活动中体验到运动对身体、功能的良好功效，还能让人们在活动中互相交往，建立友谊，扩大社交途径以获得较多的社会支持，体育锻炼可以作为一种应对压力的方式。崔冬雪等以女大学生应对方式为研究对象，发现参加身体锻炼的女大学生，在积极应对方式方面优于与不参加身体锻炼，认为身体锻炼是促进采用积极应对方式来缓解压力事件对情绪影响的一种手段[112]；张俊利对城市中年锻炼人群和非锻炼人群应对方式进行独立样本 T 检验。结果表明[113]，在积极应对分数上，锻炼人群高于非锻炼人群，且差异显著；在消极应对分数上，锻炼人群低于非锻炼人群，但差异没有统计学意义。结果表明城市中年锻炼人群采取更为积极的应对方式，他们更多地选择积极的方式应对压力。谭机永等对不同体育锻炼程度的青年教师的应对方式进行研究，结果显示[114]，不进行体育锻炼的高校青年教师消极应对程度显著高于偶尔或经常进行体育锻炼的教师，积极应对程度则显著低于其他青年教师。外国研究也出现较为一致的研究结论，如 Jennifer 等调查大学生身体锻炼与应对方式之间的关系，研究结果也支持经常参加身体锻炼的大学生有较为积极的应对方式[115]。本研究也得出与上述基本一致的结论，长期参与健身气功锻炼的老年人在积极应对分数上高于对照组，且差异显著；在消极应对分数上低于对照组。应激理论认为个体应对的资源包括生理和心理等方面，健身气功锻炼能够降低应激反应，一方面可能是因为老年人长期参与健身气功锻炼能够增强其生理健康水平，从而增强应对的生理资源；另一方面可能是因为健身气功安全易学、运动量适中，运动中讲究神静、体松、意轻、息微，以意识为主导的内向有意身体运动特点，使得老年人认为自身有能力去完成运动任务，运动中对自己的行为进行积极的心理控制，不断强化自身健康的内在动机，其投入和主动参与的成分就会较大，从而能够增强老年人自我效能、自尊等心理资源。同时，健身气功具有转移注意力、放松等作用，一定程度上可减轻老年人的焦虑、抑郁等不良心理特征。

3. 健身气功锻炼量对老年人应对方式的影响

长期健身气功锻炼可以影响老年人的应激方式，构成健身气功锻炼的因素有运动强度、运动频率、一次运动时间和运动持续时间等，研究健身气功锻炼对老年人的应激方式的影响，还需揭示运动构成因素对改善老年人心理压力的贡献，为改善老年人心理压力提供有效和针对性的健身气功运动方案。张江英对老年人身体锻炼对应对方式的影响进行研究，研究结果表明[116]，随着锻炼参与度的提高，老年人积极应对维度上的得分有逐渐增加的趋势，并且差异达到高度显著性水平。孙雪梅、邵乐乐、邓雷等就大学生持续 6 周和 12 周两种不同体育锻炼持续时间，探讨其与心理压力关系的时间模式结果发现：6 周和 12 周的运动干预都会对心理压力有改善作用，而其中效果最好的是 12 周的运动干预，得出长期持续的运动有助于改善心理压力状况[117~119]。就每周锻炼的次数、每次锻炼的时间而言，国内外学者研究结果有较大差异，有建议每次锻炼的持续时间为 20～30 分钟[120]，也有建议每次锻炼的持续时间为 60～90 分钟，指出每次锻炼持续时间过长不会产生良好的心理效果[121]。赫秋菊研究发现[122]，老年人参加体育锻炼的次数多者的各项心理指标优于参加体育活动次数少者，每周参加 5 次以上体育锻炼的老年人心理健康水平显著高于每周参加体育活动 3～4 次和 1～2 次的老年人，认为体育锻炼频次与心理健康指标有着密切关系。张明泉的研究表明[123]，体育锻炼量和积极应对显著相关，和消极应对呈不显著相关。本研究结果与上述研究结论基本一致，长期有规律地参与健身气功锻炼都能改善老年人应对方式，其中长期的、每周 3～

4 次、每次 1 小时以上的健身气功锻炼改善老年人应对方式的效果较好。

4. 健身气功锻炼形式对老年人应对方式的影响

应对方式是个体面对压力事件时，个体的稳定因素与情景因素交互作用的结果。老年人随着社会角色的变化、生理和心理的变化，给老年人带来情感、人际关系等诸多压力。长期处于压力和烦恼的老年人，不仅会产生抑郁、焦虑、多疑、敏感等消极心理反应，而且会诱发各种疾病。健身气功锻炼以其独特的特点，为老年人应对人际关系变化提供了一个交流的平台，老年人个体通过参与健身气功爱好者们有组织的健身气功锻炼形式，更能有效地促进和改善老年人退休后的人际关系的困扰，在长期的活动过程中，老年人之间会建立起较好的友情；同时，老年人在有组织的健身气功锻炼过程中也能不断体验到精神愉快，在情感放松的精神状态下，更容易让老年人敞开心扉，接纳别人，从而获得更多的社会支持；经常参加需要多人进行和团体成员之间的相互配合的健身气功集体表演的老年人，更容易结识爱好相同和性格相投的朋友，在锻炼中互相帮助、相互促进，意识交流更多，在相互配合中增加对彼此的了解和信任，改善和建立老年人人际关系。有研究表明[124]，"应对方式各维度中幻想、自责、合理化和退避因子均与人际关系困扰总分有极显著的正相关（$P<0.01$），求助和解决问题因子与人际关系困扰总分有极显著的负相关（$P<0.01$）"。老年人良好的人际关系可能会给老年人应对提供更多的社会支持和情感支持，增强老年人解决问题的自信心；相反，不良的人际关系会使老年人感到自己缺少社会支持和情感支持，产生无助感和自卑感，对自己应对挫折的能力没有充分的信心。本研究结果证实了上述推断，即参与健身气功锻炼不同形式的老年人之间应对方式得分存在差异，其中社区或协会组织的形式参与健身气功锻炼对改善老年人应对方式效果较好。

综上所述，长期参与健身气功锻炼能有效改善老年人的应对方式，其改善程度受老年人参与健身气功锻炼的年限、锻炼的频率、每次锻炼持续的时间及锻炼的形式影响，尤其受每周锻炼的次数（频率）和锻炼的形式影响。锻炼的年限越长、每周锻炼 3～4 次、每次锻炼持续 1 小时以上的"社区或协会组织"的形式参与健身气功锻炼对改善老年人应对方式的效果较好。

第六节　锻炼健身气功与老年人焦虑

焦虑是指人由于不能达到目标或不能克服障碍的威胁，致使自尊心和自信心受挫，或使失败感和内疚感增加，形成一种紧张不安并带有恐惧的情绪状态，过度和长时间的焦虑可以使机体的自主神经系统活动紊乱及大脑皮质功能活动失调，影响身心健康。焦虑产生的原因是多方面的，老年人由于“退休后心态失常，过度担忧健康及对社会、对周围环境或者家人的不信任”等多方面原因，使老年人比年轻人更易患上焦虑症。有调查表明[125]，老年人群中有高达 16%的人被评估可能患上广泛焦虑症，是一般人的近 4 倍。老年人焦虑心理的持续存在会对老年人的身心健康造成严重的影响。国内外锻炼心理学研究发现[126]，身体锻炼与缓解焦虑显著相关，状态焦虑与特质焦虑的缓解效应，效果量从小到中不等。本节就健身气功锻炼对改善老年人状态焦虑与特质焦虑的效果进行调查，以了解健身气功锻炼对老年人焦虑的影响，为科学地引导老年人参与健身气功锻炼、提高生活质量提供心理学依据。

一、老年人焦虑的人口学特征

从影响老年人状态焦虑与特质焦虑水平的人口学因素（表 7-26）来看，在性别维度上，老年人的焦虑水平不存在显著差异。但在文化水平、职业维度和年龄上，不同人口学背景老年人之间焦虑水平存在显著差异。从均数来看，随着文化水平的提高，焦虑水平有增高的趋势，体力劳动者的焦虑水平普遍低于脑力劳动者，在年龄上，呈现两头高、中间低的特点。

表 7-26 人口学变量对老年人焦虑的影响（$M \pm SD$）

变量		*SAI*	*TAI*	变量		*SAI*	*TAI*
年龄	≤65 岁	37.19±8.15	37.50±9.48	文化程度	≥高中	35.69±7.48	35.92±8.29
	66～70 岁	31.77±8.59	32.58±8.74		初中	35.17±9.28	35.76±8.29
	≥71 岁	34.30±8.14	35.05±9.14		≤小学	29.87±8.16	30.93±8.18
F 值		3.41**	2.91**	*F* 值		6.52**	4.34*
性别	男	32.97±8.70	33.25±8.66	职业	体力	30.22±9.09	29.98±9.46
	女	33.80±10.2	35.20±10.8		脑力	35.11±7.17	36.18±7.19
T 值		0.29	0.66	*T* 值		3.30**	3.72**

注：*表示 $P<0.05$；** 表示 $P<0.01$。

二、是否参与健身气功锻炼与老年人焦虑的关系

表 7-27 显示，两组老年人状态焦虑与特质焦虑得分差异显著（$P<0.01$），参加健身气功锻炼组的老年人状态焦虑与特质焦虑水平明显低于对照组老年人，可见参与健身气功锻炼能有效改善老年人的焦虑水平。

表 7-27 健身气功锻炼对老年人焦虑的影响（$M \pm SD$）

变量	维度	健身气功组	对照组	T	P
焦虑	状态焦虑	32.274±8.19	35.78±10.15	−2.952	0.004
	特质焦虑	32.60±32.6	36.88±10.17	−3.423	0.001

三、健身气功锻炼量与老年人应对方式的关系

1. 锻炼年限与老年人焦虑的关系

从表 7-28 的分析结果来看，锻炼年限对老年人状态焦虑与特质焦虑得分没有显著影响，但从不同锻炼年限组老年人状态焦虑与特质焦虑得分的均值来看，老年人状态焦虑与特质焦虑得分有随着锻炼年限的增加，焦虑程度逐步下降的趋势，尤其是状态焦虑维度。

表 7-28 健身气功锻炼年限对老年人焦虑的影响（$M \pm SD$）

变异源	≤2 年	2～3 年	≥4 年	F	P
状态焦虑	35.21±7.45	33.18±9.70	31.87±9.37	1.139	0.324
特质焦虑	34.88±7.27	33.91±10.25	33.19±10.12	1.263	0.769

2. 锻炼次数与老年人焦虑的关系

表 7-29 显示，每周参与健身气功锻炼次数（频率）不同的老年人在特质焦虑得分上不存在显著差异；在状态焦虑得分上达到临界差异水平（P=0.074）。LSD 检验结果表明，每周参与健身气功锻炼≥5 次的老年人，与每周参与 2 次和 3～4 次的老年人显著性差异水平分别为 P=0.064 和 P=0.077，达到临界差异水平。可见，老年人参与健身气功锻炼每周≥5 次对降低状态焦虑水平较好。

表 7-29 每周锻炼的次数（频率）对老年人焦虑的影响（$M \pm SD$）

变异源	2 次	3～4 次	≥5 次	F	P
状态焦虑	36.85±7.37	34.95±8.63	31.79±9.35	2.667	0.074
特质焦虑	37.38±6.80	34.71±9.89	32.89±9.46	1.423	0.245

3. 锻炼持续时间与老年人焦虑的关系

从表 7-30 的比较分析结果来看，每次锻炼持续时间不同组别的老年人状态焦虑与特质焦虑得分都存在非常显著性差异（P＜0.01）。LSD 检验结果表明，每次活动持续时间在≤30 分钟的老年人状态焦虑与特质焦虑

得分明显高于持续时间在31～60分钟和≥61分钟的老年人。从均值来看，每次锻炼持续时间在31～60分钟对降低老年人状态焦虑与特质焦虑的效果较好。

表7-30 每次锻炼的持续时间对老年人焦虑的影响（$M \pm SD$）

变异源	≤30分钟	31～60分钟	≥61分钟	F	P
状态焦虑	37.59±7.43	30.88±8.12	32.32±9.56	5.231	0.007
特质焦虑	38.50±8.44	31.31±8.06	32.81±9.73	5.630	0.005

四、健身气功锻炼形式与老年人焦虑的关系

从表7-31的不同参与健身气功锻炼形式的老年人状态焦虑与特质焦虑得分的单因素方差分析结果可见，不同组别老年人之间存在非常显著性差异（$P<0.01$）。LSD检验结果表明，“与朋友一起”和“社区或协会组织”的锻炼形式组之间不存在显著差异，两种锻炼形式都与“单独锻炼”的形式组之间存在非常显著性差异（$P<0.01$）。从各组得分均值来看，“与朋友一起”参与健身气功锻炼的形式对降低老年人状态焦虑与特质焦虑的效果较好。

表7-31 健身气功锻炼形式对老年人焦虑的影响（$M \pm SD$）

变异源	单独锻炼	与朋友一起	社区或协会组织	F	P
状态焦虑	44.75±2.30	29.83±8.61	32.79±8.58	13.918	0.000
特质焦虑	46.00±4.79	31.22±10.21	33.06±8.46	13.553	0.000

五、讨论

1. 老年人焦虑的人口学特征分析

随着医学模式的转变，心理健康尤其是老年人的心理健康已引起广泛的重视。老年人由于年龄增加、离开工作岗位等原因，其人际关系、社会地位、躯体健康等也随之改变，老年人如不能顺应这种改变，将产生各种不良心理感受，焦虑是最常见心理健康问题。已有的相关调查表明[127]，年龄、性别、文化程度、职业等均是引起老年人发生焦虑的危险因素（$P<0.05$），就年龄而言，在焦虑情绪得分上存在显著差异，这与房金涛等的研究结论相一致[128]；在性别上，国内大多数报道显示[129]，老年女性较男性更加易患焦虑，老年焦虑与性别存在相关性，分析认为女性较男性对待事情的态度更加敏感、多愁善感和更软弱，但也有研究表明[130]，不同性别

老年人之间焦虑水平没有明显的区别。本研究显示，不同性别老年人之间焦虑情绪得分差异不显著。一般而言，受教育水平和职业是衡量社会经济地位的指标，学者们研究认为[131,132]，经济收入是代表社会经济地位的最好指标，低社会经济状态人群易产生慢性应激而导致焦虑，相比较而言，在焦虑得分上，从事脑力劳动、受教育程度越高的老年人得分应该较低，本研究结果与之不符，结论还有待于进一步验证。

2. 是否参与健身气功锻炼对老年人焦虑的影响

斯皮尔伯格的状态–特质焦虑理论认为，状态焦虑是一种在强度上有变化及随着时间而波动的短暂情绪反应，是描述一种不愉快的情绪体验，用于评定即刻或最近某一特定时间或情境的焦虑体验，反映受试者当前焦虑症状的严重程度；特质焦虑指在焦虑心理倾向方面所表现出来的相对稳定的个体差异，是描述相对稳定的、作为一种人格特质具有个体差异的焦虑倾向，用于评定人们经常的情绪体验，反映受试者一贯的或平时的焦虑情况。众多的研究表明[133]，"体育锻炼在预防焦虑方面具有一定的作用"。王永波等对长春市城区参加秧歌舞的女性老年人焦虑进行比较研究，发现经常参加与不参加秧歌舞的女性老年人的状态焦虑和特质焦虑均有显著性差异（$P<0.05$）[134]。本研究也得出上述研究结论，即健身气功组老年人的状态焦虑和特质焦虑得分明显低于对照组老年人，两者存在非常显著性差异。Landers 研究指出[135]，身体锻炼对焦虑作用效果的解释或机制主要包括期待、社会交往、暂停或分心、心血管健康、自我效能、体温和内啡肽七种假说，健身气功锻炼能有效改善老年人的焦虑水平，可能与老年人参与健身气功锻炼后，一方面增强了老年人的体质，改善了老年人的生理状况，生理是心理的物质基础，生理状态的好坏直接影响着人的心理状态；另一方面，可能与健身气功要求习练者放松机体、安静大脑、意动形随等运动特点有关，起到自我放松、转移注意力等作用，进而消除老年人焦虑心理。

3. 健身气功锻炼量对老年人焦虑的影响

体育锻炼对老年人焦虑的影响受锻炼的强度、锻炼持续的时间、锻炼的频率等多种运动处方构成因素的影响，各因素对其影响的效果也不尽相同。梁德清、吴亮及李樑等以大学生为研究对象，研究体育锻炼对预防大学生心理障碍的作用，发现每次锻炼 1 小时以上、每星期锻炼 3 次以上、经常参加混合类项目的体育锻炼预防大学生心理问题的效果最理想[136~138]，得出参与体育锻炼的时间越长、每周参与的次数越多、运动项目越激烈对预防大学生心理障碍的效果越显著。李学砦研究得出[139]，锻炼强度对焦虑方面具有显著主效应；小强度和中等强度的锻炼更有助于减轻焦虑程度，长时间的体育锻炼更容易取得焦虑方面的心理效益。Landers 等研究指出[140]，有氧锻炼持续时间不少于 10 周时，身体锻炼的焦虑缓解效应更为明显，如果持续 15 周以上会更好。林修全的研究表明[141]，运动量越大，大学生的焦虑标准总分越低；当运动强度中等，每次持续锻炼时间为 20～30 分钟，且运动频率达到每周 3 次以上时，焦虑标准总分最小。本研究表明老年人长期参与健身气功锻炼，当每周锻炼≥5 次，每次持续时间在 31～60 分钟时，对改善或降低老年人状态焦虑和特质焦虑的效果较好。

4. 健身气功锻炼形式对老年人焦虑的影响

Brawlcy[142]对体育锻炼者能坚持参与一项体育活动的影响因素进行追踪调查，发现刚参加体育锻炼的个体会把增进身体健康看成是主要原因，而后来仍能坚持参加体育活动的主要原因依次是活动时的组织性、娱乐性和个体之间的友谊，个体之所以为群体性体育活动所吸引，主要是因为群体性体育活动的社会强化、群体认同、参与活动的机会和竞赛的刺激性等功能。这些研究都充分表明了体育活动形式在体育锻炼中的重要性。至于哪种体育活动形式能对降低或改善老年人状态焦虑和特质焦虑产生良好的效果，吕仙利就体育锻炼类型对老年人心理健康的影响研究得出[143]，非规律锻炼组与个人锻炼组、集体非配合组、集体配合组的得分差异显著；个人锻炼组与集体非配合组和集体配合组得分差异显著；集体非配合组与集体配合组得分差异不显著。所有规律锻炼组得分均显著低于非规律锻炼组，同时参加集体类锻炼组老年人得分显著低于个人锻炼组，但是集体合作组与集体非合作组得分差异不显著，仅仅进行单纯的体育锻炼，对于老年人的焦虑问题不一定有明显的改善，而只有当从事集体性质的锻炼活动时，才会明显改善老年人的焦虑水平。本研究也得出与上述较为一致的结论，即参与健身气功不同锻炼形式的老年人状态焦虑与特质焦虑得分存在显著差异，从各组得分均值来看，“与朋友一起”参与健身气功锻炼的形式对降低老年人状态焦虑与特质焦虑的效果较好。

综上所述，长期参与健身气功锻炼能有效降低老年人的状态焦虑与特质焦虑水平，其改善程度受老年人参与健身气功锻炼的年限、锻炼的频率、每次锻炼持续的时间及锻炼形式的影响，尤其受每次锻炼的持续时间和锻炼形式的影响。锻炼年限越长、每周锻炼 5 次及以上、每次锻炼持续时间在 31～60 分钟的“与朋友一起”的形式参与健身气功锻炼的效果较好。

参考文献

[1] 顾大男，仇莉．中国高龄老人认知功能特征和影响因素分析[J]．南京人口管理干部学院学报，2003，（2）: 3-12.

[2] 李德明，孙福立，焦艳．与年龄相关的认知速度减慢及学习改善过程[J]．心理学报，1994，（6）: 64-68.

[3] Williams P, Lord S R. Effects of group exercise on cognitive functioning and mood in older women [J].Aug N Z J Public Health, 1997，（1）: 45-52.

[4] Adlard P A, Engesser-Cesar C, Cotman C W. Mild stress facilitates learning and exercise improves retention in aged mice.Exp Gerontol, 2011，（1）: 53-59.

[5] Laurin D, Verreault R, Lindsay J, et al. Physical activity and risk of cognitive impairment and dementia in elderly persons[J]. Archives of Neurology, 2001，（8）: 8-504.

[6] 钟兴明，周颖杰，姚鸿恩．长期体育健身运动对老年人智力水平的影响[J]．中国康复医学杂志，2007，（2）: 151-152.

[7] 虞定海，陈文鹤．五禽戏练习对中老年女性体质的影响[J]．中国运动医学杂志，2004，（3）: 309-310.

[8] 虞定海，王敬浩．中老年人五禽戏锻炼 3 个月前后 NK 细胞活性的变化[J]．中国运动医学杂志，2005，（5）: 602-603.

[9] 穆长帅，王震．从经络学说的视角探研健身气功 · 马王堆导引术的健身原理[J]．中国运动医学杂志，2011，（2）: 189-192.

[10] 崔永胜，虞定海．五禽戏练习对中老年女性身心健康的影响[J]．北京体育大学学报，2004，（11）: 1504-1506.

[11] 殷晓旺，邱达明，黄斌．体育锻炼对中老年人一般自尊、生活满意感的影响[J]．体育学刊，2008，（3）: 27-30

[12] 陈秀英，李为民．六个月“健身气功 · 五禽戏”锻炼对中老年注意力集中能力的影响[J]．北京体育大学学报，2006，（10）: 1362-1363.

[13] 蔡晓领．老年人智力与年龄关系研究述评[J]．社会心理科学，2007，（2）: 203-212.

[14] 杨凤姣，李艳，曹仲珍，等．社区老年人轻度认知障碍的调查分析[J]．护理实践与研究，2010，（17）: 122-123.

[15] 任艳峰，曲成毅，苗茂华，等．生活方式与老年认知关系的研究[J]．中国老年学杂志，2007，（18）: 1808-1809.

[16] 周建初，黄素珍，全初林，等．影响老年人智力评定的相关因素分析[J]．中国康复医学杂志，1994，（6）: 254-257.

[17] 陈国鹏，李丹．从瑞文测验结果看中国老年人智力发展的趋势[J]．老年学杂志，1990，（3）: 134-139.

[18] 崔金才，毕淑珍，李淑萍，等．老年人思维概括能力的实验研究[J]．老年学杂志，1984，（2）: 12-13.

[19] 王小娟，霍东红，邓商智，等．西安近郊县老年人群认知功能相关因素分析[J]．现代预防医学，1999，（2）: 143-145.

[20] Fillenbaum G G.Relationship of health and demographic characteristics to mini mental state examination score among community residents[J].Psychological Medicine, 1988,（18）: 719.

[21] Baltes P B.Reserve capacity of the elderly in aging sensitive test of fluid intelligence: replication and extension[J]. Psychological and Aging, 1986,（2）: 172-177.

[22] 孙长华, 吴振云, 吴志平. 瑞文作业的年龄差异及其与“位置法”记忆训练的关系[J]. 心理学报, 1994,（1）: 59-63.

[23] Lyketsos C G, Chen A, Anthony A S. Cognitive decline in adulthood: an 11.5-year follow-up of the Baltimore Epidemiologic Catchment. Area Study[J]. Am J Psychiatry, 1999,（156）: 58-65.

[24] 朱昌明, 杨昌芬, 马渝根. 成都市 105 名正常老年人智力调查[J]. 四川医学院学报, 1985,（1）: 74-77.

[25] 郝习君, 陈长香, 李建民, 等. 22 省（市）老年人认知功能及影响因素的调查分析[J]. 中国老年学杂志, 2009,（23）: 3095-3098.

[26] Albert M S, Jones K, Savage C R, et al. Predictor of cognitive change in older persons: Mac Arthur studies of successful aging[J].Psycho Aging, 1995,（4）: 578-589.

[27] 邱勇, 陈玉林, 安雪霁, 等. 太原市社区老年人智力的影响因素[J]. 中国老年学杂志, 2011,（7）: 1223-1225.

[28] 樊旭辉. 影响老年人智力和生活能力的心理社会因素分析[J]. 中国健康心理学杂志, 2005,（4）: 300-303.

[29] Singh-Manoux A, Hillsdn M, Brnner E, et al. Effects of physical activity on cognitive functioning in middle age: evidence from the Whitehall II prospective cohort study[J].Am J Public Health, 2005,（12）: 2252-2258.

[30] 钟兴明, 周颖杰, 姚鸿恩. 长期体育健身运动对老年人智力水平的影响[J]. 中国康复医学杂志, 2007,（2）: 151-152.

[31] 谢姣, 高艳斌. 社区老年人认知功能及其影响因素的相关性[J]. 中国老年学杂志, 2010,（24）: 3760-3761.

[32] 沈鹤军, 蒋丰, 杭杰, 等. 用进废退: 老年人参与运动锻炼多维心理效果测量与评价[J]. 南京体育学院学报（社会科学版）, 2010,（6）: 125-129.

[33] 许淑莲. 老年心理学[M]. 北京: 科学出版社, 1987: 150-159.

[34] Etnier J L, Berry M.Fluid intelligence in an older COPD sample after short-or long-term exercise[J]. Medicine and Science in Sports and Exercise, 2001,（10）: 1620-1628.

[35] 张楠楠, 吕晓标, 倪伟, 等. 长期太极拳锻炼改善中老年人认知能力的作用[J]. 中国临床康复, 2006,（26）: 7-11.

[36] 张力为, 任未多. 体育运动心理学研究进展[M]. 北京: 高等教育出版社, 2000: 538.

[37] 赫秋菊. 体育锻炼对老年人心理效益促进的研究[J]. 沈阳体育学院学报, 2010,（2）: 56-59.

[38] Etnier J L, Salazar W, Landers D M, et al. The influence of physical fitness and exercise upon cognition functioning[J]. A Metal Analysis Journal of Sport and Exercise Psychology, 1997,（20）: 249-277.

[39] Steptoe A, Bolton. The short-term influence of high and low intensity physical exercise on mood[J]. Psychology and Health, 1988,（2）: 91-106.

[40] Kostrabala, T. Running and therapy//ML Sachs and GW Buffone（Eds）. Running as therapy: an intergraded approach[J]. Lincoln: University of Nebraska Press, 1989,（22）: 121-124.

[41] Murphy S M, Flech S J, Dudley G, et al. Psychological and performance concomitants of increased volume training in elite athletes[J]. Journal of Applied Sport Psychology, 1990,（2）: 39-50.

[42] 李淑杏, 陈长香, 李建民, 等. 家庭情感支持对社区老年人认知障碍的影响[J]. 中国老年学杂志, 2010,（13）: 1869-1870.

[43] 张力为, 毛志雄. 体育锻炼与心理健康的关系（综述）[J]. 广州体育学院学报, 1995,（4）: 42-47.

[44] 虞定海, 陈文鹤. 五禽戏练习对中老年女性体质的影响[J]. 中国运动医学杂志, 2004,（3）: 309-310.

[45] 虞定海, 王敬浩. 中老年人五禽戏锻炼 3 个月前后 NK 细胞活性的变化[J]. 中国运动医学杂志, 2005,（5）: 602-603.

[46] 张英根, 李承道. 健身气功对中老年人心脑血管实验研究[J]. 中国体育科技, 2006,（2）: 98-101.

[47] Baltes P B, Brim O G. Life span development and behavior[M]. New York: Academic Press, 1980: 65-102.

[48] Neugarten B L. The awareness of middle age//BL Neugarten, ed. Middle age and aging[M].Chicago: University of Chicago Press, 1964: 93-98.

[49] 许淑莲. 老年人某些个性特征的年龄差异研究[J]. 心理科学, 1996,（1）: 5-7.

[50] 耿德祥, 夏作理. 老年心理卫生[M]. 北京: 中国妇女出版社, 1991: 321-150.

[51] 杨红. 老年人人格特质的发展特点及相关因素研究[J]. 中国老年学杂志, 2002,（1）: 1-3.

[52] 杨建辉, 吕林, 吕牧轩. 体育活动对老年人心理健康的影响[J]. 中国老年学杂志, 2011,（2）: 490-491.

[53] 李静. 城市运动与不运动老年人 EPQ 调查[J]. 中国老年医学杂志, 2010,（17）: 2517-2518.

[54] Judge T A, Bono J E.Five-factor model of personality and transformational leadership[J]. Journal of Applied Psychology, 2000,（5）: 751-765.

[55] 邓雷, 马兆富. 不同项目和强度的体育锻炼对大学生人格和心理应激的干预研究[J]. 南京体育学院学报, 2009,（1）: 117-182.

[56] 汤慈美, 王金明, 芦宗玉, 等. 气功对老年人性格的影响[J]. 心理学报, 1989,（4）: 354-359.

[57] 钱敏, 宋林学, 张进辅. 老化过程中人格问题的研究模式[J]. 心理学动态, 2001,（3）: 242-248.

[58] 祝蓓里. POMS 量表及简式中国常模简介[J]. 天津体育学院学报, 1995,（1）: 35-37.

[59] 孟琛, 项曼君. 从两年的纵向观察分析影响老年人心境的因素[J]. 中国心理卫生杂志, 1997,（5）: 273-277.

[60] 斯图尔特・比德尔. 心理学在锻炼及与健康相关的身体活动中的应用[J]. 体育科学, 2000,（4）: 71-75.

[61] Arent S M, Landers D M, Etnier J L. The effects of exercise on mood in older adults: A meta-analytic review[J]. Journal of Aging and Physical Activity, 2000,（8）: 416-439.

[62] 刘先萍, 王震, 王自友. 健身气功・马王堆导引术锻炼对中老年女性心境改善的实验研究[J]. 中国体育科技, 2010,（5）: 118-122.

[63] 黄志剑, 姒刚彦, 李艳. 锻炼类型和竞技类体育活动的心境效益[J]. 上海体育学院学报, 1995,（4）: 39-45.

[64] 李林. 中国民间传统体育锻炼对心境状态的影响及其与心理健康的关系[J]. 北京体育大学学报, 2000,（2）: 165-166.

[65] 刘永峰. 东方传统体育锻炼对心境状态及心理健康的影响[J]. 广州体育学院学报, 2001,（3）: 49-52.

[66] 王广兰, 项汉平, 雷斌. 参加健身气功·易筋经锻炼对中老年人心理、生理影响的研究[J]. 成都体育学院学报, 2005,（3）: 71-73.

[67] 王松涛, 朱寒笑, 张禹, 等. 健身气功·健身气功八段锦锻炼对中老年人生存质量的影响[J]. 北京体育大学学报, 2007,（2）: 203-205.

[68] 吴家舵, 虞定海, 吴红权, 等. 五禽戏新功法锻炼者心理健康效应分析[J]. 上海体育学院学报, 2003,（2）: 43-46.

[69] 张楠楠, 吕晓标, 倪伟, 等. 长期太极拳锻炼改善中老年人认知能力的作用[J]. 中国临床康复, 2006,（26）: 7-11.

[70] Steptoe A, Bolton. The short-term influence of high and low intensity physical exercise on mood[J].Psychology and Health, 1988,（2）: 91-106.

[71] 刘彦, 高志青. 体育锻炼促进心理健康的研究综述[J]. 武汉体育学院学报, 1996,（1）: 34-38.

[72] Murphy S M, Flech S J, Dudley G, et al. Psychological and performance concomitants of increased volume training in elite athletes[J].Journal of Applied Sport Psychology, 1990,（2）: 39-50.

[73] 赫秋菊. 体育锻炼对老年人心理效益促进的研究[J]. 沈阳体育学院学报, 2010（2）: 56-59.

[74] Heinzelmann F, Bagley R W. Response to physical activity programs and their effects on health behavior[J].Public Health Reports, 1970,（85）: 905-911.

[75] Brawley L R. Motivating participation in the fitness group[J].Recreation Research Review, 1979,（6）: 35-39.

[76] 姒刚彦, 黄志剑, 余水清. 关于老年人参加体育锻炼的心理前因及心理效益的初步研究[J]. 西安体育学院学报, 1995,（3）: 70-76.

[77] 周成林, 刘微娜, 赵洪朋, 等. 青少年体育锻炼心理效益评定量表上海市常模的制订[J]. 体育科学, 2011,（9）: 51-57.

[78] 姒刚彦. 当代锻炼心理学研究[J]. 体育科学, 2000,（1）: 62-64.

[79] 李晓东, 张力为. 自尊及其与体育运动关系的研究进展[J]. 北京体育大学学报, 2007,（5）: 620-623.

[80] Sonstroem R J. Sonstroem Attitude testing examining certain psychological corrdates of physical activity[J]. Research Quarterly, 1974,（45）: 93-103.

[81] 杨俊敏, 郭振东, 宁新辉. 维、汉大中学生身体自尊的跨文化研究[J]. 西安体育学院学报, 2010,（1）: 53-58.

[82] 谢庆伟. 大学生身体锻炼、身体自尊及其与一般自我效能感的关系[J]. 广州体育学院学报, 2012,（3）: 95-100.

[83] 孙高峰, 高亮. 大学生体育成绩满意度、应对方式、身体自尊现状及其关系研究[J]. 体育与科学, 2013,（2）: 111-115.

[84] 邱达明, 殷晓旺. 不同人群身体及整体自尊与生活满意度关系[J]. 中国公共卫生, 2008,（12）: 1515-1516.

[85] 何玲, 张力为. 抽象及其具体身体自尊评价方式与生活满意感的关系[J]. 北京体育大学学报, 2002,

（3）: 320-325.

[86] 陈炳阳. 福建省社会体育参与者身体自尊研究与分析[J]. 长江大学学报（社会科学版）, 2009,（4）: 340-342.

[87] 解静, 陈元玉, 江琳, 等. 汕头地区养老院和社区老年人生活质量、孤独感、自尊及影响因素的研究[J]. 中国临床心理学杂志, 2011,（3）: 358-360.

[88] 王欣. 后金融危机语境下中产阶层人群运动休闲范式、身体自尊与生活满意度研究[J]. 南京体育学院学报, 2011,（5）: 56-63.

[89] 韩月清. 包头市老年人自我观念、生活满意感与体育锻炼的关系[D]. 北京：北京体育大学, 2003: 23-28.

[90] 田录梅, 张向葵, 于海峰. 运动员与非运动员大学生身体自尊及整体自尊研究[J]. 心理学探新, 2003,（4）: 18-21.

[91] 殷晓旺, 张力为. 参与不同体育活动的肢残人与正常人心理健康状况比较[J]. 体育学刊, 2010,（6）: 38-43.

[92] 江玉华. 体育锻炼对大学生身体自尊与抑郁水平影响的调查[J]. 体育与科学, 2009,（5）: 80-83.

[93] 韩月清. 包头市老年人自我观念、生活满意感与体育锻炼的关系[D]. 北京: 北京体育大学, 2003: 31-32.

[94] 张俊利. 城市中年人身体锻炼对心理压力及其应对的影响效应研究——以西安市居民为例[D]. 西安: 西安体育学院, 2011: 14.

[95] 刘洋, 郭玉江. 身体自尊在职业女性体育锻炼与心理健康间的中介模型检验[J]. 首都体育学院学报, 2010,（5）: 85-90.

[96] 张立敏, 张力为. 身体锻炼能提高自我观念吗——研究结果不一致的原因[J]. 天津体育学院学报, 2003,（1）: 43-48.

[97] 何颖, 季浏. 体育锻炼影响大学生抑郁水平的中介变量研究[J]. 天津体育学院学报, 2005,（1）: 6-9.

[98] 韩月清. 包头市老年人自我观念、生活满意感与体育锻炼的关系[D]. 北京: 北京体育大学, 2003: 31-32.

[99] Steptoe A, Bolton. The short-term influence of high and low intensity physical exercise on 2 mood[J]. Psychology and Health, 1988,（2）: 91-106.

[100] Murphy S M, Flech S J, Dudley G, et al. Psychological and performance concomitants of increased volume training in elite athletes[J]. Journal of Applied Sport Psychology, 1990,（2）: 39-50.

[101] 张晓峰, 殷晓旺. 街头篮球对中学生身体价值感和一般自尊的影响[J]. 沈阳体育学院学报, 2010,（5）: 141-143.

[102] 雷小明. 郑州市羽毛球运动参与者锻炼意识与锻炼行为的研究[D]. 郑州: 郑州大学, 2011: 15-20.

[103] 肖建原, 王天生. 老年人参加体育锻炼的坚持性、组织形式与人际关系的相关研究[J]. 西安体育学院学报, 2001,（3）: 98-101.

[104] Brawley L R. Motivating participation in the fitness group[J]. Recreation Research Review, 1979,（6）: 35-39.

[105] Cassidy L A. Reported Stress and Coping Styles Associated with Frequent Recurrence of Genital Herps[J]. Genitourin Med, 1997,（4）: 263-366.

[106] 颜军，陈爱国. 体育锻炼应对应激研究的述评[J]. 武汉体育学院学报, 2008,（11）: 58-61.

[107] 李林. 体育锻炼作为大学生应对策略的研究[J]. 天津体育学院学报, 2002,（4）: 42-44.

[108] 梁执群，薛云珍，张克让，等. 医务人员应激状态下应对方式的研究[J]. 中国公共卫生，2004,（1）: 45-46.

[109] 扈晓成. 老年抑郁障碍的应对方式和社会支持的研究[J]. 中国全科医学, 2005,（17）: 1420-1421.

[110] 许莎莎. 老年人生活事件、应对方式与主观幸福感的关系研究[D]. 曲阜：曲阜师范大学，2011: 26-29.

[111] 陈立新，姚远. 老年人应对方式与心理健康关系的研究[J]. 中国人口科学, 2005,（4）: 88-96.

[112] 崔冬雪，刘希佳. 高师女大学生身体锻炼与社会支持、应对方式、抑郁倾向的相关研究[J]. 河北体育学院学报, 2005,（4）: 66-68.

[113] 张俊利. 城市中年人身体锻炼对心理压力及其应对的影响效应研究——以西安市居民为例[D]. 西安：西安体育学院, 2011: 13.

[114] 谭机永，邓砚，杨莉，等. 广西高校青年教师职业倦怠特质应对方式领悟社会支持相关性分析[J]. 中国学校卫生, 2011,（12）: 1519-1520.

[115] Jennifer T, Dorothy L E. Relations among exercise, coping, disordered eating, and psycho- logical health among collegestudents[J]. Eating Behaviors, 2004,（4）: 337-351.

[116] 张江英. 老年人身体锻炼对社会支持、应对方式与主观幸福感的影响[D]. 乌鲁木齐：新疆师范大学, 2010: 38-39.

[117] 孙雪梅. 身体锻炼对大学女生应对方式、主观幸福感和心理健康影响的实验研究[D]. 扬州：扬州大学, 2011: 45-45.

[118] 邵乐乐. 不同持续时间的中等强度健美操和篮球锻炼对大学女生应对方式和心理压力的影响[D]. 扬州：扬州大学, 2012: 20-26.

[119] 邓雷，孙海艳，颜军. 不同持续时间、运动项目和强度的身体锻炼对大学新生人格和心理压力的干预研究[J]. 广州体育学院学报, 2009,（2）: 86-90.

[120] Steptoe A, Bolton. The short-term influence of high and low intensity physical exercise on mood[J]. Psychology and Health, 1988,（2）: 91-106.

[121] Murphy S M, Flech S J，Dudley G, et al. Psychological and performance concomitants of increased volume training in elite athletes[J].Journal of Applied Sport Psychology, 1990,（2）: 39-50.

[122] 赫秋菊. 体育锻炼对老年人心理效益促进的研究[J]. 沈阳体育学院学报, 2010,（2）: 56-59.

[123] 张明泉. 大学生体育锻炼与人际关系困扰：积极应对的完全中介作用[D]. 武汉：华中师范大学, 2012: 17-19.

[124] 田代亮. 高职大学生人际关系、人格特质、应对方式及其关系研究[D]. 曲阜：曲阜师范大学, 2010: 15-18.

[125] 佚名. 老年人患焦虑症风险高, [EB/OL]. http: //www.hljnews.cn, 2012-08-30.

[126] 毛志雄，高亚娟. 大众锻炼领域心理学研究的演进[J]. 武汉体育学院学报, 2005,（10）: 32-40.

[127] 肖存利，陈博. 北京市西城社区老年人焦虑与抑郁现况调查[J]. 中国全科医学，2014,（26）: 3113-3117.

[128] 房金涛，李文秀，刘学，等. 北京市海淀区老年人焦虑抑郁状况及其影响因素[J]. 中国健康心理

学杂志, 2015,（3）: 447-451.

[129] 邢凤梅, 李建民, 田喜凤. 离退休老年人抑郁状况及其相关因素与社区护理[J]. 中国老年学杂志, 2004,（11）: 1014-1015.

[130] Rajkumar P A, Thangadurai P, Senthilkumar P, et al. Nature, prevalence and factors associated with depression among the elderly in a rural south Indian community[J]. Intern Psycho Geriatrics, 2009,（21）: 372-378.

[131] 杨桂凤, 吴宁勃, 王娜, 等. 秦皇岛市社区老年人抑郁、焦虑状况调查及相关因素分析[J]. 老年医学与保健, 2008,（3）: 181-184.

[132] 范珊红, 徐巧玲, 南菁, 等. 老年抑郁症状危险因素的 1：2 配比病例对照研究[J]. 第四军医大学学报, 2007,（16）: 1523-1527.

[133] 司琦. 锻炼心理学[M]. 杭州: 浙江大学出版社, 2008: 120.

[134] 王永波, 任振坤, 倪维广, 等. 长春市城区老年人参与秧歌舞对抑郁和焦虑指数的影响[J]. 中国老年医学杂志, 2011,（7）: 2541-2544.

[135] Landers D M. Performance, stress, andhealth: overallreaction[J].Quest, 1994,（46）: 123-135.

[136] 梁德清. 高校学生应激水平及其与体育锻炼的关系[J]. 中国心理卫生杂志, 1994,（1）: 5-6.

[137] 吴亮. 江苏地区大学生体育锻炼与心理健康问题的研究[D]. 南京: 南京师范大学, 2007: 27-30.

[138] 李樑. 身体锻炼对大学生睡眠质量的影响及其心理机制研究[D]. 上海: 华东师范大学, 2005: 29-42.

[139] 李学砦. 不同锻炼项目、强度和时间对大学生焦虑、抑郁及自我概念的影响[J]. 中国临床康复, 2005,（8）: 20-23.

[140] Landers D M, Petruzzello S J. Physical activity, fitness, and anxiety//C. Bouchard, R.J. Shephard & T. Stevens（Eds.）. Physical activity, fitness, and health[J]. Urbana-Champaign, IL: Human Kinetics, 1994,（11）: 868-882.

[141] 林修全. 医学生体育锻炼与焦虑、抑郁的相关性研究[D]. 福州: 福建医科大学, 2008: 29-31.

[142] Brawley L R. Motivating participation in the fitness group[J]. Recreation Research Review, 1979,（6）: 35-39.

[143] 吕仙利. 体育锻炼类型对老年人心理健康的影响[J]. 中国老年学杂志, 2012,（3）: 1020-1024.

第八章　老年人锻炼健身气功“健心”效应的试验研究

理论研究和调查研究都表明了老年人长年参与健身气功的锻炼与其心理健康水平具有一定的关系。长期参与健身气功锻炼能够改善老年人不良情绪，优化其个性、稳定其情绪、缓解其应激状态；能使老年人的人际关系、抑郁、焦虑、恐怖和精神性等心理状况得到明显改善；同时，健身气功锻炼对延缓老年人认知能力衰退也有一定的效果，显示出了健身气功锻炼对增进老年人的身心健康、延缓衰老和延年益寿有着积极的促进作用，坚持长年科学的健身气功锻炼是增进健康、延长寿命的重要手段之一。但由于调查研究是横断研究，在被试者的选择上，实验组和对照组的同质性存在缺憾，如两者的生活环境、人口学变量等诸多不可控因素影响研究的真实性，因而结论存在或然性，不是确切的因果关系，只能得出结果或结论与健身气功锻炼有关，为更好地使健身气功为广大老年人群身心健康服务，需了解健身气功锻炼如何对老年人群的心理健康产生影响，需用科学的实验方法和具体的数据，来表明健身气功功法锻炼对老年人心理健康影响的效果。

研究对象：从来自江苏省无锡市锡山区后桥街道、东港镇和东亭镇中自愿参加健身气功锻炼试验的 1300 余名 60 岁或以上老年人中，随机抽取 200 名无健身气功习练经历的老年人为试验对象。为全面了解锻炼“健身气功”对老年人心理健康的影响，将 200 名老年人随机分成五组，每组 40 人，命名为锻炼“六字诀”组、锻炼“易筋经”组、锻炼“八段锦”组、锻炼“五禽戏”组和“空白”对照组。试验结束后，排除不符合试验设计要求的研究对象，最终获得锻炼组有效样本 136 个（各部分有效样本有出入），对照组有效样本 37 个。实验对象基本情况：男性 38 人（19.0%），女性 162 人（81.0%）；年龄在 60～76 岁，平均年龄是（66.42±5.19）岁，其中≤65 岁有 77 人（38.5%），66～70 岁有 58 人（29.0%），≥71 岁有 65 人（32.5%）；文化程度上，≥大专 31 人（15.5%），中专/高中 32 人（16.0%），初中 68 人（34.0%），≤小学 69 人（34.5%）；职业上，脑力劳动者 68 人（34.0%），体力劳动者 64 人（32.0%），其他 68 人（34.0%）；健康状况上，健康 67 人（33.5%），非健康 133 人（66.5%）。总体上，试验组和对照组在年龄、性别等人口学特征分布无显著差异（$P>0.05$），具有可比性。

实验设计：锻炼组老年人先集中进行 2 周的相应“健身气功”功法的理论与技术培训后正式实施试验，试验期间锻炼组老年人只锻炼相应“健身气功”功法，不锻炼其他体育项目，对照组老年人保持原有生活方式不变。试验中要求：①锻炼组老年人每周锻炼“健身气功”不少于 5 次，每次不少于 60 分钟，锻炼强度以身体微微出汗为标准（中等强度），在天气允许的条件下，每天上午 8～9 点以小组集体锻炼为主，下雨等恶劣天气要求在家自行锻炼，并记录。②实验时间：2014 年 5 月 10 日至 2014 年 11 月 10 日共计 24 周。③测试方法：试验前及试验 3 个月、6 个月采用相应心理量表和仪器对试验对象“健心”效应进行评价（集中测试）。

测量工具：①人口学特征调查表：包括年龄、性别、职业、文化程度、婚姻状况、健康状况等。②自测健康评定量表[1]，从中选取“认知功能”维度得分进行评价，该维度得分为 0～30 分，得分越高，认知功能越好，本次测试中该维度 1 周重测信度为 0.801，采用集中测试。③“脚踏复用反应时测定仪”：能客观测量老年人反应时、动作时和动作速度，其中反应时设有 10 个信号输入点：右上信号输入点是测试结果查询输入点；中间信号输入点是开始与反应时测试共用输入点；其余 8 个信号输入点是动作时测试输入点。使用流程：一轮测试共测 8 次反应时和动作时，测试结果为 8 次测试结果的平均值。每一次反应时和动作时的测试均先按住中间信号输入点，不松开，当听到短暂提示声时（嘟……），迅速松开中间信号输入点，并尽快按到有灯亮的动作时测试输入点，这样完成一次反应时和动作时的测试，重复 8 次，完成一轮测试，当听到短暂提示声时（嘟……），表明本轮测试结束，此后可查询测试结果。“F.XXX”为反应时测试结果，单位为秒；“d.XXX”为动作时测试结果，单位为秒；“XX.XX”为动作速度测试结果，单位为米/秒。④艾森克人格问卷简式量表中国版[2]：由钱铭怡等修订，共包括 4 个维度，各 12 个项目构成，采用 2 级计分，回答“是”计 1 分、回答“否”计 0 分，各个维度均有题目是反向计分，其中 4 个维度分别是：精神质（P），高分者可能孤独、不关心他人、难以适应环境、与他人不友好，低分者能较好适应环境，态度温和、善从人意；外倾性（E），高分表示人格外向，好交际、情感易于冲动，低分表示内向，好静、富于内省、情绪较为稳定；神经质（N），高分者常常焦虑、担忧，遇事有强烈的情绪反应，低分者情绪反应缓慢轻微，通常稳重、性情温和、善于自我控制；掩饰（L），测试受测者的掩饰倾向。每个维度除单独解释外，还可与其他维度相结合做解释。如最重要的是 E 和 N 结合，可分出“外向稳定、外向不稳定、内向稳定、内向不稳定”四种人格特征。该量表的重测信度分别为：（P）0.067、（E）0.88、（N）0.80、（L）0.78，$P<0.01$，符合心理测量学的要求，具有较好的信度和效度，且易于操作。⑤纽芬兰纪念大学幸福度量表[3,4]：是以情感平衡理论为基础，从被调查者的个人健康、精神状况、对未来的希望等方面进行调查，由24个条目组成，其中有5个反映正性情感、5个反映负性情感、7条反映正性体验、7条反映负性体验，量表采用三级计分，即“是=0，不知道=1，否=2”，总幸福度=正性情感得分–负性情感得分+正性体验得分–负性体验得分+24；量表各维度内部一致性系数为0.800～0.859，重测信度为0.758。量表具有良好的同质性信度。⑥衰老自评量表[5]：是由胡寒春等借鉴当代有关衰老理论和测量的研究成果编制的，适用于我国中老年人的衰老自评量表，该量表由24个条目组成，每个条目均采用五级评分制，分值越高衰老程度越高。该量表涉及衰老的生理变化、自我评价的变化、记忆变化、情绪改变及对过往事情的追忆程度、对将来的期望与态度和思维灵活性的改变等7个因素，包括3个维度：生理变化维度，包括生理、记忆等方面的变化评估；情绪与认知变化维度，包括情绪、思维等方面的改变评估；自我意识及价值变化维度，包括自我意识、自我价值变化的自我评估。该量表内部一致性信度的考察发现，整体α系数接近0.9的水平，各维度的α系数在0.7以上，各因素的α系数介于0.673～0.716，问卷的重测信度也在0.7以上，表明了问卷的信度良好，能够全方位对老年人衰老程度做出衡量。⑦焦虑自评量表和抑郁自评量表[6]：SAS和SDS量表是由美国著名心理学家Zung分别于1965年和1971年编制的，用于衡量焦虑、抑郁状态轻重程度的主观感受量表，每个量表均含有20个条目，采用“从无或偶尔、有时、经常、总是如此”的四级评分，分值≥40分为有焦虑、抑郁症状。分值越高，焦虑、抑郁的倾向越明显。该量表都具有较高的信度、效度，是应用广泛的心理问题症状自评量表。

统计方法：运用EpiData3.02软件建立数据库，计量资料以“平均数±标准差”表示，运用SPSS13.0软件进行统计描述、配对数据T检验、χ^2检验、独立样本T检验、相关分析、Repeated Measure方差分析和多因素方差分析等，显著性差异为$P<0.05$，非常显著性差异为$P<0.01$。

第一节　锻炼健身气功对身体自尊的影响

一、前言

身体自尊作为整体自尊的重要构成要素之一，是个体对自我身体不同方面满意或不满意程度的评价，它与社会评价相联系，涉及个体的认知过程、情感过程和评价过程等。体育锻炼心理学研究发现[7~9]，身体自尊是心理健康和健康行为的调节器，对情感和心理状况发挥着重要的作用，身体自尊过低会给个体带来负面的情绪体验，也影响着个体参与体育锻炼的动机、情绪及体育锻炼行为等，同时也是监测体育锻炼心理效益的重要指标，能有效预测其生活满意感和主观幸福感。就目前体育锻炼与身体自尊的研究现状而言[10,11]，研究对象主要集中在大学生群体，研究内容也主要集中在“体育锻炼与身体自尊”的相关性研究，体育锻炼对身体自尊影响的实证研究较少，尤其是老年人。已有研究表明[12,13]，随着老年人家庭和社会压力的减轻，老年人更加关注自己的身体健康状况，健康状况评价好的老年人会对自我有积极的认识，自我评价和自我认同较高，会比较满意自己的身体能力。相反，那些身体健康状况评价较差的老年人，他们自我估计较低，自我认同也较低。老年人对自身健康状况的评价直接影响其身体自尊，进而影响其心理健康和社会健康。在当前人口老龄化的时代大背景下，在国家为构建和谐社会，大力宣传推广健身气功运动项目的社会需要下，本节以老年人为研究对象，以健身气功项目为实验内容，探讨健身气功锻炼对老年人身体自尊的影响，尤其是对不同健康状况老年人的影响程度，为构建和谐老龄化社会提供参考。

二、实验结果

1. 实验前实验组和对照组身体自尊得分的比较

表 8-1 的比较结果显示，实验组和对照组老年人实验前身体自尊总分及其各维度得分差异均不显著，表明两组被试者具有较高的同质性。

表 8-1　实验组与对照组实验前身体自尊总分和各维度的比较（$M \pm SD$）

变量	实验组	对照组	T	P
身体价值感	15.32±3.42	15.03±3.05	0.477	0.634
运动能力	15.56±3.59	15.05±3.74	0.757	0.450
身体状况	17.48±3.02	17.00±3.13	0.860	0.391
身体吸引力	15.50±3.39	15.05±2.77	0.838	0.458
运动素质	16.36±3.54	16.32±3.57	0.060	0.952
总分	80.16±12.73	78.46±12.03	0.732	0.465

注：T、P 为时间主效应。下同。

2. 实验后实验组和对照组身体自尊总分及其各维度的比较

实验后实验组和对照组老年人身体自尊得分独立样本 *T* 检验结果显示（表 8-2），实验组老年人身体自尊总分及其各维度得分均高于对照组老年人，除身体吸引力维度达到临界显著水平外，身体价值感、运动能力、身体状况和运动素质维度及其身体自尊总分均达到显著水平，表明与对照组相比，24 周健身气功普及功法锻炼能显著提高老年人的身体自尊水平。

表 8-2 实验组与对照组实验后身体自尊总分和各维度的比较（$M\pm SD$）

变量	实验组	对照组	*T*	*P*
身体价值感	16.75±3.37	14.95±3.81	2.818	0.005
运动能力	16.96±3.54	15.19±3.79	2.669	0.008
身体状况	19.15±5.29	17.00±3.38	2.351	0.020
身体吸引力	16.76±3.40	15.57±3.44	1.901	0.059
运动素质	17.68±3.54	15.89±3.67	2.715	0.007
总分	87.30±14.53	78.32±14.07	3.370	0.001

3. 实验组总体样本身体自尊总分及其各维度得分在不同实验阶段的比较

为减少多次重复测试对实验结果的影响，对上述各指标行“球对称”检验结果（$P>0.05$）均表明数据符合 Huynh-Feldt 条件，适合 Repeated Measure 方差分析。如表 8-3 所示，不同锻炼周数对总体样本身体自尊总分及其各维度得分影响的时间效应非常显著，其中锻炼 12 周后较实验前，身体价值感、运动能力和运动素质维度及其身体自尊总分都有显著提高；锻炼 24 周后较实验前，身体自尊总分及其各维度得分提高都非常显著。

表 8-3 实验组总体样本身体自尊得分时间主效应的多重比较结果

变量	T_1	P_1	T_2	P_2	*F*	*P*
身体价值感	2.268	0.024	3.549	0.000	4.932	0.001
运动能力	2.690	0.008	3.319	0.001	5.058	0.001
身体状况	1.639	0.103	3.279	0.001	5.044	0.001
身体吸引力	1.976	0.053	3.133	0.002	3.658	0.006
运动素质	2.128	0.034	3.139	0.002	3.908	0.004
总分	2.796	0.006	4.418	0.000	7.654	0.000

注：T_1 与 P_1 为实验 12 周结束与实验前比较；T_2 与 P_2 为实验 24 周结束与实验前比较。下同。

4. 实验组“健康”老年人身体自尊总分及其各维度得分在不同实验阶段的比较

表 8-4 的 Repeated Measure 方差分析结果显示，“健康”老年人身体自尊总分及其各维度得分未表现出随着实验进展（锻炼周数）而发生显著变化。其中锻炼 12 周后，老年人身体自尊总分及其各维度得分较实验前有所提高，但差异不显著；锻炼 24 周后，除身体状况维度得分较实验前有显著提高外，身体自尊总分及其他维度得分提高不显著。

表 8-4　实验组“健康”老年人身体自尊得分时间主效应的多重比较结果

变量	T_1	P_1	T_2	P_2	F	P
身体价值感	1.235	0.220	1.373	0.173	1.248	0.291
运动能力	0.665	0.508	0.186	0.853	0.227	0.797
身体状况	1.280	0.204	2.146	0.034	2.231	0.112
身体吸引力	0.842	0.403	1.121	0.265	0.690	0.503
运动素质	0.048	0.962	0.503	0.616	0.155	0.856
总分	1.040	0.301	1.268	0.208	0.957	0.387

5. 实验组“非健康”老年人身体自尊总分及其各维度得分在不同实验阶段的比较

表 8-5 的 Repeated Measure 方差分析结果显示，“非健康”老年人身体自尊总得分及其各维度得分随着实验进展（时间效应）提高非常显著。锻炼 12 周后较实验前，身体价值感、运动能力和运动素质维度及其身体自尊总分提高显著；锻炼 24 周后较实验前，身体自尊总分及其各维度得分提高非常显著。表现出不同锻炼周期对“非健康”老年人身体自尊总得分及其各维度得分的影响不同，长期坚持，效果显著。

表 8-5　实验组“非健康”老年人身体自尊得分时间主效应的多重比较结果

变量	T_1	P_1	T_2	P_2	F	P
身体价值感	2.094	0.038	3.443	0.001	5.883	0.003
运动能力	2.932	0.004	4.176	0.000	9.049	0.000
身体状况	1.287	0.200	2.734	0.007	4.834	0.000
身体吸引力	1.977	0.054	3.117	0.002	4.748	0.009
运动素质	2.654	0.009	3.473	0.001	6.525	0.002
总分	2.920	0.004	4.567	0.000	10.337	0.000

三、分析与讨论

身体自尊是对自己的身体能力特征所做的评价或感受，随着年龄的增长，老年人身体功能开始衰退，有关身体方面具有的控制感觉的自我效能也随之下降，体育锻炼作为改善身体运动能力最有效、最直接的干预方式之一，经常被人们用作提高身体自尊的方法。已有大量调查研究表明[14~18]，老年人通过参与体育锻炼，能够提高身体素质和身体功能，也可有效延缓反应能力和协调能力的下降，增强了运动能力，改善其个体对身体方面控制力的感觉，进而提高个体对身体各方面的满意程度，使其身体自尊水平得以提高。如黄友伟对长期参与羽毛球锻炼的中老年人的调查表明[19]，长期参与羽毛球锻炼的中老年人身体自尊的身体价值感、身体状况、运动能力、身体吸引力和身体素质及总分与未参与体育锻炼的老年人均有显著性差异（$P<0.05$），身体自尊水平提高显著；徐涛对参加秧歌锻炼的老年人身体自尊进行的调查也表明[20]，秧歌锻炼对老年人身体自尊具有积极的影响，参加秧歌锻炼的老年人身体自尊显著优于非锻炼者，且低锻炼负荷的老年人身体自尊显著优于中和高锻炼负荷的老年人；高亮等对长期参与健身气功锻炼的老年人心理效益的调查也得出上述结果[21]。本实验也得出与上述调查相一致的结果，与对照组老年人相比，24 周健身气功普及功法锻炼能显著提高实验组总体样本的身体自尊水平。

就老年人健康状况与身体自尊关系的研究而言，相关研究文献较少，本研究实施前调查显示，有 34.07%的老年人认为自己是“健康”的；60.74%的老年人认为自己的健康“一般”，5.19%的老年人认为自己是“不健康”的。为统计方便，将“一般”和“不健康”合成“非健康”变量，比较“不同健康状况”老年人身体自尊得分发现，“健康”老年人的身体价值感、运动能力、身体状况、身体吸引力、运动素质维度和总得分分别为 16.50±3.35、16.68±3.72、18.22±2.41、16.64±3.43、18.00±3.19 和 86.04±12.39；“非健康”老年人分别为 14.69±3.31、14.96±3.38、17.07±3.25、14.89±3.23、15.48±3.42 和 77.00±11.81，“健康”老年人的身体自尊各维度及其总分高于“非健康”老年人，存在非常显著性差异（$P<0.01$）。本研究以老年人身体健康状况主观评价结果为控制变量，统计健身气功锻炼对不同“不同健康状况”老年人身体自尊得分的影响，结果显示，不同“健康状况”老年人 24 周健身气功锻炼前后身体自尊改善效果差异较大，“健康”老年人，锻炼 24 周后，除身体状况维度得分较实验前有显著提高外，身体自尊总分及其他各维度提高不显著；而“非健康”老年人身体自尊总得分及

其各维度得分差异非常显著，且随着干预周期的延长，提高效果越明显，即时间主效应显著。分析认为，对于“健康”老年人效果不显著，一方面，可能是“健康”老年人本身在运动能力、身体外形、运动素质上一致性较高，对健康状况很自信，使得身体自尊水平较“非健康”老年人高，短期（24 周）的健身气功锻炼很难提高其身体自尊水平。已有研究证实，“锻炼时间越长，被试的生理变化、身心愉悦变化越明显，自我评价越高，自尊改变效果越好”[22]。另一方面，可能与“健身气功属于中小强度的绵缓运动，运动技术较为简洁”的项目特征有关。

心理学家班杜拉认为，“人们每完成了一项自己认为比较艰难的任务以后，都能够体验到自我效能的提升”。也有研究表明[23]，体育锻炼负荷与身体自尊水平有着极其密切的关系，大运动负荷组身体自尊均分高于小运动负荷组。因此，对身体能力的自我效能知觉较高的“健康”老年人，小强度、技术简单易学的运动（健身气功）很难使其获得成功感和控制感，也不容易得到积极有帮助或者肯定的反馈意见，来提高对自己身体的确认和评价，也就是说，健身气功运动项目特征与“健康”老年人个体感觉到的自我效能之间可能有一定的差距，使得“健康”老年人在参与健身气功锻炼的过程中不容易觉察到身体各方面运动能力的变化；“非健康”老年人 24 周锻炼后效果显著，一方面，可能在参与健身气功锻炼初期，理想的身体自我与现实的身体自我之间差距较大，身体自尊水平较低，使得参与健身气功锻炼的短时间内，身体自尊水平提高较快；另一方面，健身气功是一项运动技术较为简洁，运动强度适中，又远离竞争和自定节奏的运动特征，“非健康”老年人容易胜任和完成这项运动，使得这些老年人在参与健身气功锻炼的过程中容易觉察到身体运动能力、运动素质等的变化，使其更加自信和对自身的满意感，影响其身体自尊的身体自我价值感的自我评价，进而提高身体自尊水平，且随着锻炼时间越长，累积效应越明显。除此之外，健身气功的呼吸吐纳、冥想等练习方式能够促使老年人将注意力集中在自身身体，免受外界的干扰而使情绪稳定、心情放松，这也有利于改善自身的身体状况，提高其健康水平，促进身体自尊的提高。加之，在实验过程中又要求老年人以集体参与练习为主，使得老年人在参与健身气功运动的过程中，不仅能够获得身体能力的控制感和成功感，同时还可以从同伴获得对自己有帮助或者肯定的信息，从而增强身体自信。

综上所述，与对照组相比，24 周健身气功干预能显著提高实验组总体样本的身体自尊水平，其中“健康”老年人除身体状况维度得分显著提高外，身体自尊总得分及其他各维度得分提高不显著，而“非健康”老年人身体自尊总分及其各维度得分提高非常显著，且随着实验的进展，时间主效应非常明显，表明老年人自身的健康水平、健身气功项目的特征、干预时间的长短等都可能会对改善老年人身体自尊产生影响，提示我们在选择健身气功锻炼来干预老年人身体自尊时，必须考虑老年人的健康程度和参与健身气功干预的时间等。

第二节　锻炼健身气功对抑郁与焦虑的影响

一、前言

抑郁是指个体持久的、相对稳定的情绪体验，而焦虑是一种内心紧张不安，预感到将要发生某种不利情况，而难以应付的不愉快情绪[24]，两者既是一种不良情绪状态，又是一种严重的情感障碍。在日常生活中，人们都会或多或少地感受到抑郁和焦虑的情绪体验，也有少数人长期处于抑郁或焦虑状态，导致抑郁症或焦虑症的产生。近年来，随着人们健康意识的增强，始于 20 世纪初期探索运动锻炼减少焦虑和忧郁症的研究再度受到人们的关注，相关研究表明[25]，运动锻炼对非临床人群抑郁症、焦虑症的调节效应在小到中水平之间，而对临床人群抑郁症、焦虑症的调节效应超过了大的水平，认为运动锻炼对减轻焦虑和忧郁具有良好的效果。

老年人作为一个的特殊群体，随着生理上功能的退化性变化、神经系统的功能改变、社会环境的适应能力下降等，导致其需要的满足受阻，易出现抑郁、焦虑等各种心理问题。有文献研究报道[26,27]，5.1%～23.0%的老年人存在不同程度的不良情绪，在我国老年人中 85%存在不同程度的心理障碍，27%患有明显的焦虑症、抑郁症。有关老年人抑郁、焦虑影响因素的调查结果也都表明[28～31]，体育锻炼是影响老年人抑郁、焦虑产生的主要因素之一，是抑郁、焦虑的保护因素，参与体育锻炼老年人的抑郁、焦虑水平显著低于不参与体育锻炼的老年人。鉴于体育锻炼对老年人抑郁、焦虑影响的研究大部分是调查研究，对于焦虑、抑郁的体育干预较少[32]，更少关注民族传统体育项目锻炼对老年人抑郁、焦虑情绪的影响。本研究以老年人为研究对象，以国家大力推广的健身气功项目为干预内容，探讨 24 周健身气功锻炼对老年人抑郁、焦虑情绪及其倾向的影响效果，为能够有效地预防和缓解老年人抑郁、焦虑情绪的发生和发展提供参考。

二、实验结果

1. 健身气功锻炼对老年人抑郁、焦虑水平的影响

由表 8-6 实验前后 T 检验结果可见，健身气功锻炼 24 周后，实验组的抑郁、焦虑情绪得分明显低于实验前，差异非常显著（$P<0.01$），对照组由于没有进行健身气功锻炼，差异不显著（$P>0.05$）。

表 8-6　实验组与对照组实验前后抑郁、焦虑水平得分的比较（$M\pm SD$）

变量	实验组		T	P	对照组		T	P
	实验前	实验后			实验前	实验后		
抑郁	36.76±6.14	33.91±6.21	−2.590	0.010	36.48±5.04	36.99±8.48	0.067	0.947
焦虑	36.86±6.50	33.05±6.49	−5.060	0.000	36.38±6.95	36.73±7.21	0.213	0.832

2. 健身气功锻炼对老年人抑郁、焦虑倾向检出率的影响

从表 8-7 的 χ^2 检验结果可见，健身气功锻炼 24 周后，实验组的抑郁、焦虑倾向得到明显好转，抑郁倾向检出率由 34.19%下降到 22.31%，焦虑倾向检出率由 36.36%下降到 13.22%，差异非常显著（$P<0.01$），对照组实验前后抑郁、焦虑倾向检出率变化不大（$P>0.05$）。

表 8-7　实验组与对照组实验前后抑郁、焦虑倾向检出率的比较（%）

变量	实验组		χ^2	P	对照组		χ^2	P
	实验前	实验后			实验前	实验后		
抑郁倾向	34.19	20.31	5.371	0.020	33.43	36.84	0.273	0.626
焦虑倾向	36.36	13.22	20.782	0.000	37.84	35.14	0.058	0.809

3. 健身气功锻炼对实验组老年人抑郁、焦虑水平改善效果的时间效应

表 8-8 的 Repeated Measure 方差分析结果显示，随着实验的进展（不同锻炼周数），老年人的抑郁、焦虑得分发生了显著变化，表现出随着实验时间的延长，老年人抑郁、焦虑得分逐渐下降。其中锻炼 12 周后较实验前，焦虑得分下降非常显著；锻炼 24 周后较实验前，抑郁、焦虑得分都非常显著地低于实验前。

表 8-8　实验组老年人抑郁、焦虑得分时间主效应的多重比较结果

变量	T_1	P_1	T_2	P_2	F	P
抑郁	−1.445	0.149	−2.590	0.010	4.801	0.010
焦虑	−3.845	0.000	−5.060	0.000	27.373	0.000

4. 健身气功锻炼对实验组老年人抑郁、焦虑倾向检出率效果的时间效应

表 8-9 的 χ^2 检验结果显示，实验组老年人抑郁倾向在 3 次检测的总体检出率上达到临界显著水平，其中锻炼 24 周后较实验前，抑郁倾向检出率显著低于实验前；焦虑倾向上，3 次检测的总体检出率达到非常显著水平，锻炼 24 周后较实验前，焦虑倾向检出率下降极显著，锻炼 12 周后较实验前，焦虑倾向检出率也有非常显著的下降。总体表现出练习时间越长，对改善或治疗抑郁和焦虑倾向的效果越好。

表 8-9　健身气功干预前后老年人抑郁、焦虑倾向检出情况比较

变量	χ^2_1	P_1	χ^2_2	P_2	χ^2_3	P_3
抑郁倾向	1.914	0.116	5.371	0.020	5.513	0.064
焦虑倾向	8.707	0.003	20.782	0.000	22.481	0.000

注：χ^2_1 与 P_1 为实验 12 周后与实验前比较；χ^2_2 与 P_2 为实验 24 周后与实验前比较；χ^2_3 与 P_3 为总体率的比较。

三、分析与讨论

随着医学模式的转变，心理健康尤其是老年人的心理健康已引起广泛重视，老年人由于年龄增加、离开工作岗位等原因，其人际关系、社会地位、躯体健康等也随之改变，老年人如不能顺应这种改变，将产生各种不良心理感受，焦虑和抑郁就是最常见的心理健康问题。世界卫生组织、世界银行和哈佛大学的一项联合研究表明，抑郁症已经成为中国疾病负担的第二大疾病。本次实验对象干预前检测结果显示，老年人焦虑和抑郁得分均值都高于北京[33]和上海[34]的报道，焦虑和抑郁倾向检出率也高于张玲[35]、贾守梅[36]和全国老龄委调查的结果。可见，当前老年群体的焦虑、抑郁状况形势十分严峻，迫切需要采取有效的干预措施。

体育运动可以帮助人们减少压力，放松心情，减轻抑郁、焦虑情绪。La Fontaine 等对有氧练习与焦虑、抑郁关系的相关实验结果进行总结得出[37]，有氧练习可降低焦虑、抑郁，有氧练习对长期轻微到中度的焦虑症、抑郁症有治疗作用；Martinsen 也回顾了同类研究文献后指出，有氧运动或不剧烈的体育活动有助于降低轻度或中度的抑郁情绪；诺瑟、彼特鲁茨罗等对相关体育锻炼对抑郁、焦虑研究的元分析结果同样表明：体育锻炼既可降低临床抑郁、焦虑，也可降低正常人的抑郁、焦虑，无论是一次性的体育锻炼，还是长期的体育锻炼均能有效地降低抑郁、焦虑，长时期的体育锻炼比短期的体育锻炼更能有助于减轻患者的临床症状，体育锻

炼对焦虑的控制作用一般是和对抑郁的控制作用同时产生的，但无氧练习不能有效地降低焦虑，却可有效地降低抑郁，提出实践中如想改善体育运动参与者的整体情绪状况，最好采用有氧练习的建议[38]。

尽管，从总体功能上来讲，体育锻炼能作为一种干预手段用来预防或降低焦虑和抑郁情绪，甚至作为焦虑和抑郁症状的一种治疗手段，但进行新的运动项目之前，要进行相关科学实验，本实验结果表明，健身气功锻炼能显著改善老年人抑郁、焦虑情绪及其症状。分析产生显著效果的原因如下。

其一，适宜的运动强度。我国古代养生家早已认识到“人体欲得劳动，但不当使极”的养生论断，认为只有适量运动才能对身心产生有益的刺激；高强度、大运动量，不仅不能强身健体，反而会破坏人体功能系统的正常运行。健身气功属于我国传统养生功法项目之一，是一项典型的有氧运动项目，练习中要求习练者在松静、自然的状态下进行锻炼，既无大量的体力消耗，也无精神上的高度紧张，没有剧烈运动的紧张感、不适应感和疲劳感，可使习练者从整体上处于平静、舒畅的精神状态，排除一切不必要的紧张和不良情绪的影响，达到缓解、转移由于大脑皮质高度兴奋产生的焦虑、抑郁等情绪的负面作用。本实验表明，参与健身气功实验的老年人焦虑、抑郁情绪得分显著降低，症状检出情况也显著低于干预前，表明健身气功锻炼能有效控制老年人的焦虑、抑郁情绪向纵深方向发展，对焦虑症、抑郁症的老年人有较好的治疗作用。研究结果再次证实了有氧运动是一种有效改善或治疗老年人抑郁、焦虑情绪与症状的干预手段。

其二，浓郁的中国民族音乐。近年来相关研究也发现[39]，音乐疗法在精神疾病患者的康复中疗效显著，受到越来越多的精神心理科医护人员的重视。现代神经生理学研究也表明[40]，“神经系统中的大脑边缘系统和脑干网状结构对人体的内脏及躯体功能起主要调节作用，音乐可对这些神经结构产生直接影响，处于最佳状态”。音乐的快慢、强弱及升降也能较好地对不良情绪起调节作用。音乐疗法就是通过运用音乐特有的生理及心理效应，达到让患者还原正常的情绪情感，减轻不良身心症状的效果。临床研究已证实[41,42]，音乐疗法辅助药物治疗显示出良好的疗效。张韧仁等研究表明[43]，在体育锻炼过程中辅以音乐欣赏能强化一次性身体锻炼对焦虑、抑郁的消除作用。健身气功每种功法都配乐以古琴、古筝、琵琶等浓郁的中国民族音乐，在音乐快慢、强弱及升降的旋律与节奏设计上，着力刻画了人与自然的和谐统一，为习练者营造一个优雅恬静的环境，提升了心神的宁静和良好的心理氛围，同时，在流动的音符与动作的相互交融下，让习练者把握特定动作的神韵，进入相应的意境，达到动静相兼，做到意、气、形和谐的宁静而愉悦的虚无状态。这种状态也“有助于消除心理、社会因素所造成的紧张、焦虑、忧郁、恐怖等不良心理，缓解压力，提高应激能力”[44]。

其三，以小组形式的集体习练。老年人离开了工作岗位，面临社会交往逐渐变窄、人际交往渠道不畅等现实问题很可能是导致老年人时常产生孤独、抑郁、焦虑等负性情绪的重要原因。Sullivan 等对精神病患者的治疗中发现[45]，精神病是由社会环境和人际关系障碍造成的。体育锻炼能够改善或治愈老年人不良心理症状可能与体育锻炼为老年人提供扩大社会交往与改善人际关系有关，其中体育锻炼的形式对其人际关系的改善有着重要的影响。肖建原等研究表明[46]，单独进行体育锻炼的老年人与参加群体体育锻炼的老年人，其人际关系综合得分有显著性差异（$P<0.01$），单独进行体育锻炼的老年人人际关系质量明显低于参加群体体育锻炼的老年人；高亮等研究表明[47]，“与朋友一起”和“社区或协会组织”等的集体形式锻炼的老年人无论在积极体验，还是在消极体验上都明显优于“单独锻炼”形式的老年人，认为集体形式锻炼能更好地促使老年人之间的情感交流，改善人际关系，使其获得离、退休后的一种归属感，从而减少心理上孤独感和负面情绪。李剑忠对不同锻炼形式的老年人研究结果也显示[48]，集体锻炼形式的老年人正面情绪、心理健康得分均显著高于个人锻炼的老年人。本实验中要求老年人参与健身气功锻炼是以小组形式集体参与为主，小组形式的集体锻炼使老年人获得更多的人际交往机会，在练功过程中或休息时相互之间倾吐心声，交流练功体验，起到分散老年人对焦虑、抑郁等消极内心活动的注意，从而使老年人负性心境减弱，良性心境增强。

综上所述，当前老年群体的焦虑、抑郁状况形势十分严峻。作为党和国家大力推广的，以自身形体活动、呼吸吐纳、心理调节为主要形式的健身气功项目，对降低老年人抑郁、焦虑情绪效果非常显著，能有效促进老年人抑郁和焦虑倾向向积极方向转化，对老年人抑郁和焦虑症状具有一定的治疗作用。

第三节　锻炼健身气功对人格与应对的影响

一、前言

人格作为一个人的生理、心理和社会行为等多方面的综合体现[49]，其发展变化与身心健康密切相关，前人关于“体育锻炼与人格”的相关性研究表明[50,51]，体育锻炼与人格健康存在显著的正相关，对人格自我形成与完善影响巨大，参加体育锻炼程度越高，人格越趋于外向和低神经质；应对方式作为个体在面对压力和挫折时所运用的认知和行为方式，与人的身心健康也密切相关[52]。多数研究表明“身体锻炼对应对方式有积极的促进作用”[53]，“参与体育锻炼的比不参与体育锻炼的人群更倾向于积极的应付方式”[54]。

老年人作为一个特殊的群体，有关体育锻炼对老年人人格与应对方式影响的研究较少，当前，我国已进入老龄化社会，且进程日益加速。截至 2012 年底，我国 60 岁及以上老年人口已达 1.94 亿，占总人口的 14.3%。据推测，到 2025 年将突破 3 亿，2034 年将突破 4 亿。老龄问题受到空前的关注，老年人的心理健康问题也越来越受到社会各界的重视，在这样一个时代背景下，有必要加强体育锻炼与老年人人格、应对方式关系的实证研究，为老年人心理健康干预提供参考。为此，本节以老年人为研究对象，以国家大力推广的健身气功项目为实验内容，探讨健身气功锻炼对老年人人格与应对方式的影响，以及老年人人格与应对方式的关系。

二、实验结果

1. 实验前实验组和对照组老年人人格与应对方式得分的比较

从表 8-10 的比较结果可见，实验组和对照组老年人实验前人格与应对方式各维度得分差异均不显著，表明两组被试者具有较高的同质性。

表 8-10　实验组与对照组实验前老年人人格与应对方式得分的比较（$M\pm SD$）

变量	实验组	对照组	T	P
精神质	2.09±1.82	2.08±1.59	0.021	0.984
外倾性	8.73±2.17	8.97±1.99	−0.619	0.537
神经质	3.74±2.38	3.68±2.42	0.154	0.878
掩饰性	10.21±1.87	10.08±1.59	0.385	0.701
积极应对	2.08±0.42	2.11±0.34	−0.380	0.704
消极应对	1.32±0.47	1.38±0.44	−0.609	0.554

2. 实验后实验组和对照组老年人人格与应对方式得分的比较

实验后实验组和对照组老年人人格与应对方式检验结果显示（表 8-11）：

在人格得分上，实验组老年人的外倾性维度得分显著高于对照组，神经质维度得分显著低于对照组；在应对方式得分上，消极应对得分显著低于对照组，表明 24 周健身气功锻炼对老年人人格与应对方式具有一定的改善作用。

表 8-11　实验组与对照组实验后老年人人格与应对方式得分的比较（$M \pm SD$）

变量	实验组	对照组	T	P
精神质	1.76±1.26	1.84±1.17	−0.325	0.746
外倾性	9.14±1.69	8.24±1.95	2.798	0.013
神经质	2.82±2.13	3.76±2.73	−1.934	0.026
掩饰性	10.44±1.78	9.92±1.96	1.487	0.117
积极应对	2.16±0.42	2.14±0.51	0.290	0.772
消极应对	1.24±0.41	1.44±0.44	−2.597	0.010

3. 健身气功锻炼对实验组老年人人格和应对方式改善效果的时间效应

表 8-12 的 Repeated Measure 方差分析结果显示，在人格上，随着实验的进展（不同锻炼周数）老年人的精神质、神经质维度得分发生了显著变化，外倾性维度得分随着锻炼周数的变化也发生了较为显著的变化，达到临界显著水平。锻炼 12 周后较实验前，神经质维度得分显著降低，外倾性维度得分也发生了较为显著的升高；锻炼 24 周后较实验前，神经质维度得分降低非常显著，外倾性维度得分升高也达到临界差异水平，另外，精神质维度得分低于实验前，也到达临界显著水平；在应对方式上，随着实验的进展（不同锻炼周数），积极应对和消极应对得分都未发生显著变化，但锻炼 24 周或 12 周后较实验前，消极应对得分降低，积极应对得分提高，其中锻炼 24 周后较实验前达到临界差异水平。

表 8-12　实验组老年人人格与应对方式得分时间主效应的多重比较结果

变量	T_1	P_1	T_2	P_2	F	P
精神质	−0.286	0.775	−1.780	0.076	3.465	0.034
外倾性	1.657	0.099	1.820	0.070	2.687	0.072
神经质	−2.220	0.027	−3.498	0.001	8.222	0.000
掩饰性	0.154	0.878	1.115	0.226	1.071	0.346
积极应对	1.589	0.113	1.842	0.066	2.110	0.125
消极应对	−1.112	0.267	−1.510	0.132	1.310	0.274

4. 老年人人格特征与应对方式的关系

为了探讨老年人人格与应对方式之间的关系，将实验前和实验后的老年人人格与应对方式状况合在一起进行了相关分析，如表 8-13 所示，老年人人格特征与应对方式之间相关系数都较低，只有精神质维度与积极应对方式呈显著负相关，其他各人格维度与应对方式之间皆不显著相关。

表 8-13　老年人应对方式与人格特征的相关分析

应对方式	精神质	外倾性	神经质	掩饰性
积极应对	−0.185**	0.079	−0.058	0.066
消极应对	0.059	0.056	0.081	−0.009

注：**在 0.01 水平（双侧）上显著相关。

三、分析与讨论

心理学研究表明[55]，人格的形成与发展与人的行为活动密不可分，其中社会环境对人格可变性的影响最为明显，尤其是动态的社会交往是个体人格可变的最大动力。在体育锻炼过程中，通过参加者重复性的身体运动，不但使参加者达到增进生理健康的目的，同时，在体育锻炼的过程中，锻炼者通过主动参与体育锻炼的过程，也使得思维活动与机体活动紧密结合，从而促进了人格的形成与发展。相关体育锻炼对大学生人格干预的实验也证实[56~59]，体育锻炼对促进大学生人格健康发展具有积极影响；不同体育锻炼量大学生的人格存在差异，其中神经质维度存在显著性差异；大学生参与体育锻炼持续的时间、项目和强度对人格的改善都有显著影响，12 周锻炼对人格的积极影响优于 6 周，中强度锻炼也优于小强度，羽毛球和健美操对大学生人格的积极影响优于篮球项目等。本实验以健身气功为干预手段，以老年人为实验对象，实验结果也显示，健身气功锻炼总体上使老年人的人格特征向有利于身心健康的理想方向发展。与对照组相比，老年人参与健身气功锻炼 24 周后，精神质、外倾性和神经质维度得分都呈现出不同程度的下降或上升，尤其是神经质维度得分下降非常显著，这可能与健身气功不同于其他运动项目有关。神经稳定性维度与大脑边缘系统的活动或自主神经系统的活动相联系，健身气功是一项典型的有氧运动项目，习练者在松静、自然的状态下进行锻炼，既无大量的体力消耗，也无精神上的高度紧张，更没有剧烈运动的紧张感、不适应感和疲劳感，可使习练者从整体上处于平静、舒畅的精神状态，排除一切不必要的紧张和不良情绪的影响，这样就能有效降低习练者的心率和血压等，从而使个体的情绪向更稳定的方向变化。Repeated Measure 方差分析显示，健身气功锻炼的周数也对老年人人格改善效果产生显著影响，锻炼周期越长，人格改善效果越好，分析认为可能与健身气功属于中小强度的绵缓运动有关，由锻炼时间延长的累积效应所致。

在已有的关于"体育锻炼与应对方式关系"的研究中，多数研究结果支持适宜的体育锻炼对应对方式具有积极促进作用[60]，如李秋平等形体训练对女大学生应对方式影响的研究表明[61]，"与对照组相比，实验组学生经锻炼后，更多地采用解决问题、求助等较为积极的应对方式""形体训练能促使女大学生更多地选用积极的应对方式"。孙海艳等健身运动处方对改善大学新生应对方式的作用的实验研究结论也支持上述结果[62]。除此之外，崔冬雪、张俊利、谭机永等调查表明[63~65]，参加身体锻炼的女大学生、城市中年锻炼人群、不同体育锻炼程度的青年教师和大学生都有较为积极的应对方式。就体育锻炼对老年人应对方式影响的研究而言，目前国内外相关研究文献较少，健身气功锻炼是否能缓解老年人心理应激方面的研究尚未查阅到。本实验研究结果显示，尽管健身气功锻炼 24 周或 12 周后较实验前，积极应对得分提高，消极应对得分降低，且与对照组相比，消极应对得分显著低于对照组，但进一步 Repeated Measure 方差分析发现，随着实验的进展（不同锻炼周数），积极应对和消极应对得分都未发生显著变化，表明健身气功锻炼对老年人应对方式影响的效果有限。分析认为可能与健身气功项目的特点和老年人应对方式的特征等有关。健身气功项目作为我国典型的传统健身项目，运动技术较为简洁，运动强度适中，不具有对抗性和自定节奏的运动特征，与篮球等对抗性项目相比，使得老年人在运动情境中很难出现应激事件。另外，与处于心理走向成熟而又未完全成熟的青少年相比，老年人争强好胜之心减弱，淡泊名利之念占上风，老年人"淡化"应对各种应激事件增多，而自责等消极应对减少，使得短期（24 周）的健身气功锻炼改变老年人应对方式十分困难。

老年人人格特征与应对方式关系的相关分析结果显示，老年人人格特征与应对方式之间相关系数都较低，只有精神质维度与积极应对方式呈显著负相关，其他各人格维度与应对方式之间皆不显著相关。这与"人格特质与应对方式相互影响、人格与应对方式存在密切相关、人格特质是应对过程最有影响力的变量，以及人格特质对应对方式产生重要的影响"[66~69]等研究结论不相一致，提示老年人的人格特征可能不是影响其应对方式的重要因素或存在中介变量。

综上所述，与对照组相比，24 周健身气功锻炼后，实验组老年人人格特质中的外倾性维度得分显著高于对照组，神经质维度得分显著低于对照组，应对方式中的消极应对得分也显著低于对照组，且随着锻炼周数的增加，老年人人格特质中的精神质和神经质维度得分发生显著变化，但应对方式得分未发生显著变化；就老年人人格与其应对方式之间关系而言，其相关程度较低，只有精神质维度与积极应对方式呈显著负相关，其他各人格维度与应对方式之间相关皆不显著相关。总体看来，健身气功锻炼对老年人的人格和应对方式具有积极影响，但对老年人应对方式的影响程度有限，提示在选择健身气功项目以干预老年人应对方式时需慎重。

第四节　锻炼健身气功对认知能力的影响

一、前言

人口老龄化已是一个全球现象，我国自 20 世纪 90 年代以来，老龄化进程加快，截至 2014 年底，全国 60 岁及以上老年人口达到 2.12 亿，超过总人口的 15%，预计到 2040 年，65 岁及以上老年人口占总人口的比例将超过 20%。一些专家预测，到 2050 年中国将有 1/3 以上的人口超过 60 岁，同时，老年人口高龄化现象更为明显，80 岁及以上高龄老人正以每年 5%的速度增加。届时，中国将成为人口老龄化最严重的国家之一。中国人口老龄化不同于欧美等发达国家，与世界其他各国相比，我国人口老龄化呈现出规模大、增速快、老龄化跨级大等特点，最主要还是在社会经济尚不富裕（未富先老）、社会养老体系尚不健全、卫生医疗技术尚不发达、家庭养老基础正在消失（核心化）的社会现实条件下到来的，这一方面，给我国社会经济发展带来很大的挑战；另一方面，给众多老年人晚年生活质量提升带来许多不利影响。这些现实的社会矛盾，促使我们更加关注应对人口老龄化的对策研究。

众所周知，人口老龄化所产生的问题主要表现为老年人的“健康”问题，而“感知觉、注意力、记忆力和思维言语”等认知功能的下降对老年人健康的影响最大[70]。老年人随着年龄的增长，各种认知功能以不同的速度衰退，同时伴发的老年病反过来又影响老年人的认知功能。实践研究已证实[71,72]，体育锻炼对老年人形态、功能和心脏功能、肌肉力量、骨骼、细胞等指标，以及老年人的心境、焦虑、抑郁、认知效应均有积极影响，

“身体活动能直接降低执行功能的老化”[73]，参与体育锻炼对记忆、运算能力、语言能力、智商、反应时和知觉等的认知功能都有一定影响[74,75]。健康社会学的调研也表明[76]，人类 60%的疾病可以通过健身运动和体育锻炼来预防。可见，在“未富先老”的现实困境下，体育运动理应成为实现老年人“健康老龄化”的最佳方式和手段之一，尤其是应对老年人认知功能的衰退做出应有的贡献。

当前，“健身气功”作为党和政府大力推广的传统体育项目，自 2001 年国家体育总局健身气功管理中心成立以来，已创编和推广了 9 套“健身气功”功法。健身气功因其历史悠久、动作简单易学、形态优美和运动强度适中等特点而深受广大健身人群的欢迎，尤其是受老年健身群体的青睐。研究已表明[77~79]，锻炼“健身气功”能降低老年人焦虑、抑郁，显著改善老年人的呼吸、循环、代谢和免疫功能等。但锻炼“健身气功”能否对老年人的认知功能产生影响的研究较少。刘瑾彦、陈佩杰等对长期锻炼游泳、乒乓球、广场舞、健身气功·易筋经和太极拳的老年人的认知能力进行测试比较，发现只有“健身气功·易筋经”对老年人的认知功能有显著的促进作用，得出体育锻炼影响老年人的认知能力与锻炼项目的特点有关，不同锻炼项目对老年人认知能力的影响存在差异性，只有那些发挥神经系统功能和能更多调动与促进神经元联结的体育锻炼项目才能有效影响老年人的认知功能[80]。高亮等对长期锻炼“健身气功”的老年人智力进行测试，结果也显示，长期锻炼“健身气功”能有效延缓老年人智力的衰退速度[81]。鉴于上述有关“健身气功”对老年人认知功能影响的横向研究结果，还需进一步采用试验的研究方法来加以验证。本研究利用《认知功能自评量表》和“脚踏复用反应时测定仪”综合评定老年人 6 个月锻炼健身气功·易筋经、健身气功·五禽戏、健身气功·六字诀、健身气功·八段锦前后认知功能的变化，为健身气功的推广和老年人认知功能干预提供参考依据。

二、实验结果

1. 锻炼组与对照组老年人试验前后认知功能的变化

从锻炼组与对照组试验前后和组间的主体效应及交互效应的统计结果（表 8-14）可见，除认知功能主观自评得分锻炼组主效应及交互作用无显著性变化外，反应时、动作时和动作速度指标锻炼主效应及交互作用变化显著，而组间所有指标主效应都没有显著变化，表明锻炼前两组之间认知功能无明显差异，但是通过 6 个月健身气功锻炼后，两组之间反应时等客观认知功能指标差异显著。结合两组试验前后各项测试结果的变化率可以看出，锻炼“健身气功”6 个月后老年人的反应时、动作时和动作速度客观认知功能指标均有较为显著的提高。

表 8-14 锻炼和组间的主体效应和交互作用

变量	锻炼组前后变化率	对照组前后变化率	锻炼主效应	组间主效应	交互作用
认知功能自评（分）	0.78%	-4.25%	1.553	3.153	0.190
反应时（s）	-17.39%	-1.26%	4.039**	1.159	4.735**
动作时（s）	-9.09%	-1.50%	3.177*	0.404	3.061*
动作速度（m/s）	-21.27%	3.53%	4.467**	1.533	3.050*

注：*表示 $P<0.05$；**表示 $P<0.01$。

2. 锻炼组老年人试验不同阶段认知功能的变化

“球对称”检验结果显示（$P>0.05$）测试数据符合 Huynh-Feldt 条件，如表 8-15 所示，以试验组各指标得分作为因变量，试验前、习练 3 个月和 6 个月末时间作为自变量，组内使用 Repeated Measure 方差分析，结果显示不同时间点，老年人认知功能主观自评得分变化不显著，但反应时、动作时及动作速度等认知功能客观评价指标的变化显著，表明随着锻炼“健身气功”时间的延长，老年人反应时、动作时及动作速度等认知功能客观评价指标有逐步提高的趋势。

表 8-15 锻炼组老年人在试验不同阶段认知功能测试结果（$X\pm S$）

变量	试验前	3 个月	6 个月	F	P
认知功能自评（分）	21.78±4.74	22.19±4.63	21.95±4.90	0.250	0.779
反应时（s）	0.23±0.11	0.21±0.08#	0.19±0.08##	6.134	0.002
动作时（s）	0.55±0.16	0.52±0.15	0.50±0.14#	3.572	0.028
动作速度（m/s）	7.38±3.17	8.25±2.16#	8.95±2.92###△	11.635	0.000

注：#与前测比 $P<0.05$；##与前测比 $P<0.01$；###与前测比 $P<0.001$；△与中测比 $P<0.05$。

三、分析与讨论

1978 年，Spirduso 等对长期参与体育锻炼老年人的简单反应时和选择反应时进行研究发现，长期参与体育运动的老年人测验成绩明显好于不参加体育运动的老年人[82]，该结果激发了多学科领域学者对体育运动与老年人认知功能关系的关注[83]。大量有关健康人群和实验动物模型研究都发现，体力活动和有氧运动训练具有增强健康老年人的认知功能和神经保护的作用[84]。毛志雄等对老年人的“瞬时记忆、复杂反应时和注意广度”进行调查发现，积极参加体育锻炼的老年人的测验成绩优于不积极锻炼的对照组，其差异有十分显著的意义[85]；Roth 等对老年人视觉注意能力进行调查也发现，参加规律性的身体锻炼老年人的视觉注意能力显著优于较少参与身体锻炼的老年人[86]；Muscari 等实验研究也表明，每周 3 小时的 12 个月的有氧锻炼能有效地降低健康老年人认知下降的速度[87]；陈志强、张新安等对广场舞蹈运动改善老年人认知功能影响的实验研究也表明，老年人参与舞蹈锻炼 6 个月后，认知量表得分显著升高，12 个月后认知量表得分最高，与干预前相比，差异有统计学意义[88,89]；除此之外，Heyn 等对患有认知障碍的老年人体育锻炼前后实验数据进行分析还发现[90]，体育锻炼对老年人的认知损伤也具有积极的干预作用；林秋对患有轻度认知功能障碍的老年人进行八段锦锻炼干预，结果也显示锻炼前后老年人认知功能改善显著[91]。可见，体育锻炼既能延缓健康老年人的认知老化，也能改善老年人认知功能障碍，对维持老年人的认知功能具有重要作用。但也有研究表明，不是所有的体育运动都能对老年人认知功能有着积极的影响，存在运动项目的差异性[92]。

本研究通过比较两组老年人 6 个月试验前后认知功能的变化，结果发现对照组老年人认知功能各测试指标变化不显著，而锻炼组老年人尽管认知功能主观自评得分变化不显著（可能是认知功能评价方法所致），但其反应时、动作时及动作速度等客观认知功能评价指标变化显著，明显好于实验前，表明老年人锻炼“健身气功”能够有效地改善其认知功能。这也提示，在今后的老年人认知功能研究中，要采取多种方法对老年人认知功能进行综合评价。老年人锻炼“健身气功”对其认知功能具有积极改善作用，可能与“健身气功”项目的运动特点有关。其一，习练过程中不断地“调息”（呼吸吐纳），使得老年人的心肺功能得到改善，进而改善大脑血液循环和氧供，对认知功能产生效益。研究证实“养生功的调息能提高人体生物电流和机体活性，改善神经系统功能，使大脑各区域脑电波趋向同步，脑细胞电磁活动高度有序化、神经传导加快等，改善神经系统功能”[93]。其二，练习过程中的“调心”（心理调节），也使得老年人从整体上处于平静、舒畅的精神状态，通过冥想、意念等集中注意力，能提高个体对认知取向的警觉。也有研究表明，冥想可从“改变脑功能和脑结构、心理调适和维持完整的端粒结构”等方面改善老年人的认知功能，对预防和改善老年人认知功能障碍有积极的影响[94]。其三，习练过程中为达到心、意、力、气、形的高度统一，还需通过不断对动作方向、幅度、劲力、速度和时间上的恰到好处的“调身”运动，这也使得肢体运动过程中相关的脑区也得到活动，刺激大脑细胞的兴奋性，有利于保持中枢神经系统高度的协调性和准确性，有助于维持大脑感、知觉功能，进而改善老年人记忆力，达到健脑的功效[95]。总体而言，健身气功“三调”合一运动特点，强调以意念、冥想（大脑皮质）等方法控制肌肉松紧来进行的身体锻炼的运动形式，要求在锻炼过程中大脑中枢神经系统的参与度较高，这一特征可能提高了老年人中枢神经系统工作的能力，进而促使锻炼“健身气功”老年人的认知功能得以改善。

第五节　锻炼健身气功对幸福度的影响

一、前言

随着我国社会经济和人们生活水平的不断提高，人们越来越重视生活的幸福感。老年人作为社会的特殊群体，随着老年群体的不断扩大，老年人生活的是否幸福，也逐渐成为当今社会共同关注的话题。体育锻炼不仅可以提高老年人的身体素质，还可以填补退休后的孤独与失落，扩大老年人的社会交往，丰富老年人的生活，而逐渐成为老年人生活方式的重要组成部分。通过查阅体育锻炼与老年人幸福感的相关研究文献，发现大部分研究结果都表明，体育锻炼是影响老年人幸福感的主要因素之一[96~99]，参与体育锻炼的老年人幸福感高于不参与体育锻炼的老年人[100~103]。当前，因构建和谐社会的需要，国家已出台一系列保障政策来大力宣传、推广健身气功，广大科研工作者也因健身气功不同于一般体育项目的运动特点（以自身形体活动、呼吸吐纳、心理调节相结合为主要运动形式的民族传统体育项目）做了大量的相关研究工作，尤其是对功法理论的研究。我们知道，在健身气功的推广宣传中，加强功法基本理论研究，明确功法的来龙去脉固然重要，但随着健身气功推广的不断深入，仅仅依靠理论研究而没有数据支撑无法说明健身气功的科学性、合理性和实用性，容易让习练者感到困惑，也容易被某些别有用心的人所利用[104]。因此，只有开展健身气功相关的实验研究，通过运用各种测试数据来论证健身气功的实际锻炼效果，才能使人们正确认识健身气功，对进一步推广健身气功将会发挥着积极的作用。为此，本节以老年人为研究对象，以健身气功项目为实验内容，探讨健身气功锻炼对老年人幸福度的影响，为建设和谐老龄化社会服务。

二、实验结果

1. 实验前实验组和对照组老年人幸福度得分的比较

从表 8-16 比较结果可见，实验组和对照组老年人实验前幸福度总分及其各维度得分差异均不显著，表明两组被试者具有较高的同质性。

表 8-16　实验组与对照组实验前幸福度得分的比较（$M \pm SD$）

项目	实验组	对照组	T	P
正性情感	8.23±2.14	7.70±1.61	1.399	0.164
负性情感	1.85±1.97	2.08±1.74	–0.666	0.506
正性体验	11.72±2.02	11.51±2.97	0.397	0.693
负性体验	3.04±2.85	3.42±2.67	–0.719	0.473
幸福度总分	39.42±8.21	37.89±5.56	1.069	0.286

2. 实验后实验组和对照组老年人幸福度得分的比较

实验后实验组和对照组老年人幸福度得分进行独立样本 t 检验，结果显示（表 8-17）两组老年人在幸福度总分，以及其各维度得分上差异均达到显著水平，其中在负性情感维度、正性体验维度、负性体验维度及幸福度总分上差异达到非常显著水平，表明与对照组相比，24 周健身气功锻炼能显著提高老年人幸福度水平。

表 8-17　实验组与对照组实验后幸福度得分的比较（$M \pm SD$）

项目	实验组	对照组	T	P
正性情感	8.96±1.86	7.84±1.89	2.120	0.035
负性情感	1.30±1.61	2.14±1.46	–2.894	0.004
正性体验	12.70±1.96	11.27±2.63	3.712	0.000
负性体验	1.72±2.32	3.78±2.89	–4.589	0.000
幸福度总分	42.64±5.70	37.03±6.08	4.981	0.000

3. 实验组在不同实验阶段幸福度得分的比较

表 8-18 的 Repeated Measure 方差分析结果显示，不同周数幸福度总分及其各维度得分差别具有显著统计学意义，表明随着锻炼时间的变化，老年人幸福度得分发生了显著的变化。锻炼 12 周后较实验前，正性体验和负性体验得分有了显著变化；锻炼 24 周后较实验前，幸福度总分及其各维度得分都发生显著变化，正性因子得分显著提高，负性因子得分显著

下降，幸福度总分提高非常显著。

表 8-18 实验组幸福度得分时间主效应的多重比较结果

变量	T_1	P_1	T_2	P_2	F	P
正性情感	0.544	0.587	2.446	0.049	2.080	0.041
负性情感	−1.641	0.102	−2.643	0.009	3.630	0.027
正性体验	3.217	0.001	4.277	0.000	9.681	0.000
负性体验	−2.008	0.046	−4.364	0.000	9.437	0.000
幸福度总分	1.722	0.086	3.534	0.000	6.932	0.001

三、分析与讨论

1. 老年人幸福度得分基本状况

幸福感来源于人在“工作、社会关系、余暇休闲”[105]等自己社会生活领域中所获得的满足，受“经济收入水平、社会支持程度，以及自身躯体健康水平、心理状况”[106]等多种因素的综合影响，鉴于“主观幸福感得分大于 24 分者即为正性情感占优势，小于 24 分者即为负性情感占优势”[107]的研究结论，本研究实验对象的主观幸福感较强，表明随着社会的发展，老年人生活中许多方面的满意程度在不断地提高，幸福感水平也相应比较高。

2. 普及功法锻炼对老年人幸福得分的影响

有调查研究表明[108]，在诸多影响老年人幸福感的因素中，身体健康是所有老年人是否幸福的首选因素，可见，老年人幸福的最基本条件是身体健康。体育锻炼作为老年人一种积极、健康、向上的生活方式，不仅可以改善老年人身体功能，增强人体的抗病能力，而且也有利于调节老年人情绪，改善人际关系，增进心理健康，对于主观幸福感的形成与提高具有本质性的贡献。李金平等对晨练老年人的调查表明[109]，晨练组老年人的正性情感、正性体验得分高于对照组，而负性情感、负性体验得分则低于对照组，总幸福度也高于对照组，且差异有统计学意义（$P<0.01$）；赵晓玲对成都市主城区老年人参加体育锻炼情况的调查也表明[110]，体育锻炼对老年人的主观幸福感有着积极的推动作用。本实验结果与上述调查结论基本一致，即与对照组相比，实验组老年人参与健身气功实验前后，老年人幸福度得分显著提高，其中正性情感维度、正性体验维度得分增加；负性情感维度、负性体验维度得分减少，表明健身气功项目与其他体育健身项目一样，能促进老年人的身心健康，进而有效增强老年人生活幸福感。

国内外大量实验研究表明[111~114]，体育锻炼干预周期控制在8～12周以内起到的锻炼效果最佳。本研究实验结果表明，锻炼周期的长短对老年人幸福度有显著影响。随着锻炼周期的延长，老年人幸福度总分及正性因子得分都有不同程度的提高，负性因子得分有不同程度的下降，这与上述研究结论差异较大。分析认为，一方面，可能与老年人本身身体器官、生理功能等各方面逐渐出现下降，心理上渴望与别人交流，缓解孤独感有关，只有长期的经常性锻炼才能出现提高身体器官功能水平，抵抗疾病，在一定程度上调节心理状态，建立起一定的人际关系，促进老年人身心体健康的累积效应，进而不断提高老年人幸福感水平；另一方面，可能与健身气功项目运动特点有关，健身气功属于中小强度的绵缓运动，运动强度较低，如观察时间较短，很难产生累积效应。可见，运用健身气功锻炼来提高老年人幸福感水平，参与健身气功锻炼持续的周期是影响其效果的决定性因素。

综上所述，健身气功作为国家大力推广的健身项目，近年来，因其动作简单易学、运动强度适中及独特的身心合一习练特点而深受广大健身人群的欢迎，尤其是受老年健身人群的青睐。本实验研究结果证实了大多数“横断调查”[115]得出的“体育锻炼能提高老年人幸福感”[116]的结论，同时，也证实了健身气功锻炼也是提升老年人幸福感的有效手段之一，且长期坚持锻炼效果更好。

第六节　锻炼健身气功对衰老感的影响

一、前言

衰老是指绝大多数生物正常生理功能出现不可逆的衰退过程。就人类而言，衰老是人体发育成熟后，尤其是在生命的后期阶段逐步老化的过程，这一过程既有生理、生化的变化，又有行为和心理等的变化，表现为外在的头发花白、皮肤皱褶、行动迟缓和内在的相关记忆功能减退、激素分泌减少、多种脏器退行性变化等全身性、多方面的现象[117]。研究表明[118~120]，适量运动可以提高机体有氧工作能力，增强机体的心血管功能和呼吸系统功能、提高肌肉工作能力，防止骨质疏松等预防和延缓衰老。为构建和谐社会，健身气功作为国家大力推广的健身项目，自2001年推广以来，因其动作古朴典雅、柔和，衔接流畅、自然，简单易学，练习强度适中等特征，深受广大中老年健身人群的欢迎，尤其是受老年健身人群的青睐[121]，尽管已有相关研究初步证实了健身气功锻炼对延缓老年人衰老具有一定的实用性和科学性，但研究成果大多集中在对生理、生化和免疫等客观指标评价上[122~125]，对于“衰老是多种因素综合影响的结果，不仅与其生理功能衰退密切联系，而且与自我体验、自我意识在内的心理、社会等因素也密不可分”[126]，以及“个体对衰老的不同体验也会导致不同的衰老进程”[127]等最新研究学说缺乏验证。本研究借助胡寒春等编制的适合中国老年人的衰老自评量表[128]，以无锡市锡山区自愿参与实验的老年人为实验对象，以健身气功普及功法为实验内容，检验 24 周健身气功普及功法锻炼对老年人自评衰老的影响，以及对不同程度衰老感老年人的改善效果，旨在为进一步推广健身气功和积极应对老龄化提供参考依据。

二、实验结果

1. 实验前实验组和对照组老年人自评衰老得分的比较

从表 8-19 的比较结果可见，实验组和对照组老年人实验前自评衰老总分及其各维度得分差异均不显著，表明两组被试者具有较高的同质性。

表 8-19　实验组与对照组实验前自评衰老得分的比较（$M\pm SD$）

变量	实验组	对照组	T	P
生理变化	25.92±6.52	26.95±6.51	−0.857	0.392
情绪与认知变化	19.29±4.63	19.64±4.44	−0.419	0.676
自我意识及价值变化	26.40±5.37	28.03±4.22	−1.709	0.089
量表总分	71.77±14.27	74.62±13.17	−1.100	0.273

2. 实验后实验组和对照组老年人自评衰老得分的比较

实验后实验组和对照组老年人自评衰老检验结果显示（表 8-20）：两组老年人在自评衰老总分及其各维度得分上差异均达到显著水平，其中在情绪与认知变化维度上差异非常显著，实验组老年人自评衰老得分显著低于对照组老年人。

表 8-20　实验组与对照组实验后自评衰老得分的比较（$M\pm SD$）

变量	实验组	对照组	T	P
生理变化	23.98±6.59	26.46±5.60	−2.102	0.024
情绪与认知变化	17.42±4.50	19.62±4.36	−2.677	0.008
自我意识及价值变化	23.62±4.77	25.51±5.43	−1.993	0.032
量表总分	66.01±13.62	71.59±12.73	−2.253	0.022

3. 健身气功锻炼对实验组老年人自评衰老改善效果的时间效应

（1）总体样本自评衰老总分及其各维度得分在不同实验阶段的比较：表 8-21 的 Repeated Measure 方差分析结果显示，随着实验的进展（不同锻炼周数）总体样本自评衰老总分及其各维度得分下降显著。锻炼 12 周后较实验前，情绪与认知变化、自我意识及价值变化维度得分和自评衰老总分都有显著下降；锻炼 24 周后较实验前，自评衰老总分及其各维度得分都有非常显著的下降。

表 8-21　实验组总体样本自评衰老得分时间主效应的多重比较结果

变量	T_1	P_1	T_2	P_2	F	P
生理变化	−1.630	0.104	−2.962	0.003	3.460	0.010
情绪与认知变化	−3.516	0.001	−4.191	0.000	8.486	0.000
自我意识及价值变化	−2.387	0.039	−4.009	0.000	4.787	0.000
量表总分	−2.843	0.005	−4.526	0.000	6.967	0.000

（2）“轻度衰老感”老年人自评衰老总分及其各维度得分在不同实验阶段的比较：表 8-22 测试结果的 Repeated Measure 方差分析显示，“轻度衰老感”老年人自评衰老总分及其各维度得分随着实验的进展未发生显著变化，且锻炼 12 周后较实验前，老年人自评衰老得分出现不同程度的增大，其中生理变化、自我意识及价值变化维度得分，以及自评衰老总分达到临界显著水平；锻炼 24 周后，自评衰老总得分及其各维度得分也高于实验前。

表 8-22　“轻度衰老感”老年人自评衰老得分时间主效应的多重比较结果

变量	T_1	P_1	T_2	P_2	F	P
生理变化	1.082	0.055	0.482	0.629	2.300	0.107
情绪与认知变化	1.311	0.190	0.506	0.955	1.067	0.349
自我意识及价值变化	1.752	0.089	0.776	0.441	1.505	0.228
量表总分	1.070	0.058	0.569	0.573	2.436	0.094

（3）“中度衰老感”老年人自评衰老总分及其各维度得分在不同实验阶段的比较：表 8-23 测试结果的 Repeated Measure 方差分析显示，“中度衰老感”老年人自评衰老总分及其各维度得分随着实验的进展发生了显著变化。锻炼 12 周后，老年人自评衰老总分及其各维度得分低于实验前，

且情绪与认知变化维度和自评衰老总分下降显著；锻炼 24 周后，老年人自评衰老总分及其各维度得分显著低于实验前。

表 8-23 "中度衰老感"老年人自评衰老得分时间主效应的多重比较结果

变量	T_1	P_1	T_2	P_2	F	P
生理变化	−1.541	0.126	−2.562	0.006	3.915	0.022
情绪与认知变化	−2.592	0.012	−2.596	0.011	4.251	0.016
自我意识及价值变化	−1.282	0.202	−3.327	0.001	4.787	0.028
量表总分	−2.347	0.021	−3.971	0.000	6.967	0.015

（4）"重度衰老感"老年人自评衰老总分及其各维度得分在不同实验阶段的比较：表 8-24 测试结果的 Repeated Measure 方差分析显示，"重度衰老感"老年人自评衰老总分及其各维度得分随着实验的进展发生了非常显著变化。锻炼 24 周后较实验前，自评衰老总分及其各维度得分下降非常明显。锻炼 12 周后较实验前，情绪与认知变化、自我意识及价值变化维度得分和自评衰老总分也有显著下降。

表 8-24 "重度衰老感"老年人自评衰老得分时间主效应的多重比较结果

变量	T_1	P_1	T_2	P_2	F	P
生理变化	−3.819	0.000	−3.290	0.002	8.460	0.000
情绪与认知变化	−6.313	0.000	−5.113	0.000	19.704	0.000
自我意识及价值变化	−4.553	0.000	−4.793	0.000	13.443	0.000
量表总分	−6.446	0.000	−6.054	0.000	23.645	0.000

三、分析与讨论

衰老是机体发育成熟后，随着时间的推移而发生的渐进性生物体结构和组织功能不可逆的衰退过程，这一过程不仅与其生理功能衰退密切联系，而且与自我体验、自我意识在内的心理、社会等因素也密不可分。老年人随着年龄的增长、生活状态的改变、身体健康状况的下降，会出现生理上的组织器官老化，心理上的孤独、抑郁、焦虑、恐惧，以及社会的适应性较弱、社会支持减少等一系列生理、心理和社会健康问题。这些健康问题影响着老年人对自身衰老感的评价，一些研究表明[129,130]，个体的自身健康体验与衰老过程有着密切的关系，体育锻炼能有效减缓老年人衰老的进程已被大量的理论与实践所证明[131~133]。体育锻炼不仅能增进心血管系统的功能，提高呼吸系统的功能，改善消化系统的功能，增强运动系统的功能等，而且还能减缓认知功能退化、降低焦虑和抑郁等，同时还能增加老年人社会交往，改善社会关系等。健身气功作为我国传统养生文化的优秀遗产，是以增进身心健康为目的的民族传统体育项目，具有自身形体活动、呼吸吐纳、心理调节相结合的运动形式，涵盖了运动锻炼、呼吸锻炼和心理康复等多个环节，符合运动学、医学等的基本要求，越来越多的现代研究也证明健身气功锻炼对老年人生理、心理及社会健康等方面的独特功效[134,135]。本研究两组老年人实验结果显示，实验组老年人参与 24 周健身气功锻炼后自评衰老得分显著低于对照组老年人，表明 24 周的健身气功锻炼对降低老年人自评衰老得分也有显著效果。

李爱华等研究认为[136]，老年人由于处于不同的社会环境，有着不同的生活条件和不同的生活习惯，因此老年人个体之间及个体内不同器官系统之间的老化进程和衰老程度存在着生物序与时间序等的不一致，导致老年人个体对衰老体验程度不尽相同。实验结果表明，“轻度衰老感”老年人参与健身气功锻炼后，自评衰老得分不但没有下降，反而在实验不同周期出现不同程度的上升现象；“中度衰老感”和“重度衰老感”老年人实验周期的时间主效应显著，表现出锻炼周期的长短对其自评衰老有显著影响，随着锻炼周期的延长，老年人自评衰老总分及其各维度得分都有不同程度的下降，尤其是“重度衰老感”老年人自评衰老得分，出现下降周期短、改善幅度大的特点。分析认为，其一，与老年人自评衰老状况的个体差异有关，自评衰老得分高的个体在健身气功锻炼上的收益要大于自评衰老得分低的个体，可能因为他们有更大的下降空间；其二，与健身气功运动强度较低、观察时间较短有关，低强度、短周期健身气功锻炼很难对低衰老感的老年人产生效果。姚强等研究认为[137]，有氧运动对衰老进程的影响，取决于运动个体的年龄、健康状况、体能等健康水平和运动素质，与参与运动的强度、持续的时间及运动的形式等密切相关。鉴于健身气功锻炼对不同衰老程度老年人延缓效果存在差异，提示老年人参与健身气功锻炼要达到保持，甚至降低自评衰老得分的目的，除需有长期参与健身气功锻炼的时间保证外，还需要定期地评定自身衰老感状况，依据自身健康水平加大健身气功练习的负荷，形成个性化健身气功锻炼，如改变练功时姿势的高低、动作幅度的大小、动作速度的快慢，以及增减肌肉的用力感，或增减每周锻炼频次、每次锻炼持续的时间等进行相应的调整。

综上所述，延缓衰老一直是生物学等领域关注的热点，大量理论与实践研究已表明，适宜的运动是预防和延缓衰老的重要手段之一。目前，人们对运动与衰老的研究，大都侧重于运动与自由基、免疫细胞、活性酶、线粒体等衰老关系的研究，关于体育锻炼与衰老感的主观评价研究尚不多见，本研究以健身气功为研究内容，表明健身气功锻炼总体上有利于降低老年人自评衰老的得分，不同衰老程度老年人衰老感改善效果存在差异，提示老年人参与健身气功锻炼应以自身健康状况为参照系，定期评定自身衰老感状况，依据自身健康水平加大或减少锻炼的负荷。

参 考 文 献

[1] 汪向东，王希林，马弘. 心理卫生评定量表手册（增订版）[M]. 北京：中国心理卫生杂志社，1999: 35-45.

[2] 钱铭怡，武国城，朱荣春，等. 艾森克人格问卷简式量表中国版（EPQ-RSC）的修订[J]. 心理学报，2000,（3）: 317-323.

[3] Kozma A, Stones M J. The measurement of happiness: development of the memorial university of new found-land scale of happiness（MUNSH）[J]. Journal of Gerontology, 1980,（6）: 906-912.

[4] 宋爱芹，聂继雷，隋桂英. 老年人口幸福度及相关因素探讨[J]. 中国公共卫生, 2000,（7）: 672-673.

[5] 王宇中. 心理评定量表手册[M]. 郑州：郑州大学出版社, 2011: 479.

[6] 汪向东，王希林，马弘. 心理卫生评定量表手册（增订版）[M]. 北京：中国心理卫生杂志社，1999: 194, 235.

[7] 仇法强，周毅. 论身体自尊研究的社会文化维度缺失[J]. 体育与科学, 2013,（2）: 71-75.

[8] Campbell J D. Self-esteem and clarity of the self-concept [J].Journal of Personality and Social Psychology, 1990, 59（3）: 538-549.

[9] 康玉琦，钱明. 医科大学女生瘦身倾向和不满体形的影响因素[J]. 中国临床心理学杂志, 2013,（1）: 126-130.

[10] 张强，吴家荣，张丽彦. 初中生体育锻炼参与和身体自尊、体育锻炼感觉的研究[J]. 沈阳体育学院学报, 2013,（2）: 70-74.

[11] 谢庆伟. 大学生身体锻炼、身体自尊及其与一般自我效能感的关系[J]. 广州体育学院学报，2012,（3）: 95-100.

[12] 解静，陈元玉，江琳，等. 汕头地区养老院和社区老年人生活质量、孤独感、自尊及影响因素的研究[J]. 中国临床心理学杂志, 2011,（3）: 358-360.

[13] 杨波，张亚峰，田建君，等. 体育锻炼对老年人整体自尊与心理幸福感的影响研究[J]. 成都体育学院学报, 2011,（7）: 70-74.

[14] 王欣. 后金融危机语境下中产阶层人群运动休闲范式、身体自尊与生活满意度研究[J]. 南京体育学院学报（社会科学版）, 2011,（5）: 56-63.

[15] 韩月清. 包头市老年人自我观念、生活满意感与体育锻炼的关系[D]. 北京：北京体育大学，2003: 30-37.

[16] 朱晶. 自我的整合与发展：老年期的一项重要任务[J]. 社会心理科学, 2014,（11）: 24-30.

[17] McAuley E, Blissmer B, Katula J, et al. Physical activity, self-esteem, and self efficacy relationships in older adults: a randomized controlled trial[J].Annals of Behavioral Medicine, 2000,（2）:　131- 139.

[18] 殷晓旺, 邱达明, 黄斌. 体育锻炼对中老年人一般自尊、生活满意感的影响[J]. 体育学刊, 2008,（3）: 27-30.

[19] 黄友伟. 长期羽毛球锻炼对中老人心境及身体自尊的影响[J]. 南京体育学院学报（社会科学版）, 2009,（4）: 159-160.

[20] 徐涛, 毛志雄. 东北秧歌锻炼与老年人自尊、生活满意感和心境的关系[J]. 北京体育大学学报, 2013,（10）: 82-88.

[21] 高亮, 薛欣. 老年人参与健身气功锻炼的心理效应研究[J]. 西安体育学院学报, 2013,（4）: 466-472.

[22] 朱丽, 陈国俅. 体育锻炼对身体自尊影响的 Meta 分析[J]. 中国学校卫生, 2009,（9）: 842-845.

[23] 何颖, 徐明. 大学生体育锻炼与抑郁水平、身体自尊水平的相关性分析[J]. 成都体育学院学报, 2002,（1）: 65-69.

[24] 朴松花, 李春玉. 焦虑的概念分析[J]. 吉林医学, 2007,（2）: 181-182.

[25] 王进. 运动锻炼有助于减轻焦虑症, 但为什么人们却选择了其他治疗方式[J]. 体育科学, 2005,（10）: 96.

[26] 肖世富, 李娟, 唐牟尼, 等. 中国老年心理问题的评估、预警与干预示范研究总体方案: 中国纵向老龄化研究[J]. 上海精神医学, 2013,（2）: 91-98.

[27] 张林, 王爱华, 刘芳. 老年人焦虑抑郁状况及其影响因素研究[J]. 中国医学伦理学, 2014,（6）: 873-877.

[28] 孟琛, 汤哲. 北京城乡老年人抑郁症状的分析与比较[J]. 中国老年学杂志, 2000,（4）: 196-198.

[29] 杨学军, 宋明学, 洪炜. 北京东城区离退休老年人健康状况分析[J]. 中国心理卫生杂志, 1999,（6）: 258.

[30] 肖存利, 陈博. 北京市西城社区老年人焦虑与抑郁现况调查[J]. 中国全科医学, 2014,（26）: 3113-3117.

[31] 宋玉钰, 靳岩鹏, 邢凤梅, 等. 保定地区社区老年人抑郁状况及其影响因素分析[J]. 现代预防医学, 2015,（2）: 276-281.

[32] 贺美玲, 隆春玲, 郭志华, 等. 小组心理干预对空巢老年人焦虑抑郁情绪的影响[J]. 中华护理杂志, 2013,（5）: 450-453.

[33] 房金涛, 李文秀, 刘学, 等. 北京市海淀区老年人焦虑抑郁状况及其影响因素[J]. 中国健康心理学杂志, 2015,（3）: 447-451.

[34] 孙勇, 李言, 张鑫毅. 上海市某社区 50-70 岁人群焦虑及抑郁状况调查[J]. 健康教育与健康促进, 2014,（4）: 266-269.

[35] 张玲, 徐勇, 聂宏伟. 2000-2010 年中国老年人抑郁患病率的 meta 分析[J]. 中国老年学杂志, 2011,（17）: 3349-3353.

[36] 贾守梅, 冯正仪, 胡雁, 等. 社区老年人抑郁障碍与应对方式的关系研究[J]. 中国行为医学科学, 2004,（2）: 208-210.

[37] La Fontaine T P, Dilorenzo T M, Frensch P A, et al. Aerobic exercise and mood. A brief review: 1985-1990[J].Sports Med, 1992,（3）: 160-170.

[38] 张力为, 毛志雄. 体育锻炼与心理健康的关系（综述）[J]. 广州体育学院学报, 1995,（4）: 42-48.

[39] 李权超. 音乐在心理治疗中的应用[J]. 临床心身疾病杂志, 2007,（5）: 473-474.

[40] 孙宝容. 音乐治疗抑郁性神经症的机制及护理初探[J]. 河南实用神经疾病杂志, 2004,（2）: 89-90.

[41] 荆效奎. 音乐治疗抑郁症患者疗效观察[J]. 中国社区医师医学专业, 2007,（15）: 89.

[42] 张明廉, 张建茵, 李永远, 等. 阿米替林合并音乐治疗与单用阿米替林治疗抑郁症的对照研究[J]. 河北精神卫生, 1994,（2）: 65-67.

[43] 张韧仁, 周成林. 一次性身体锻炼及其辅以音乐欣赏的短期情绪效益比较研究[J]. 成都体育学院学报, 2013,（4）: 71-77.

[44] 丁丽玲. 健身气功调养方法研究[J]. 体育文化导刊, 2009,（11）: 149-153.

[45] Sullivan H S. The interpersonal theory of psychiatry[M].New York: W.W.Norton and CO, 1953: 393.

[46] 肖建原. 王天生老年人参加体育锻炼的坚持性、组织形式与人际关系的相关研究[J]. 西安体育学院学报, 2001,（3）: 98-101.

[47] 高亮, 薛欣. 老年人参与健身气功锻炼的心理效应研究[J]. 西安体育学院学报, 2013,（4）: 466-472.

[48] 李剑忠. 体育锻炼对老年人体质和自测健康水平的影响[J]. 中国老年学杂志, 2014,（8）: 4354-4355.

[49] 赵凤臣, 韩秀敏. 老年糖尿病患者心理状况及影响因素分析[J]. 中国公共卫生, 2006,（10）: 1237-1238.

[50] 李树旺. 体育与大学生人格发展的实证研究[J]. 体育与科学, 2010,（4）: 91-96.

[51] 杨剑, 崔红霞, 陈福亮. 大学生心理资本、体育锻炼行为与人格发展关系研究[J]. 天津体育学院学报, 2013,（2）: 96-100.

[52] 徐华, 曾美英. 北京市空巢与非空巢中老年人心理健康、社会支持与应对方式比较[J]. 中国老年学杂志, 2014,（22）: 5544-5547.

[53] Jennifer T, Dorothy L E. Relations among exercise, coping, disordered eating, and psychological health among college students [J]. Eating Behaviors, 2004,（4）: 337-351.

[54] 骆积强. 身体锻炼与高中生应付方式的关系研究[J]. 北京体育大学学报, 2005,（3）: 391-392.

[55] 殷恒婵, 傅雪林. 对体育锻炼心理健康效应研究的分析与展望[J]. 体育科学, 2004,（4）: 37-39.

[56] 赵双印. 太极拳对普通高校大学生人格特征的影响[J]. 中国临床康复, 2005,（40）: 33-36.

[57] 梁丹, 吴伟奋. 体育锻炼与大学生人格的相关性研究[J]. 福建医科大学学报（社会科学版）, 2012,（3）: 41-45.

[58] 邓雷, 马兆富. 不同项目和强度的体育锻炼对大学生人格和心理应激的干预研究[J]. 南京体育学院学报（社会科学版）, 2009,（1）117-122.

[59] 邓雷, 孙海艳, 颜军. 身体锻炼对大学新生人格和心理压力的干预研究[J]. 首都体育学院学报, 2009,（4）: 423-427.

[60] 颜军, 陈爱国. 体育锻炼应对应激研究的述评[J]. 武汉体育学院学报, 2008,（11）: 58-63.

[61] 李秋平, 刘爱平, 宋海鹏, 等. 形体训练对女大学生影响的研究[J]. 体育文化导刊, 2008,（7）: 81-84.

[62] 孙海艳, 颜军. 健身运动处方对大学新生应对方式的影响[J]. 中国学校卫生, 2013,（6）: 700-703.

[63] 崔冬雪, 刘希佳. 高师女大学生身体锻炼与社会支持、应对方式、抑郁倾向的相关研究[J]. 河北体育学院学报, 2005,（4）: 66-68.

[64] 张俊利. 城市中年人身体锻炼对心理压力及其应对的影响效应研究——以西安市居民为例[D]. 西

安: 西安体育学院, 2011: 11-14.

[65] 谭机永, 邓砚, 杨莉, 等. 广西高校青年教师职业倦怠特质应对方式领悟社会支持相关性分析[J]. 中国学校卫生, 2011, (12): 1519-1520.

[66] Morgan H J, Janoff-Bulman R. Positive and negative selfcomplexity: pattems of adjustment following traumatic versus nontraumatic life experiences[J]. Journal of Social and Clinical Psychology, 1994, (1): 63-85.

[67] Kliewer W. Coping in middle childhood elations to competence, type a behavior, monitoring, blunting and locus of control[J]. Deve Psychol, 1991, (4): 689-697.

[68] 吕淑云, 徐向东, 路霞, 等. 暴力事件女性伤员人格及应对方式与心理健康状况的关系[J]. 中国全科医学, 2014, (16): 1902-1906.

[69] 钟倩红, 王峰娟, 李晓珍, 等. 大学生人格特征与自尊及应对方式关系[J]. 中国公共卫生, 2010, (7): 885-886.

[70] 蒋长好, 陈婷婷, 石长地.身体活动对老年人认知和脑功能的影响[J]. 中国老年学杂志, 2015, 35 (12): 3445-3449.

[71] 孙延林, 王志庆, 姚家新, 等. 体育锻炼与心理健康: 认知、焦虑、抑郁和自我概念的研究进展[J]. 生理科学进展, 2014, 45 (5): 337-343.

[72] 高亮, 王家宏, 王莉华. 南京城区老年人生理、心理和社会健康现状及其影响因素研究[J].体育与科学, 2016, 37 (4): 107-115.

[73] Spirduso WW. Reaction and movement time as a function of age and physical activity level [J]. J Gerontol, 1975, 30 (4): 435-440.

[74] 梁东梅, 唐文清, 骆聪, 等. 太极拳锻炼促进老年人认知功能的研究综述[J]. 体育学刊, 2014, 21 (4): 61-66.

[75] 司琦. 锻炼心理学[M]. 杭州: 浙江大学出版社, 2008: 79.

[76] 彭宁. 健康传播学视阈下全民健身活动的开展策略研究[J]. 北京体育大学学报, 2016, 39 (2): 11-16.

[77] 高亮. 老年人焦虑、抑郁症状的健身气功干预效果研究[J]. 山东体育学院学报, 2016, 32(1): 56-60.

[78] 高亮, 薛欣. 老年人参与健身气功锻炼的心理效应研究[J]. 西安体育学院学报, 2013, 30 (4): 466-472.

[79] 石爱桥, 李安民, 王广兰, 等. 参加健身气功锻炼对中老年人心理、生理影响的研究[J].成都体育学院学报, 2005, 31 (3): 95-98.

[80] 刘瑾彦, 陈佩杰, 牛战斌, 等. 不同运动项目对老年人认知能力的影响[J]. 上海体育学院学报, 2016, 40 (3): 91-95.

[81] 高亮, 徐盛嘉. 健身气功对延缓老年人智力衰退效果的调查研究[J]. 体育文化导刊, 2013 (7): 32-36.

[82] Spirduso WW, Clifford P. Replication of age and physical activity effects on reaction and movement time[J]. J Geronto1, 1978, 33 (1): 26-30.

[83] 陈爱国, 许克云, 朱风书, 等.体育运动与老年人认知功能: 研究与思考[J].中国运动医学杂志, 2014, 33 (11): 1119-1126.

[84] 赵丽，李岩.体力活动与 AD 高危人群认知功能[J].北京体育大学学报, 2015, 38（8）: 50-58.

[85] 毛志雄，王则珊.北京城区中老年人身体锻炼与心理健康的关系——情绪维度的研究[J].北京体育大学学报（增刊）, 1996: 5-11.

[86] Roth D, Goode K, Clay O. Association of physical activity and visual attention in older adults [J]. Journal of Aging and Health, 2003, 15（3）: 534-547.

[87] Muscari A, Giannoni C, Pierpaoli L, etal.Chronic endurance exercise training prevents aging-related cognitive decline in healthy older adults: randomized controlled trial[J]. Int J Geriatr Psych, 2010, 25（10）: 1055-1064.

[88] 张新安，倪晓梅，刘峰.广场舞蹈运动对老年人认知功能及情绪影响的研究[J].中外医学研究，2012, 10（28）: 4-6.

[89] 陈志强. 广场舞蹈运动干预对老年人认知功能影响的研究[J].中国农村卫生事业管理, 2014, 34(7): 879-882.

[90] Heyn P C, Johnson K E, Kramer A F. Endurance strength training outcomes on cognitively impaired and cognitively intact older adults: a meta-analysis [J]. J Nutr Health Aging, 2008, 12（6）: 401-409.

[91] 林秋.八段锦运动干预对轻度认知功能障碍患者认知功能的影响[J].山东医药, 2016, 56(21): 50-52.

[92] 刘瑾彦，陈佩杰，牛战斌，等.不同运动项目对老年人认知能力的影响[J].上海体育学院学报，2016, 40（3）: 91-95.

[93] 彭华茂，申继亮，王大华. 认知老化过程中视觉功能、加工速度和工作记忆的关系[J].中国老年学杂志, 2006, 26（1）: 1-4.

[94] 王靓，戴付敏，张娜，等.冥想对防治老年人认知功能障碍的研究进展[J].中华护理杂志，2015, 50（10）: 1254-1258.

[95] 石俊梅.秧歌舞训练干预对老年女性认知功能障碍患者的影响[J].中国老年学杂志, 2016, 36（18）: 4625-4626.

[96] 刘亚楠. 西安市城市社区老年人主观幸福感及影响因素研究[D]. 西安: 第四军医大学硕士学位论文, 2012: 34.

[97] 张伟，胡仲明，李红娟，等. 城市老年人主观幸福感的影响因素分析[J]. 人口与发展, 2014,（6）: 71-78.

[98] 白岩岩，王裕明，蔡玫珠. 上海市老年人生活幸福感及影响因素[J]. 中国老年学杂志，2015,（3）: 1670-1672.

[99] 李丹，许鑫，郭振友. 唐山地区老年公寓老年人幸福度及相关因素调查[J]. 现代预防医学，2013,（19）: 3633-3636.

[100] 戴群，姚家新. 体育锻炼与老年人生活满意度关系[J]. 北京体育大学学报, 2012,（5）: 67-73.

[101] 李军兰，刘文. 体育锻炼对主观幸福感和心理幸福感的双重效应研究[J]. 教育理论与实践，2014,（12）: 37-40.

[102] 魏烨. 群体性休闲运动对老年人幸福感的影响模式[J]. 天津体育学院学报, 2014,（5）: 455-460.

[103] 王洁，喻聪，高红英，等. 体育运动对老年人幸福感的影响[J]. 中国老年学杂志，2011,（12）: 4644-4645.

[104] 胡晓飞，侯恩毅，庄永昌，等. 对我国近 20 年健身气功科研状况的调查与分析[J]. 北京体育大学学报, 2006,（8）: 1048-1053.

[105] 叶平，施江萍. 体育活动的幸福感效应述评[J]. 首都体育学院学报, 2008,（5）: 61-64.

[106] 黄润龙，张伟新. 江苏老年人口幸福程度的微观分析[J]. 人口与发展, 2010,（5）: 88-96.
[107] 崔红志. 农村老年人主观幸福感影响因素分析[J]. 中国农村经济, 2015,（4）: 72-81.
[108] 黄润龙，张伟新. 江苏老年人口幸福程度的微观分析[J]. 人口与发展, 2010,（5）: 88-96.
[109] 李金平，徐德均，邓克维. 体育锻炼对老年人心理健康及幸福度影响[J]. 中国公共卫生，2006,（4）: 390-392.
[110] 赵晓玲. 成都市主城区老年人体育锻炼与主观幸福感关系的研究[D]. 成都：成都体育学院, 2014: 23-30.
[111] 徐雷. 身体活动对主观幸福感影响的元分析[J]. 体育科学, 2014,（10）: 29-39.
[112] 罗兴华，陈昆明，谭先明. 二十四式太极拳对女性老年人健康的影响[J]. 广州体育学院学报, 2008,（3）: 68-72.
[113] Bromn H E, Pearson N, Braithwaite E R E, et al. Physical activity interventions and depression in children and adolescents[J].Sports Med, 2013,（3）: 195-206.
[114] Herring M P, Oconnor P J, Dishamn R K. The effect of exercise training on anxiety symptoms among patients；a systematic renew[J].Arch Int Med, 2010,（4）: 321-331.
[115] 刘超. 苏南地区城市老年人幸福感、认知功能与体育锻炼的相关性研究[D]. 扬州：扬州大学, 2014: 15-16.
[116] 谭淋. 论体育与幸福[J]. 武汉体育学院学报, 2014,（6）: 5-10.
[117] 郑虎占. 衰老机理与延缓衰老对策探讨[J]. 江苏中医, 1994,（7）: 37-38.
[118] 夏书宇. 运动对衰老过程中免疫机制的影响[J]. 武汉体育学院学报, 2005,（11）: 63-67.
[119] 孙开宏. 身体锻炼抗衰老作用机制研究进展[J]. 四川体育科学, 2007,（4）: 115-118.
[120] 任可欣，曲淑兰. 运动、一氧化氮与衰老内皮的功能[J]. 中国临床康复, 2006,（4）: 150-153.
[121] 高亮，薛欣. 老年人参与健身气功锻炼的心理效应研究[J]. 西安体育学院学报，2013,（4）: 466-472.
[122] 高亮，徐盛嘉. 健身气功对延缓老年人智力衰退效果的调查研究[J]. 体育文化导刊，2013,（7）: 32-36.
[123] 朱寒笑. 新编五禽戏延缓人体衰老的效果[J]. 中国临床康复, 2006,（23）: 16-19.
[124] 曾云贵，周小青，王安利. 健身气功·八段锦锻炼对中老年人身体形态和生理机能影响的研究[J]. 北京体育大学学报, 2005,（9）: 1207-1290.
[125] 程其练，杜少武，章文春. 健身气功 · 易筋经锻炼对中老年人体质的影响[J]. 北京体育大学学报, 2006,（11）: 1516-1520.
[126] 杨婷，张冲，陈清轩. 衰老机制研究进展[J]. 中国生物工程杂志, 2005,（3）: 6-11.
[127] Schulz R, Heckhausen J. Emotion and control: a life-span perspective [J]//Schaie K W, Lawtin M P. Annual Review of Gerontology and Geriatrics, 1998,（17）: 185-205.
[128] 高亮，王莉华. 体育锻炼对老年人“衰老感”影响的调查研究[J]. 中国体育科技, 2015,（5）: 94-99.
[129] 田野，陆一帆，赵杰修，等. 国民运动健身科学指导系统研究与建立[J]. 体育科学, 2010,（2）: 3-11.
[130] 王保奎，夏至. 健身气功锻炼对老年人心境状态的影响[J]. 中国老年学杂志，2014,（8）: 4302-4304.
[131] 林华，于文谦. 人体衰老机理及有氧运动对延缓衰老的作用[J]. 体育学刊, 2000,（2）: 28-31.

[132] 孙延林, 王志庆, 姚家新, 等. 体育锻炼与心理健康: 认知、焦虑、抑郁和自我概念的研究进展[J]. 生理科学进展, 2014,（5）: 337-343.

[133] 王宾, 马士荣, 胡莺. 健身气功·易筋经锻炼对老年骨骼肌衰弱的延缓作用[J]. 中国老年学杂志, 2015,（1）: 28-30.

[134] 李垂坤, 代海斌, 徐明. 健身气功新功法对中老年血脂的影响[J]. 成都体育学院学报, 2013,（9）: 62-66.

[135] 王涛, 高亮. 健身气功锻炼对老年人心境状态影响的调查研究[J]. 武汉体育学院学报, 2013,（8）: 59-60.

[136] 李爱华, 陈佩杰. 递增负荷有氧运动 14 周影响不同衰老程度老年男性的生物学年龄[J]. 中国组织工程研究与临床康复, 2007,（39）: 7739-7744.

[137] 姚强, 窦丽. 运动延缓衰老的古今机理研究比较[J]. 南京体育学院学报（社会科学版）, 2005,（6）: 50-53.

附　录

一、"大五"人格量表

指导语：在以下的每个"数字号表"中，指出您一般最想描述的点，假使态度中等，就将记号"√"打在中点"3"上。

1.	迫切的	5	4	3	2	1	冷静的
2.	群居的	5	4	3	2	1	独处的
3.	爱幻想的	5	4	3	2	1	现实的
4.	礼貌的	5	4	3	2	1	粗鲁的
5.	整洁的	5	4	3	2	1	混乱的
6.	谨慎的	5	4	3	2	1	自信的
7.	乐观的	5	4	3	2	1	悲观的
8.	理论的	5	4	3	2	1	实践的
9.	大方的	5	4	3	2	1	自私的
10.	果断的	5	4	3	2	1	开放的
11.	泄气的	5	4	3	2	1	乐观的
12.	外显的	5	4	3	2	1	内隐的
13.	跟从想象的	5	4	3	2	1	服从权威的
14.	热情的	5	4	3	2	1	冷漠的
15.	自制的	5	4	3	2	1	易受干扰的
16.	易难堪的	5	4	3	2	1	老练的
17.	开朗的	5	4	3	2	1	冷淡的
18.	追求新奇的	5	4	3	2	1	追求常规的
19.	合作的	5	4	3	2	1	独立的
20.	喜欢次序的	5	4	3	2	1	适应喧闹的
21.	易分心的	5	4	3	2	1	镇静的
22.	保守的	5	4	3	2	1	有思想的
23.	适于模棱两可的	5	4	3	2	1	适于轮廓清楚的
24.	信任的	5	4	3	2	1	怀疑的
25.	守时的	5	4	3	2	1	拖延的

二、简式心境状态量表（POMS）

指导语：下列单词表达您在上一周（包括今天）的感受。对每一个形容词只能在五种选择中选出一项最符合您的实际情况感受，并在相应的小方块内打“√”。

		几乎没有	有一点	适中	相当多	非常地
1.	紧张的	□	□	□	□	□
2.	生气的	□	□	□	□	□
3.	无精打采的	□	□	□	□	□
4.	不快活的	□	□	□	□	□
5.	轻松愉快的	□	□	□	□	□
6.	慌乱的	□	□	□	□	□
7.	为难地	□	□	□	□	□
8.	心烦意乱的	□	□	□	□	□
9.	气坏的	□	□	□	□	□
10.	劳累的	□	□	□	□	□
11.	悲伤的	□	□	□	□	□
12.	精神饱满的	□	□	□	□	□
13.	集中不了注意力的	□	□	□	□	□
14.	自信的	□	□	□	□	□
15.	内心不安的	□	□	□	□	□
16.	气恼的	□	□	□	□	□
17.	精疲力尽的	□	□	□	□	□
18.	沮丧的	□	□	□	□	□
19.	主动积极的	□	□	□	□	□
20.	慌张的	□	□	□	□	□
21.	坐卧不宁的	□	□	□	□	□
22.	烦恼的	□	□	□	□	□
23.	倦怠的	□	□	□	□	□
24.	忧郁的	□	□	□	□	□
25.	兴致勃勃的	□	□	□	□	□
26.	健忘的	□	□	□	□	□
27.	有能力感的	□	□	□	□	□
28.	易激动的	□	□	□	□	□
29.	愤怒的	□	□	□	□	□
30.	疲惫不堪的	□	□	□	□	□

续表

		几乎没有	有一点	适中	相当多	非常地
31.	毫无价值的	□	□	□	□	□
32.	富有活动的	□	□	□	□	□
33.	有不确定感的	□	□	□	□	□
34.	满意的	□	□	□	□	□
35.	担忧的	□	□	□	□	□
36.	狂怒的	□	□	□	□	□
37.	抱怨的	□	□	□	□	□
38.	孤弱无助的	□	□	□	□	□
39.	劲头十足的	□	□	□	□	□
40.	自豪的	□	□	□	□	□

三、身体自尊量表（PSPP）

指导语：我是怎样的人？

下面是一些人们描述自我的句子，这里没有对或者错，请根据自己的情况如实回答。首先，请在下面黑体字的两种陈述中决定哪一种情况最适合您；接下来，请您在所选的一方根据选项的符合程度："有些符合我"或"完全符合我"，选择最适合自己的一项，并在括号内打"√"。

例如，

完全符合我	有些符合我	我具有很强的竞争性	或	我并不具有很强的竞争性	完全符合我	有些符合我
（√）	（ ）				（ ）	（ ）

注意：请记住在4个括号内仅选择一个打"√"。不要漏选。

1.	完全符合我 ( )	有些符合我 ( )	**参加体育运动时我觉得自己并不很优秀**	或	**我觉得自己能胜任每项体育运动**	完全符合我 ( )	有些符合我 ( )
2.	完全符合我 ( )	有些符合我 ( )	**我对自己的身体状况和体质水平并不自信**	或	**我总自信自己能保持极好的身体状况和体质**	完全符合我 ( )	有些符合我 ( )
3.	完全符合我 ( )	有些符合我 ( )	**与多数人相比我拥有富有吸引力的身体**	或	**与多数人相比我的身体并没有很强的吸引力**	完全符合我 ( )	有些符合我 ( )

续表

4.	完全符合我( )	有些符合我( )	我的身体比同性别大多数人都要壮得多	或	我的身体并不比同性别大多数人都要强壮得多	完全符合我( )	有些符合我( )
5.	完全符合我( )	有些符合我( )	我对自己的体型和身体能力感到无比自豪	或	有时我对自己的体型和体能并不感到自豪	完全符合我( )	有些符合我( )
6.	完全符合我( )	有些符合我( )	涉及运动能力时,我在最优秀者之列	或	涉及运动能力时,我并不在最优秀者之列	完全符合我( )	有些符合我( )
7.	完全符合我( )	有些符合我( )	我确信能经常参加有活力的身体锻炼活动	或	我很少花工夫去参加有活力的身体锻炼活动	完全符合我( )	有些符合我( )
8.	完全符合我( )	有些符合我( )	我觉得自己很难使身体保持富有吸引力	或	我觉得我很容易使身体保持富有吸引力	完全符合我( )	有些符合我( )
9.	完全符合我( )	有些符合我( )	与同性别多数人相比,我跑的速度更快	或	与同性别多数人相比,我跑的速度更慢	完全符合我( )	有些符合我( )
10.	完全符合我( )	有些符合我( )	我有时并不满意自己的身体状态或体能	或	对自己的身体状态或体能,我总感到满意	完全符合我( )	有些符合我( )
11.	完全符合我( )	有些符合我( )	当参加体育运动时,我并不感到十分自信	或	当参加体育运动时,我是最自信的人之一	完全符合我( )	有些符合我( )
12.	完全符合我( )	有些符合我( )	与多数人相比,我不常有较好的精力和体质	或	与多数人相比,我的精力和体质总能保持得很好	完全符合我( )	有些符合我( )
13.	完全符合我( )	有些符合我( )	当穿得很少时,我感到很不自在	或	当穿得很少时,我感到非常自在	完全符合我( )	有些符合我( )
14.	完全符合我( )	有些符合我( )	当涉及身体速度时,我信心十足	或	当涉及身体速度时,我总是望而却步	完全符合我( )	有些符合我( )
15.	完全符合我( )	有些符合我( )	我对自己的身体方面并不感到非常自信	或	我对自己的身体方面感到信心十足	完全符合我( )	有些符合我( )
16.	完全符合我( )	有些符合我( )	当参加运动时,我总是最优秀的人之一	或	当参加运动时,我不是最优秀的人之一	完全符合我( )	有些符合我( )

续表

17.	完全符合我( )	有些符合我( )	在健身和锻炼环境中，我觉得有些不自在	或	我对健身和锻炼环境一直感到自信和轻松	完全符合我( )	有些符合我( )
18.	完全符合我( )	有些符合我( )	别人总羡慕我因为我有出众的体格和身材	或	我觉得别人很少羡慕我的身体形象	完全符合我( )	有些符合我( )
19.	完全符合我( )	有些符合我( )	涉及身体力量时，我感到缺乏信心	或	当涉及身体力量时，我感到信心十足	完全符合我( )	有些符合我( )
20.	完全符合我( )	有些符合我( )	对自己的身体我总有积极体验，如满意等	或	我有时对自己的身体并没有积极的体验	完全符合我( )	有些符合我( )
21.	完全符合我( )	有些符合我( )	学习新动作时，我有时比别人要慢一些	或	学习新动作时，我总是最先学会者之一	完全符合我( )	有些符合我( )
22.	完全符合我( )	有些符合我( )	我对自己保持经常性体育锻炼感到信心十足	或	我对自己保持经常性体育锻炼不是很有信心	完全符合我( )	有些符合我( )
23.	完全符合我( )	有些符合我( )	与多数人相比我的体型看上去并不是最好的	或	与多数人相比，我的体型看上去是最好的	完全符合我( )	有些符合我( )
24.	完全符合我( )	有些符合我( )	与同性别多数人相比，我的耐力要好得多	或	与同性别多数人相比，我的耐力要差得多	完全符合我( )	有些符合我( )
25.	完全符合我( )	有些符合我( )	我希望能更关心自己的身体一些	或	我总是对自己的身体倍加关心	完全符合我( )	有些符合我( )
26.	完全符合我( )	有些符合我( )	只要有机会，我总是最先参加运动的人	或	我有时会迟疑不定，不会最先参加运动	完全符合我( )	有些符合我( )
27.	完全符合我( )	有些符合我( )	与对数人相比，我的身体健康状况总保持高水平	或	与对数人相比，我的身体状况水平并不总是很高	完全符合我( )	有些符合我( )
28.	完全符合我( )	有些符合我( )	我对自己的身体外表感到信心十足	或	我很少意识到自己的身体外表	完全符合我( )	有些符合我( )
29.	完全符合我( )	有些符合我( )	在需要身体力量的情境中，我感到自己没有别人优秀	或	在需要身体力量的情境中，我感到自己是最优秀者之一	完全符合我( )	有些符合我( )

续表

30.	完全符合我( )	有些符合我( )	我对自己身体所属的类型感到十分满意	或	我有时对自己身体所属的类型感到不满	完全符合我( )	有些符合我( )

四、简易应对方式量表

指导语：以下列出的是当您在生活中经受到挫折打击，或遇到困难时可能采取的态度和做法。请您仔细阅读每一项，然后选择最适合您的答案。

遇到挫折打击时可能采取的态度和方法	不采取	偶尔采取	有时采取	经常采取
1. 通过工作学习或一些其他活动解脱	0	1	2	3
2. 与人交谈，倾诉内心烦恼	0	1	2	3
3. 尽量看到事物好的一面	0	1	2	3
4. 改变自己的想法，重新发现生活中什么重要	0	1	2	3
5. 不把问题看得太严重	0	1	2	3
6. 坚持自己的立场，为自己想得到的斗争	0	1	2	3
7. 找出几种不同的解决问题的方法	0	1	2	3
8. 向亲戚朋友或同学寻求建议	0	1	2	3
9. 改变原来的一些做法或自己的一些问题	0	1	2	3
10. 借鉴他人处理类似困难情景的办法	0	1	2	3
11. 寻求业余爱好，积极参加文体活动	0	1	2	3
12. 尽量克制自己的失望、悔恨、悲伤和愤怒	0	1	2	3
13. 试图休息或休假，暂时把问题（烦恼）抛开	0	1	2	3
14. 通过吸烟、喝酒、服药和吃东西来解除烦恼	0	1	2	3
15. 认为时间会改变现状，唯一要做的便是等待	0	1	2	3
16. 试图忘记整个事情	0	1	2	3
17. 依靠别人解决问题	0	1	2	3
18. 接受现实，因为没有其他办法	o	1	2	3
19. 幻想可能会发生某种奇迹改变现状	0	1	2	3
20. 自己安慰自己	0	1	2	3

五、状态-特质焦虑问卷（STAI）

指导语：下面列出的是一些人们常常用来描述自己的陈述，请阅读每一个陈述，然后在右边适当的字母上打“√”来表示您现在最恰当的感觉，也就是您此时此刻最恰当的感觉。没有对与错的回答，不要对任何一个陈述花太多的时间去考虑，但所给的回答应该是您现在最恰当的感觉。

条目	完全没有	有些	中等程度	非常明显
S-AI				
1. 感到心情平静	A	B	C	D
2. 我感到安全	A	B	C	D
3. 我是紧张的	A	B	C	D
4. 我感到紧张束缚	A	B	C	D
5. 我感到安逸	A	B	C	D
6. 我感到烦乱	A	B	C	D
7. 我现在正烦恼，感到这种烦恼超过了可能的不幸	A	B	C	D
8. 我感到满意	A	B	C	D
9. 我感到害怕	A	B	C	D
10. 我感到舒适	A	B	C	D
11. 我有自信心	A	B	C	D
12. 我觉得神经过敏	A	B	C	D
13. 我极度紧张不安	A	B	C	D
14. 优柔寡断	A	B	C	D
15. 我是轻松的	A	B	C	D
16. 我感到心满意足	A	B	C	D
17. 我是烦恼的	A	B	C	D
18. 我感到慌乱	A	B	C	D
19. 我感到镇定	A	B	C	D
20. 我感到愉快	A	B	C	D
T-AI				
21. 我感到愉快	A	B	C	D
22. 感到神经过敏和不安	A	B	C	D
23. 我感到自我满足	A	B	C	D
24. 我希望能和别人那样地高兴	A	B	C	D
25. 我感到我像衰竭一样	A	B	C	D
26. 我感到很宁静	A	B	C	D
27. 我是平静的、冷静的和泰然自若的	A	B	C	D
28. 我感到困难一一堆积起来，因此无法克服	A	B	C	D
29. 我过分忧虑一些事，实际这些事无关紧要	A	B	C	D
30. 我是高兴的	A	B	C	D
31. 我的思想处于混乱状态	A	B	C	D
32. 我缺乏自信心	A	B	C	D
33. 我感到安全	A	B	C	D
34. 我容易做出决断	A	B	C	D
35. 我感到不合适	A	B	C	D
36. 我是满足的	A	B	C	D
37. 一些不重要的思想总缠绕着我，并打扰我	A	B	C	D
38. 我产生的沮丧是如此强烈，以致我不能从思想上排除它们	A	B	C	D
39. 我是一个镇定的人	A	B	C	D
40. 当我考虑我目前的事情和利益时就陷入紧张状态	A	B	C	D

六、自评抑郁量表

指导语：下面有 20 条文字，请仔细阅读每一条，把意思弄明白，每一条文字后有四级评分，表示：1=从无或偶尔；2=有时；3=经常；4=总是如此。然后根据您最近一星期的实际情况，在分数栏 1～4 分适当的分数下划"√"。

	从无	有时	经常	总是
1. 我感到情绪沮丧，郁闷	1	2	3	4
2. 我感到早晨心情最好	1	2	3	4
3. 我要哭或想哭	1	2	3	4
4. 我夜间睡眠不好	1	2	3	4
5. 我吃饭像平常一样多	1	2	3	4
6. 我的性功能正常	1	2	3	4
7. 我感到体重减轻	1	2	3	4
8. 我为便秘烦恼	1	2	3	4
9. 我的心跳比平时快	1	2	3	4
10. 我无故感到疲乏	1	2	3	4
11. 我的头脑像平常一样清楚	1	2	3	4
12. 我做事情像平常一样不感到困难	1	2	3	4
13. 我坐卧难安，难以保持平静	1	2	3	4
14. 我对未来感到有希望	1	2	3	4
15. 我比平时更容易激怒	1	2	3	4
16. 我觉得决定什么事很容易	1	2	3	4
17. 我感到自己是有用的和不可缺少的人	1	2	3	4
18. 我的生活很有意思	1	2	3	4
19. 假若我死了，别人会过得更好	1	2	3	4
20. 我仍旧喜欢自己平时喜欢的东西	1	2	3	4

七、焦虑自评量表

指导语：下面有 20 条文字，请仔细阅读每一条，把意思弄明白，每一条文字后有四级评分，表示：1=没有或偶尔；2=有时；3=经常；4=总是如此。然后根据您最近一星期的实际情况，在分数栏 1～4 分适当的分数下划"√"。

	没有	有时	经常	总是
1. 我觉得比平时容易紧张和着急	1	2	3	4

续表

	没有	有时	经常	总是
2. 我无缘无故地感到害怕	1	2	3	4
3. 我容易心里烦乱或觉得惊恐	1	2	3	4
4. 我觉得我可能将要发疯	1	2	3	4
5. 我觉得一切都很好，也不会发生什么不幸	1	2	3	4
6. 我手脚发抖打战	1	2	3	4
7. 我因为头痛、颈痛和背痛而苦恼	1	2	3	4
8. 我感觉容易衰弱和疲乏	1	2	3	4
9. 我觉得心平气和，并且容易安静坐着	1	2	3	4
10. 我觉得心跳得快	1	2	3	4
11. 我因为一阵阵头晕而苦恼	1	2	3	4
12. 我有晕倒发作，或觉得要晕倒似的	1	2	3	4
13. 我呼气吸气都感到很容易	1	2	3	4
14. 我手脚麻木和刺痛	1	2	3	4
15. 我因胃痛和消化不良而苦恼	1	2	3	4
16. 我常常要小便	1	2	3	4
17. 我的手常常是干燥温暖的	1	2	3	4
18. 我脸红发热	1	2	3	4
19. 我容易入睡并且一夜睡得很好	1	2	3	4
20. 我做噩梦	1	2	3	4

八、艾森克人格问卷

指导语：在这份问卷上有1～48共48个问题。请您依次回答这些问题，回答不需要写字，只在每个问题后面的“是”或“否”中选择一个打“√”。这些问题要求您按自己的实际情况回答，不要去猜测怎样才是正确的回答。因为这里不存在正确或错误的回答，也没有捉弄人的问题，将问题的意思看懂了就快点回答，不要花很多时间去想。问卷无时间限制，但不要拖延太长，也不要未看懂问题便回答。

1. 您的情绪是否时起时落	是	否
2. 当您看到小孩（或动物）受折磨时是否感到难受	是	否
3. 您是个健谈的人吗	是	否
4. 如果您说了要做什么事，不论此事是否不顺利您都总能遵守诺言	是	否
5. 您是否会无缘无故地感到“很惨”	是	否
6. 欠债会使您感到忧虑吗	是	否

续表

7. 您是个生气勃勃的人吗	是	否
8. 您是否曾贪图过超过您应得的分外之物	是	否
9. 您是个容易被激怒的人吗	是	否
10. 您会服用能产生奇异或危险效果的药物吗	是	否
11. 您愿意认识陌生人吗	是	否
12. 您是否曾经有过明知自己做错了事却责备别人的情况	是	否
13. 您的感情容易受伤害吗	是	否
14. 您是否愿意按照自己的方式行事，而不愿意按照规则办事	是	否
15. 在热闹的聚会中您能使自己放得开，使自己玩得开心吗	是	否
16. 您所有的习惯是否都是好的	是	否
17. 您是否时常感到"极其厌倦"	是	否
18. 良好的举止和整洁对您来说很重要吗	是	否
19. 在结交新朋友时，您经常是积极主动的吗	是	否
20. 您是否有过随口骂人的时候	是	否
21. 您认为自己是一个胆怯不安的人吗	是	否
22. 您是否认为婚姻是不合时宜的，应该废除	是	否
23. 您能否很容易地给一个沉闷的聚会注入活力	是	否
24. 您曾毁坏或丢失过别人的东西吗	是	否
25. 您是个忧心忡忡的人吗	是	否
26. 您爱和别人合作吗	是	否
27. 在社交场合您是否倾向于待在不显眼的地方	是	否
28. 如果在您的工作中出现了错误，您知道后会感到忧虑吗	是	否
29. 您讲过别人的坏话或脏话吗	是	否
30. 您认为自己是个神经紧张或"弦绷得过紧"的人吗	是	否
31. 您是否觉得人们为了未来有保障，而在储蓄和保险方面花费的时间太多了	是	否
32. 您是否喜欢和人们相处在一起	是	否
33. 当您还是个小孩子的时候，您是否曾有过对父母耍赖或不听话的行为	是	否
34. 在经历了一次令人难堪的事之后，您是否会为此烦恼很长时间	是	否
35. 您是否努力使自己对人不粗鲁	是	否
36. 您是否喜欢在自己周围有许多热闹和令人兴奋的事情	是	否
37. 您曾在玩游戏时作过弊吗	是	否
38. 您是否因自己的"神经过敏"而感到痛苦	是	否
39. 您愿意别人怕您吗	是	否
40. 您曾利用过别人吗	是	否
41. 您是否喜欢说笑话和谈论有趣的事	是	否
42. 您是否时常感到孤独	是	否
43. 您是否认为遵循社会规范比按照个人方式行事更好一些	是	否

续表

44. 在别人眼里您总是充满活力的吗	是	否
45. 您总能做到言行一致吗	是	否
46. 您是否时常被负疚感所困扰	是	否
47. 您有时将今天该做的事情拖到明天去做吗	是	否
48. 您能使一个聚会顺利地进行下去吗	是	否

九、纽芬兰纪念大学幸福度量表

指导语：我们想问一些关于您的日子过得怎么样的问题。请在符合您情况的回答上打“√”。最近几个月里，您感到：

1. 满意到了极点	是	不知道	否
2. 情绪很好	是	不知道	否
3. 对您的生活特别满意	是	不知道	否
4. 很走运	是	不知道	否
5. 烦恼	是	不知道	否
6. 非常孤独或与人疏远	是	不知道	否
7. 忧虑或非常不愉快	是	不知道	否
8. 担心，因为不知道将来会发生什么情况	是	不知道	否
9. 感到您的生活处境变得艰苦	是	不知道	否
10. 一般来说，生活处境变得使您感到满意	是	不知道	否
11. 这是我一生中最艰难的时期	是	不知道	否
12. 我像年轻时一样高兴	是	不知道	否
13. 我所做的大多数事情都单调或令人厌烦	是	不知道	否
14. 我做的事像以前一样使我感兴趣	是	不知道	否
15. 当我回顾我的一生时，我感到相当满意	是	不知道	否
16. 随着年龄的增加，一切事情更加糟糕	是	不知道	否
17. 我感到很孤独	是	不知道	否
18. 今年一些小事使我烦恼	是	不知道	否
19. 如果您能到您想住的地方去住，您愿意到哪儿去住吗	是	不知道	否
20. 有时我感到活着没意思	是	不知道	否
21. 我现在像我年轻时一样高兴	是	不知道	否
22. 大多数时候我感到生活是艰苦的	是	不知道	否
23. 您对您当前的生活满意吗	是	不知道	否
24. 和同龄人相比，您的健康状况与他们差不多，甚至更好些	是	不知道	否

十、认知功能问卷

本量表由 14 个问题组成，问的都是您过去 4 周内的有关情况。每个问题后面有一个划分为 10 个刻度的评分等级，请逐条在您认为适当的位置以"√"号在标尺上做出标记（请注意每个标尺上只能划上一个"√"号）。

例如，您的睡眠怎么样？

非常差 0----1----2---3---4---5√----6---7----8----9----10 非常好

0：表示睡眠非常差；10：表示睡眠非常好；0～10：越靠近 0 表明睡眠越差，越靠近 10 表明睡眠越好。图例标出的本答案（√的位置）：5 表示睡眠一般。下面请您逐条阅读并认真做出回答，谢谢您的参与！

1. 您的记忆力怎么样？

非常差 0---1---2---3---4---5---6---7---8---9---10 非常好

2. 您容易集中精力去做一件事吗 ？

非常不容易 0---1---2---3---4---5---6---7---8---9---10 非常容易

3. 您思考问题或处理问题的能力怎么样？

非常差 0---1---2---3---4---5---6---7---8---9---10 非常好

十一、衰老自评量表

下面有一些与年龄相关的问题，请逐条阅读，并根据您近 1 个月的情况选择答案，在题后相应的数字上"√"打回答。数字表示与您的情况：1：代表不符合；2：代表不太符合；3：代表不确定；4：代表基本符合；5：代表符合。

	不符合	不太符合	不确定	基本符合	符合
1. 我对自己缺乏自信心	1	2	3	4	5
2. 我显得比同龄人要老一些	1	2	3	4	5
3. 我的睡眠时间比以前减少了	1	2	3	4	5
4. 我的能力下降了	1	2	3	4	5
5. 我做事情总感到吃力	1	2	3	4	5
6. 生活中使我感兴趣的东西减少了	1	2	3	4	5
7. 我经常回忆过去的事情	1	2	3	4	5
8. 周围的人对我有偏见	1	2	3	4	5
9. 我想学习新知识	1	2	3	4	5
10. 我觉得自己越来越固执	1	2	3	4	5
11. 我对生活充满向往	1	2	3	4	5

续表

	不符合	不太符合	不确定	基本符合	符合
12. 我看问题不如以前那么敏锐	1	2	3	4	5
13. 我思考问题很灵活	1	2	3	4	5
14. 我比别人更易忘记东西	1	2	3	4	5
15. 我常常记不起熟人的名字	1	2	3	4	5
16. 我比同龄人容易感到疲劳	1	2	3	4	5
17. 我不容易控制自己的感情	1	2	3	4	5
18. 我常回想起已故的亲友	1	2	3	4	5
19. 我做事缺乏激情	1	2	3	4	5
20. 我觉得自己脾气日益急躁	1	2	3	4	5
21. 我对学习新事物感到吃力	1	2	3	4	5
22. 我看小说、电影、电视的兴趣下降了	1	2	3	4	5
23. 我的皮肤弹性好	1	2	3	4	5
24. 我的行动不如以前敏捷了	1	2	3	4	5

十二、瑞文标准推理简化量表

指导语：本测验是对成人而进行的一项逻辑推理能力的测试，共有30个抽象图形构成的方阵（附图1至附图30），其中每个方阵中大图的右下角缺了一块，要求您从给定的小图中选出一个最合适的图形填补到大图形中使其完整。每个题目有8个选项，请根据自己的推理，在您认为正确的答案前的数字上，如“1”上用“√”来表示。所有答题需在30分钟内完成，请抓紧时间，快速独立完成！

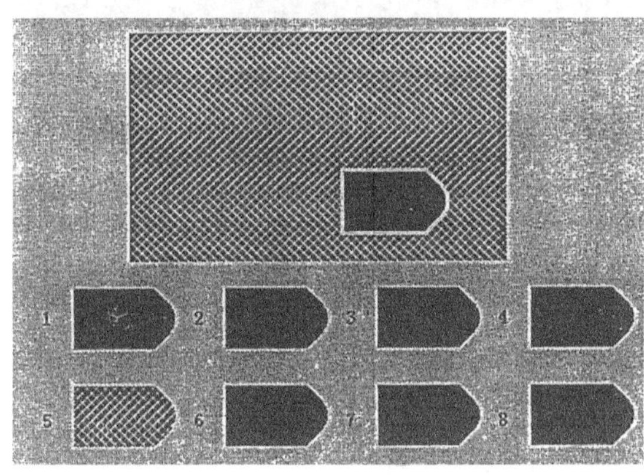

附图1

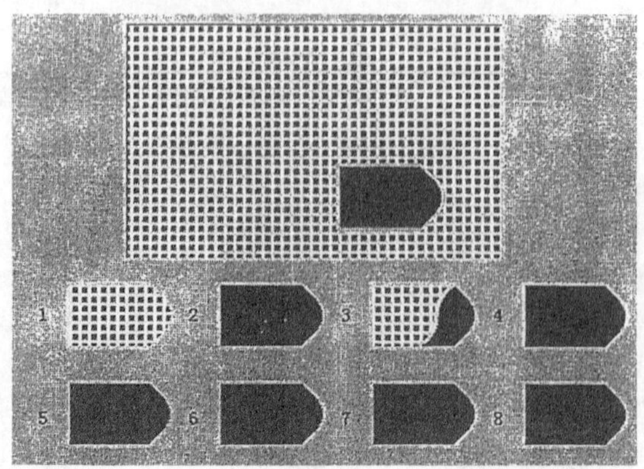

附图 2

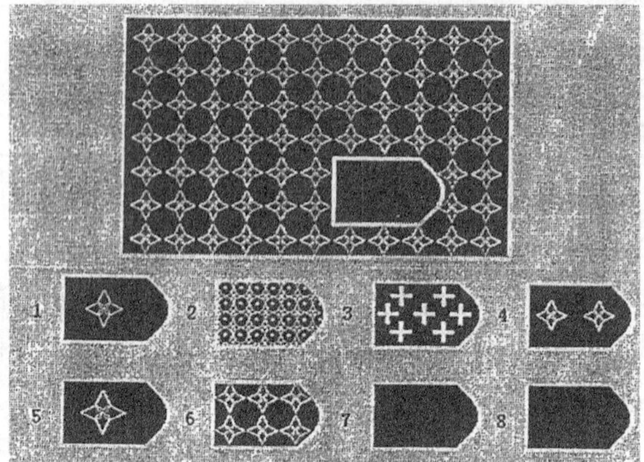

附图 3

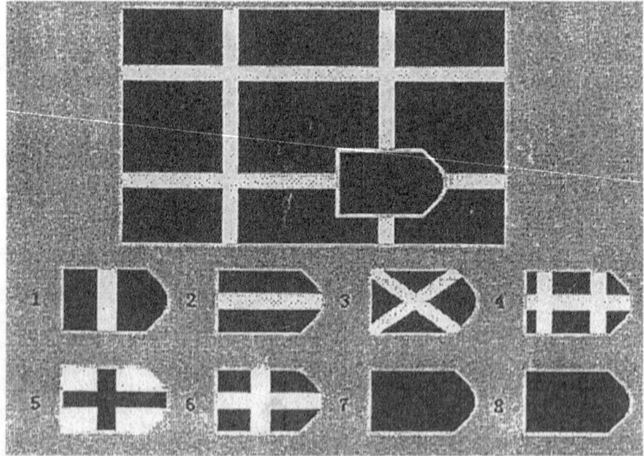

附图 4

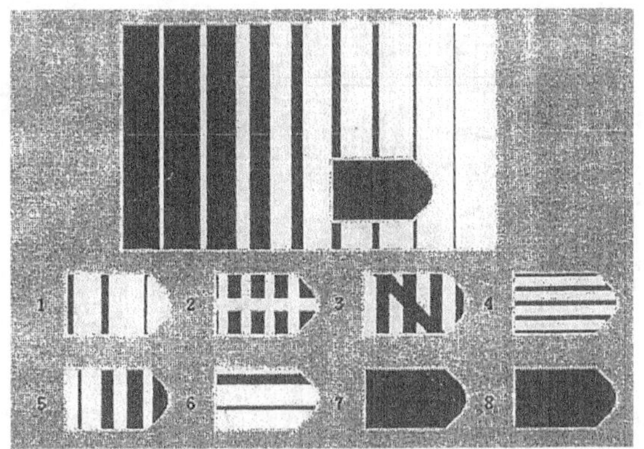

附图 5

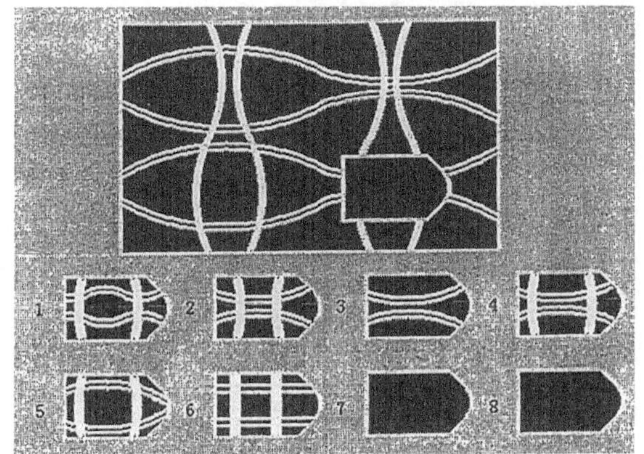

附图 6

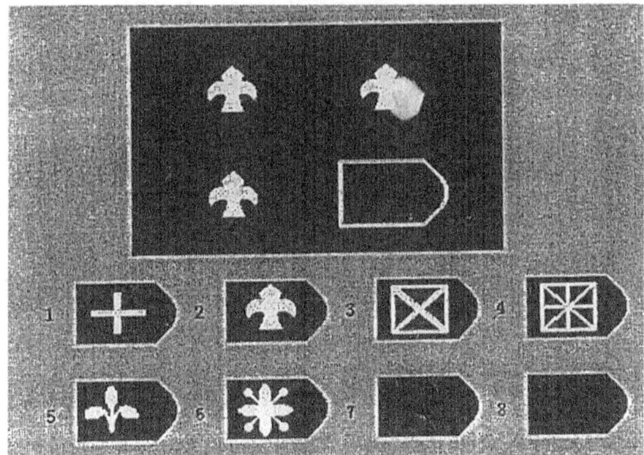

附图 7

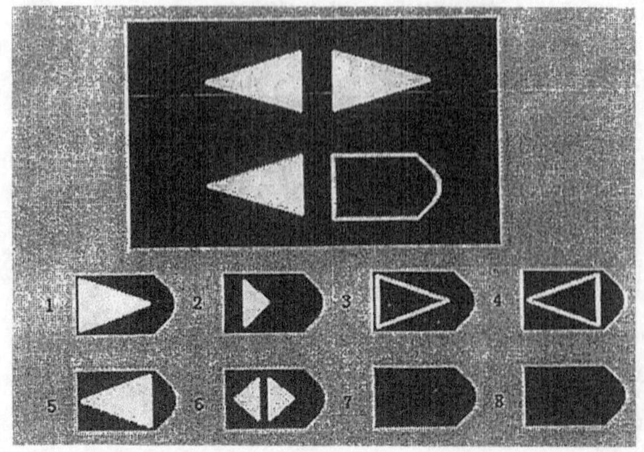

附图 8

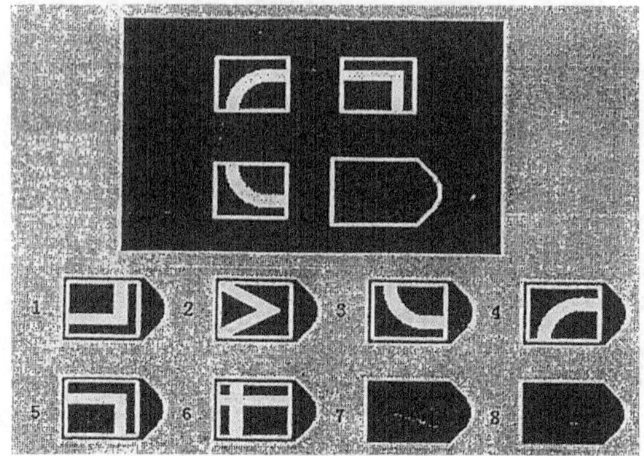

附图 9

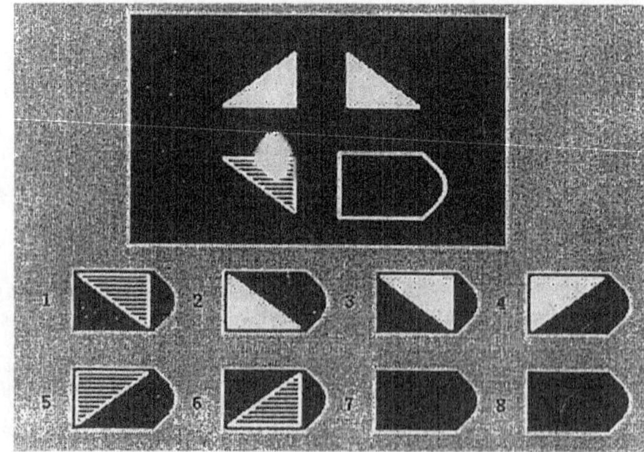

附图 10

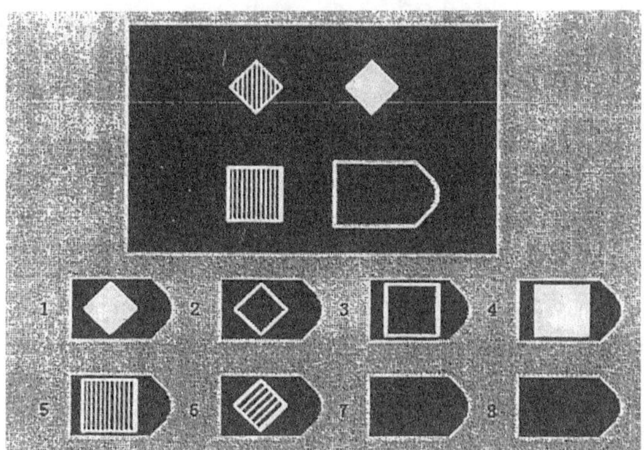

附图 11

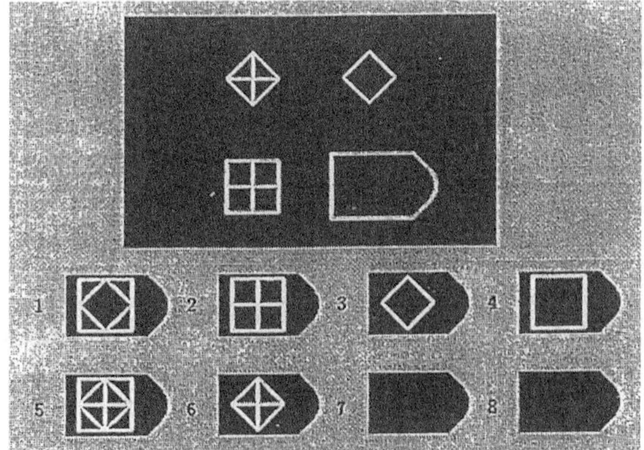

附图 12

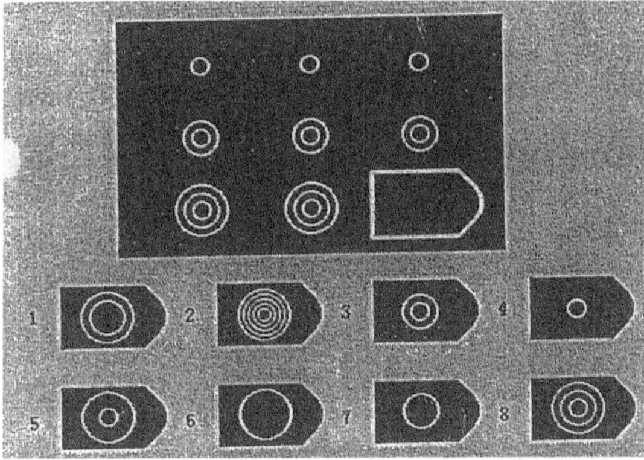

附图 13

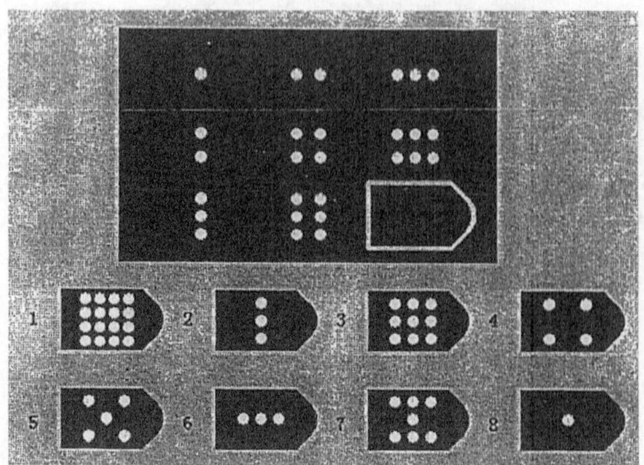

附图 14

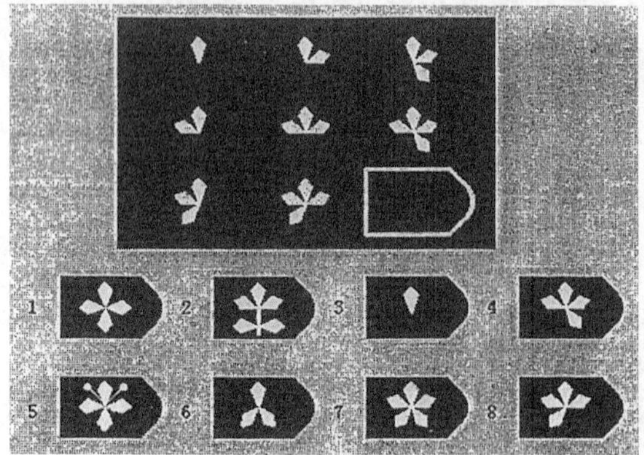

附图 15

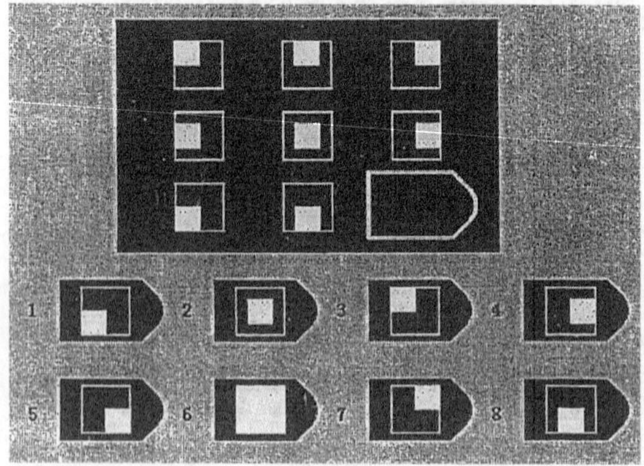

附图 16

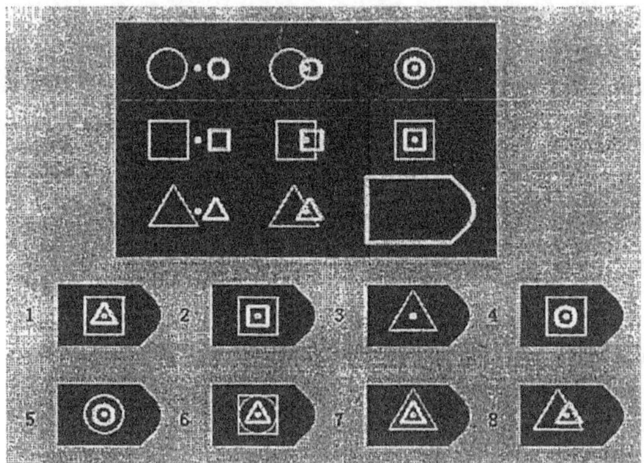

附图 17

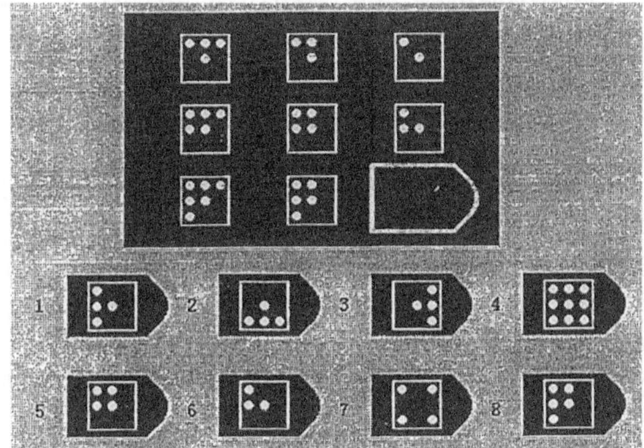

附图 18

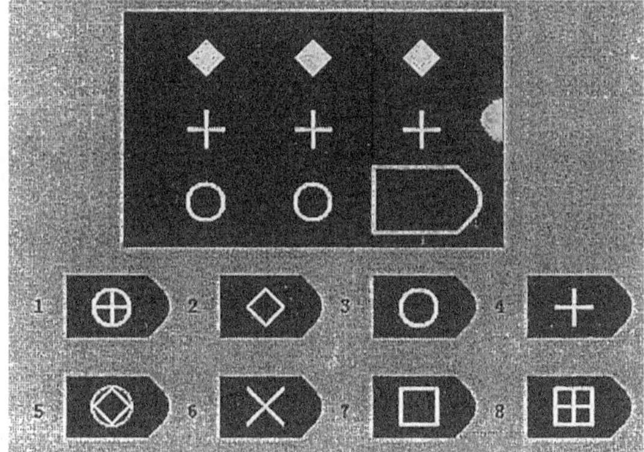

附图 19

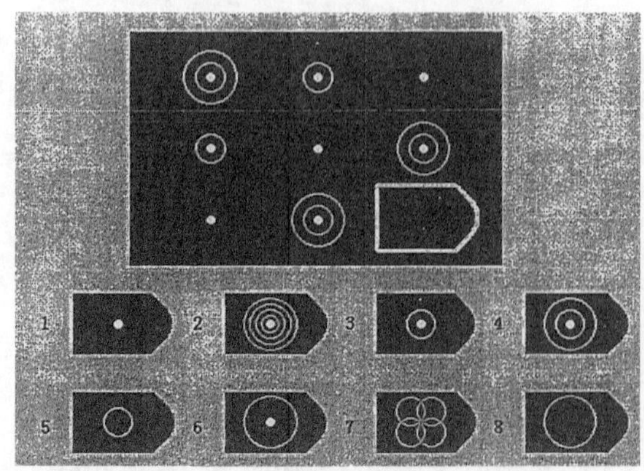

附图 20

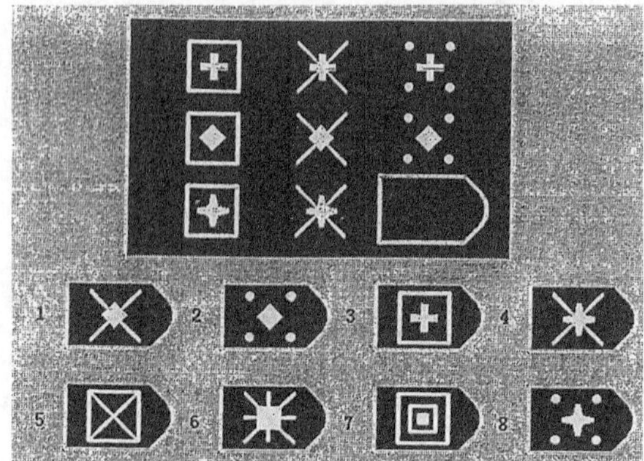

附图 21

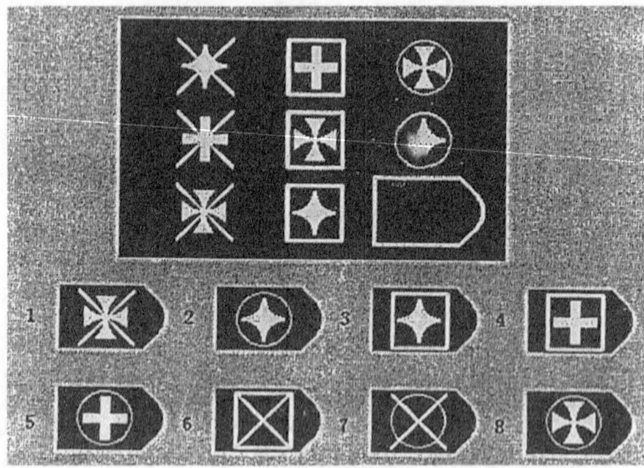

附图 22

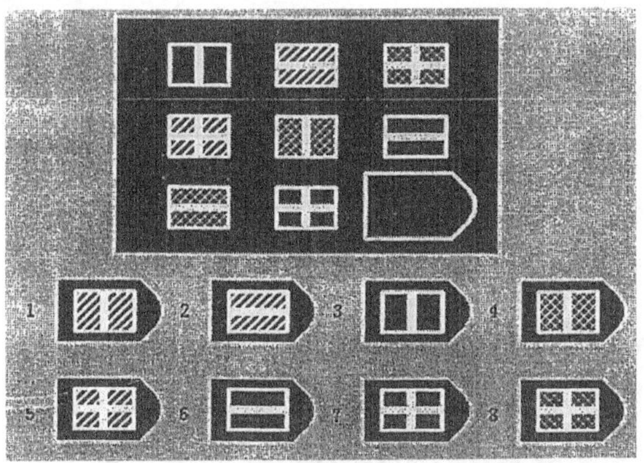

附图 23

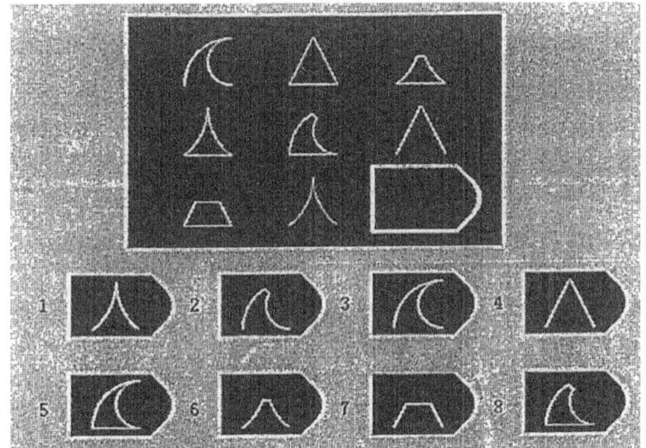

附图 24

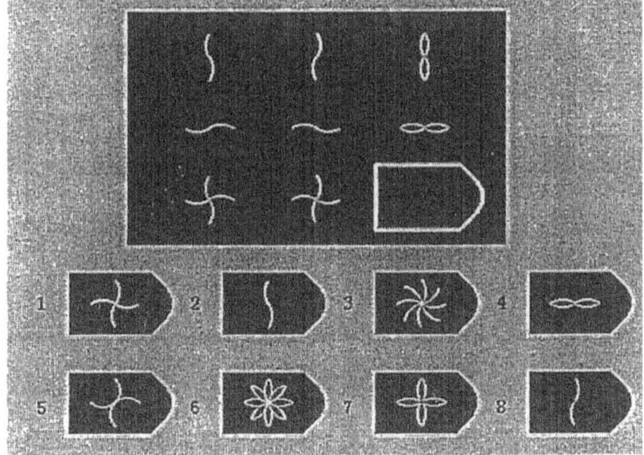

附图 25

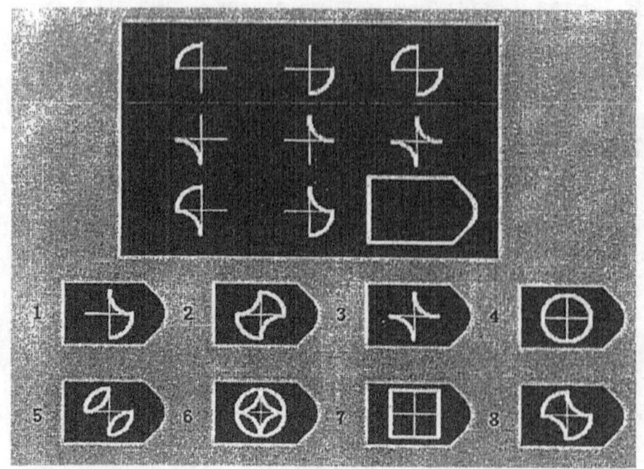

附图 26

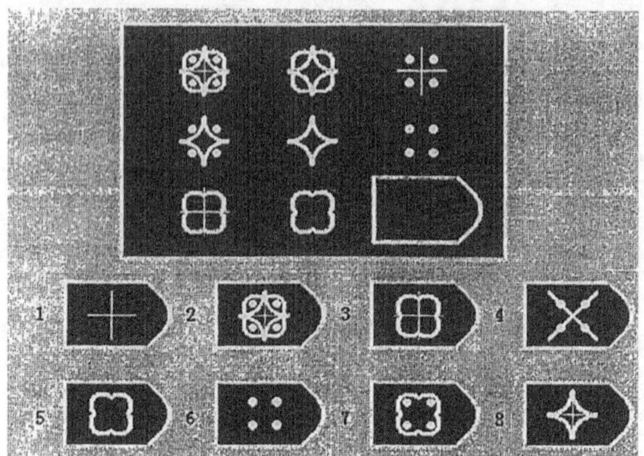

附图 27

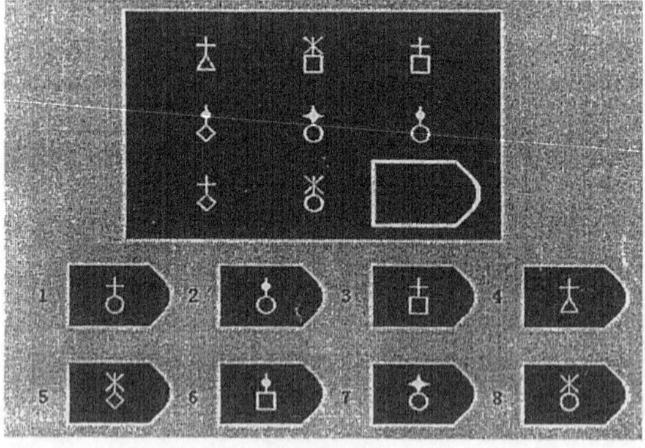

附图 28

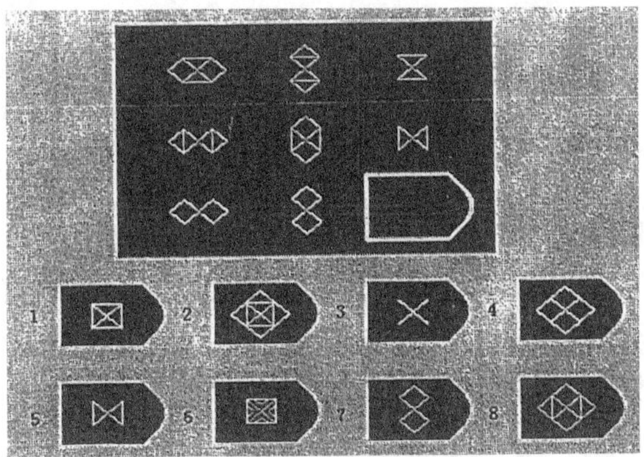

附图 29

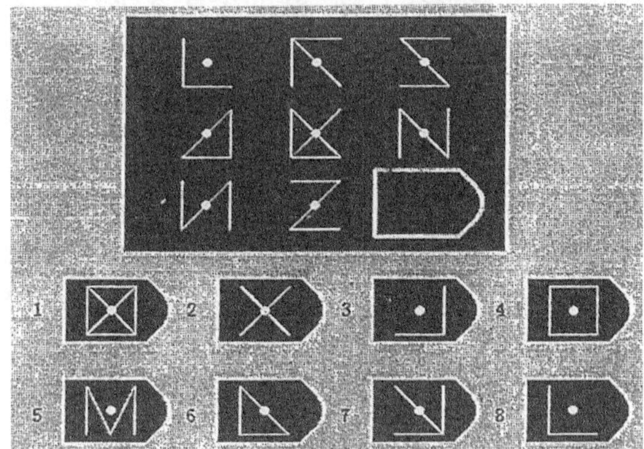

附图 30

后　记

历经四年多的查阅资料、调查和实验，我们感慨中国传统体育养生文化的博大精深，遗憾中国老年人群传统体育健身、养生知识的匮乏。因此，如何才能使中国博大精深的传统体育养生文化为老年人群健身、养生服务，将是我们今后研究的课题。

本书在完成过程中得到了无锡市锡山区老年体协、江苏省体育局社会体育管理中心、18 所老年公寓及社区居委会等单位的大力支持，在此表示衷心的感谢；特别要感谢的个人有：江苏省体育局社会体育管理中心赵玉坤书记，李伟部长；无锡市锡山区老年体协高景良主席，章志强主任；同时，还要感谢我的研究生徐盛嘉、孔祥莲、邓丁香、汤玉龙、郑文杰、杨顺超、殷跃等在收集整理调研资料和数据测试中付出的辛勤劳动，很感谢被引用的资料的作者们！最后，感谢我的妻子王莉华女士的体谅，感谢我的姐姐高祥永女士的支持。鉴于笔者学识有限，书中有不足之处，敬请赐教！

高　亮

2015 年 10 月 20 日于仙林大学城